Manual Multiprofissional em Oncologia

ENFERMAGEM

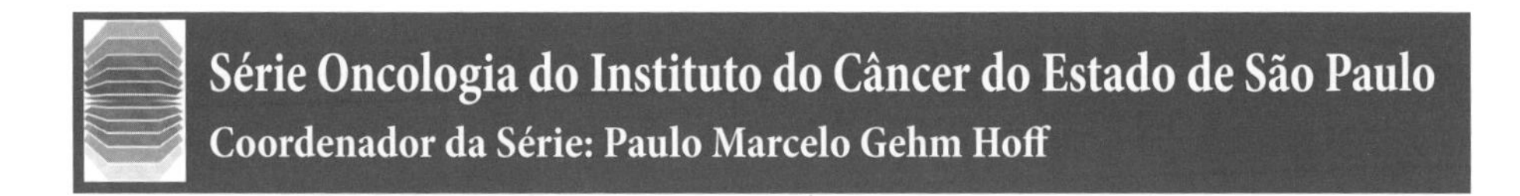

Manual Multiprofissional em Oncologia
ENFERMAGEM

Coordenador da Série

Paulo Marcelo Gehm Hoff

Editoras

Sylvia de Almeida
Adriana Marques da Silva
Maria Rita da Silva
Daniela Vivas dos Santos
Wania Regina Mollo Baía

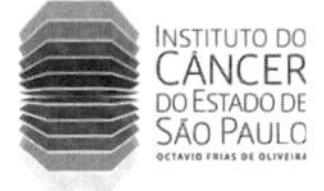

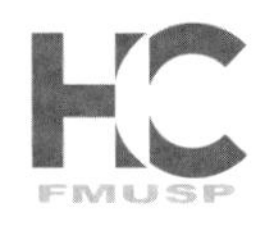

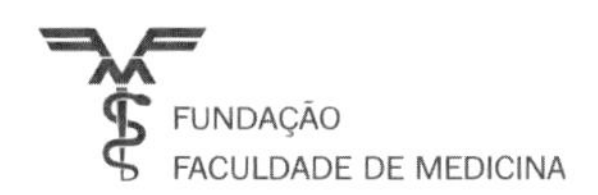

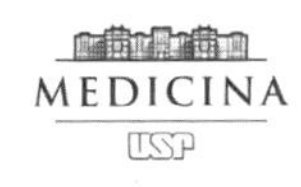

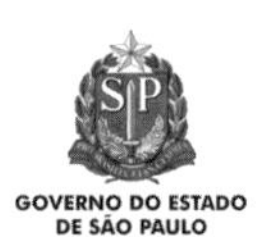

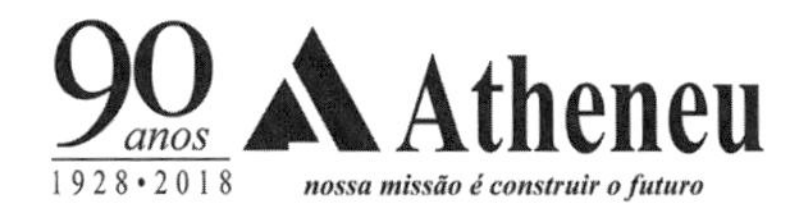

EDITORA ATHENEU

São Paulo	—	*Rua Jesuíno Pascoal, 30* *Tel.: (11) 2858-8750* *Fax: (11) 2858-8766* *E-mail: atheneu@atheneu.com.br*
Rio de Janeiro	—	*Rua Bambina, 74* *Tel.: (21) 3094-1295* *Fax.: (21) 3094-1284* *E-mail: atheneu@atheneu.com.br*

PRODUÇÃO EDITORIAL: Know-How Desenvolvimento Editorial

CAPA: Equipe Atheneu

CIP-BRASIL. CATALOGAÇÃO NA PUBLICAÇÃO
SINDICATO NACIONAL DOS EDITORES DE LIVROS, RJ

M251

Manual multiprofissional em oncologia : enfermagem / coordenação geral, Sylvia de Almeida ... [et al.]. – 1. ed. – Rio de Janeiro : Atheneu, 2019.

520 p. : il. (Oncologia do Instituto do Câncer do Estado de São Paulo)

Inclui bibliografia

ISBN 978-85-388-0924-1

1. Câncer – Enfermagem. I. Almeida, Sylvia de. II. Série.

18-51181 CDD: 616.9940231

CDU: 616-083-006

Vanessa Mafra Xavier Salgado – Bibliotecária CRB-7/6644

04/07/2018 16/07/2018

ALMEIDA S., SILVA A.M., SILVA M.R., SANTOS D.V., BAÍA W.R.M.
Manual Multiprofissional em Oncologia – Volume Enfermagem

Coordenação Editorial

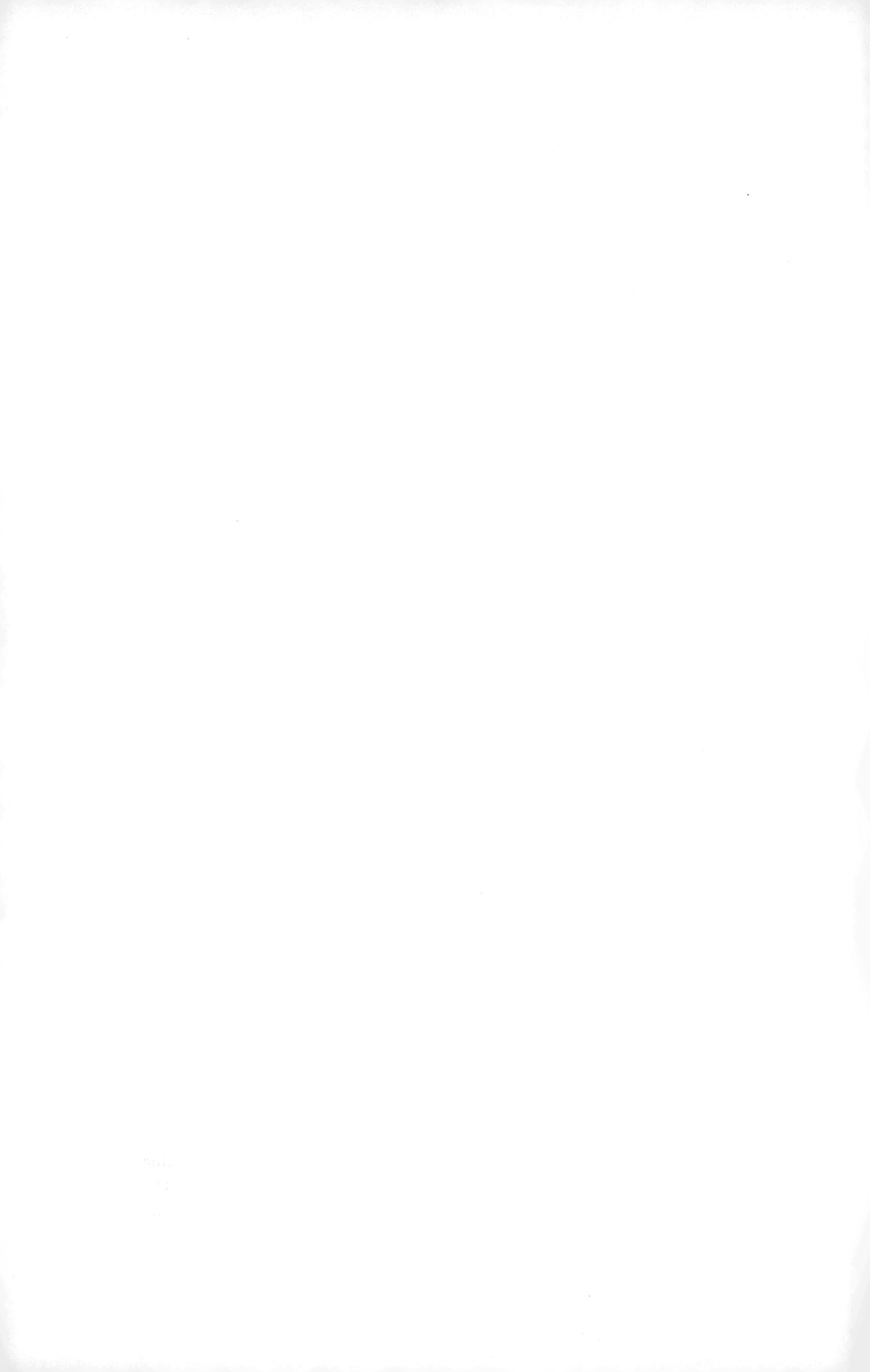

Colaboradores

Adriana Marques da Silva
Adriana Yuriko Yamada Ishiki
Adriane Aparecida da Costa Faresin
Alessandra Pereira Ribeiro
Aline Cordeiro Toyama
Aline Silmara Vieira Borges
Alynne da Costa Santiago Matiello
Amanda Cristina Camilo da Cruz
Ana Paula Mirarchi Vieira Maiello
Ana Paula Moracci
Anderson Soares Santos
Andrea de Paula Rabelo
Andreia da Silva Nunes
Andreia Silveira Medeiros Santos
Antonia Alice Lima de Souza
Ariane Silva Paulino Pimenta
Ariela Lourenço Ribeiro Marinho
Bruna Elvira Costa
Camila Cristina Cortiço de Abreu
Camila de Medeiros
Camila Leopoldino Claro
Carolina Aparecida Rodrigues de Araujo
Caroline de Souza Pereira Liberatt
Caroline Luize Souza da Silva
Catarine Mota Constancio
Cecília Farhat Serrano
Cicera Sheila Baffini da Palma
Cinthia Greicim Oliveira
Clarice Aparecida Cardoso
Claudia de Jesus Santos
Claudinéia Félix Caetano de Melo
Cristina Aparecida Laurino Bergamo
Daniela Vivas dos Santos
Daniele da Silva Salgado Oliveira
Débora Tayana da Silva
Denise Cristina
Dulce Yuka Nakamura
Ederson Sanchez Gonzales
Elaine Aparecida da Silva
Elis Rosa de Oliveira Silva Santos
Elisangela Camargo Braga
Elizete Calo Tsuzuki
Elizeteh Oliveira Guterres
Ellen Casale
Emerson Manoel da Silva
Eronides Worton Duarte
Eveline Aparecida dos Santos
Fabiana Inácio Cruz
Francine Fischer Martins
Francini Yamada
Gilnei Mira Santos
Giselle Guerra
Ivone Rocha Matos Souto
Jane Soares de Aquino
João Francisco Possari
Joelma da Silva
Joelma Suares dos Santos
Josi Constantino de Lima
Juliana de Cássia Belizário
Juliana Ribeiro Gonçalves
Karina dos Santos Silva
Karollyny Agutoli Oliani Salgueiro
Keren do Carmo Málaque
Laís Navarro Jorge
Lecia Roberta Moita Bueno
Lenira Corsi Ruggiero Nunes
Leonor Alexandre Tavares
Luana Leijoto
Lucas de Lima Costa
Luciana Aparecida Vieira Louro
Luciana Benites Melero Souza
Luciana Nascimento
Luciane Oikawa
Luzia Bispo Dias Costa
Marcelo Antonio dos Santos
Márcia Cavalcanti Lacerda
Marcos Ramos Cardoso
Maria Socorro Vasconcelos Pereira da Silva
Marina Braga Balbino
Marlon Goes de França
Marryete Benzo Alves
Maura Regina Tarifa

Mayumi Araujo Kuwano
Meire Hellen Ribeiro Correa
Meiry Lucy Vettorazzo
Michael Santos de Oliveira
Michele Estevanatto Tose
Mônica Aparecida dos Santos
Mônica Nascimento Jacintho
Natasha de Lutiis Nedachi
Nathalia Cristina Caldas de Brito
Patrícia Andréa Crippa Marques
Patrícia Gêa Amaral Yong
Patrícia Inês Candido
Patricia Kaori Tamae
Paula Roberta Santana Coelho
Priscila Peres dos Santos
Priscila Rangel de Souza
Rafael Thimoteo da Silva
Regiane Aparecida Neri da Silva Clemente
Regiane de Oliveira Proença
Rita de Cassia de Assis Santos
Rita de Cássia Freitas Bandeira
Rosemeire Grosso
Rosemere de Carvalho Ribeiro
Rosilene Josefa Souza
Rosilene Pereira do Nascimento
Sergio Luiz Ragazzi
Silmara Martins Garcez
Silvia de Lima Vieira
Sirleide Rodrigues de Sousa Lira
Solange dos Santos Matos Ferreira
Sonia Pereira dos Santos Torres
Susy Aparecida Andrade Baleiro Pimentel
Sylvia de Almeida
Tamires Alves Sede Souza
Tania Mara Santos da Silva
Tania Paci Artusi
Tânia Regina da Silva Alves
Telma da Conceição Rodrigues
Thais Nagy Rossetto
Vanessa Tavolaro
Vera Lucia de Lima Santana
Vivian Teodoro dos Santos

Agradecimentos

Desejamos expressar nossa gratidão aos profissionais que se dedicaram à construção de cada capítulo e a todo o corpo de enfermagem do ICESP, pela responsabilidade em disseminar as diretrizes e os padrões do cuidado.

Ao Diretor Geral do ICESP e Vice-Presidente do Conselho Diretor do ICESP, Paulo Marcelo Gehm Hoff, e à Diretora Executiva do ICESP, Joyce Chacon Fernandes, pelo incentivo e apoio constantes, em especial, no desenvolvimento deste manual.

Às equipes interprofissionais e de apoio, que, juntamente com a enfermagem, tornam o ICESP um hospital de excelência no ensino, na pesquisa e na assistência em Oncologia.

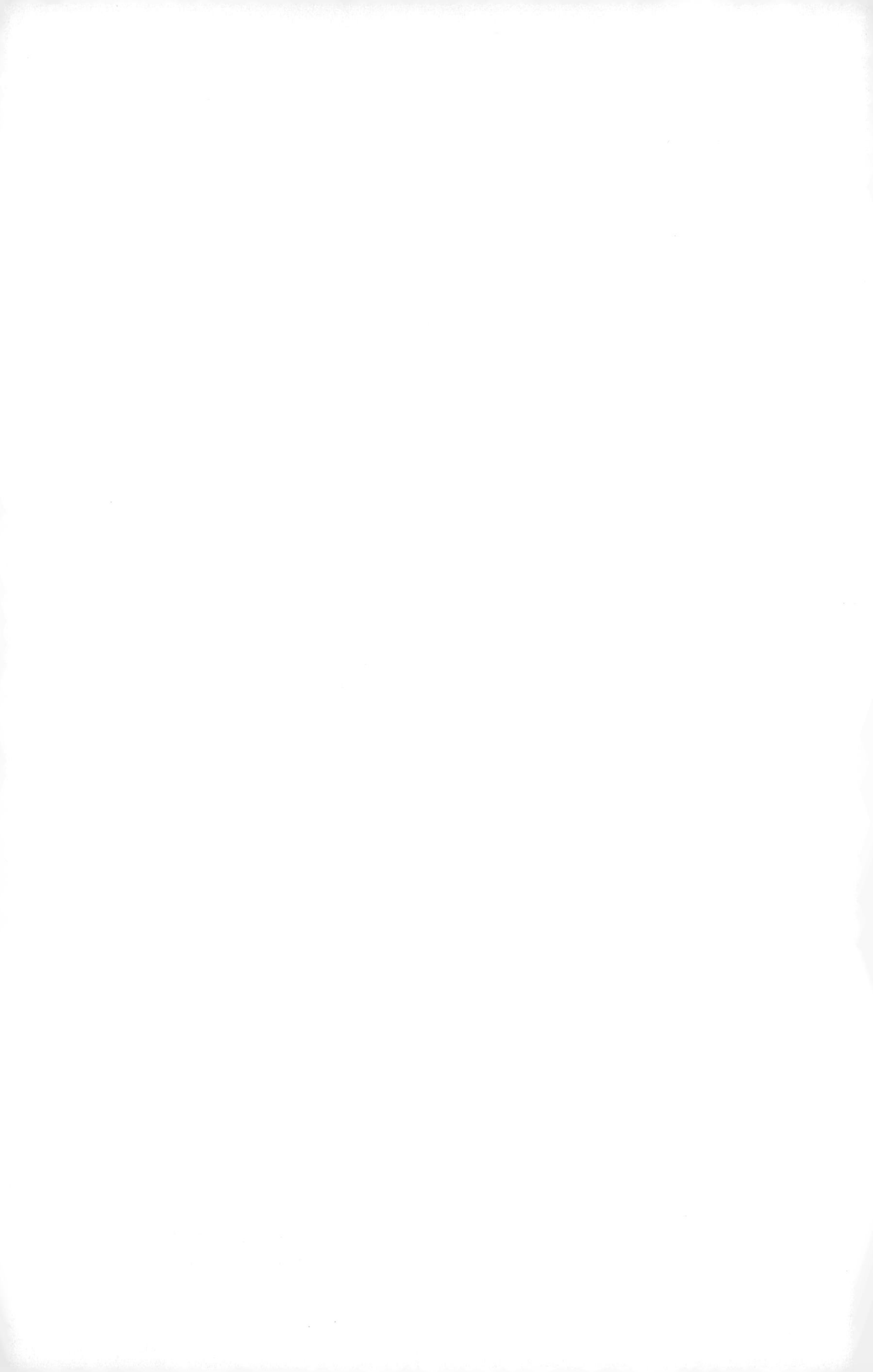

Dedicatória

Aos pacientes oncológicos e seus familiares,
pelo aprendizado contínuo.

Prefácio

O atendimento de pacientes com câncer é, sem dúvida, um dos grandes desafios da medicina na atualidade. Presenciamos um aumento significativo da incidência em todo o mundo e estima-se que, em breve, venha a se tornar a primeira causa de morte por doença, e isso inclui os países em desenvolvimento, como o Brasil.

Vivenciamos também inovações terapêuticas importantes, com drogas-alvo específicas, e grandes avanços nas diversas etapas do diagnóstico e tratamento. Isso inclui novas tecnologias para o diagnóstico, com maior precisão na caracterização das doenças. Além disso, exames de imagem aprimoram o estadiamento, e equipamentos e técnicas modernas permitem cirurgias mais eficazes e a recuperação mais rápida. Esses avanços, entretanto, frequentemente estão acompanhados de uma elevação dos custos, particularidades nem sempre conhecidas de todos e um amplo leque de opções, sendo necessária a construção de diretrizes e orientações claras para a utilização correta das novas tecnologias.

Em tempos da medicina personalizada, isto é, o tratamento certo, com o máximo de individualização segundo características moleculares do tumor e estadiamento preciso, fica claro que é impossível o exercício da Oncologia sem o forte suporte de uma equipe multidisciplinar e multiprofissional e, dentro desse contexto, a enfermagem desempenha um papel fundamental:

O cuidado com o paciente com câncer.

Maria Del Pilar Estevez Diz

Oncologista Clínica. Diretora de Corpo Clínico do Instituto do Câncer do Estado de São Paulo (ICESP). Doutorado em Oncologia pela Faculdade de Medicina da Universidade de São Paulo (FMUSP). Coordenadora da Oncologia Clínica do ICESP. Professora Colaboradora da Disciplina de Oncologia da FMUSP. Membro da American Society of Clinical Oncology (ASCO), da European Society of Medical Oncology (ESMO), da Sociedade Brasileira de Oncologia Clínica (SBOC) e do Grupo de Estudos de Tumores Hereditários (GETH).

Apresentação

Há uma década, o Instituto do Câncer do Estado de São Paulo - ICESP vem se dedicando à promoção de uma assistência multiprofissional focada na garantia da qualidade e na segurança do paciente oncológico. O modelo assistencial implementado promove integração das áreas multiprofissionais em várias frentes: assistência, ensino e pesquisa. Desse modo, a maioria dos processos e sistemas de trabalho foi desenvolvida sob vários olhares.

O ICESP tornou-se referência em sua especialidade, tanto nos processos seguros de trabalho quanto em aspectos éticos, postura e transparência. Assim sendo, destacam-se seus procedimentos e protocolos estabelecidos, que visam sistematizar, respaldar, direcionar e qualificar a assistência prestada no cotidiano do trabalho, padronizando e organizando ações, que vão ao encontro da necessidade de se compreender a complexidade de demandas de saúde que um paciente com câncer nos apresenta.

Nesse contexto, a enfermagem, que compõe o time assistencial, foi estruturada com base em um conhecimento técnico-científico sólido, que nos dias atuais orienta as ações do cuidado sistematizado em diferentes áreas de atuação.

Assim, este volume, intitulado *Manual Multiprofissional em Oncologia - Enfermagem,* reúne os principais procedimentos de enfermagem realizados no ICESP voltados para o paciente oncológico adulto em tratamento ambulatorial, quimioterapia, radioterapia, regime de internação, cuidados intensivos, cuidados paliativos, além do centro cirúrgico, da central de materiais, central de transporte interno de pacientes e do diagnóstico por imagem e laboratorial.

Este manual é composto de oito seções, cada uma com seus capítulos correspondentes. Com ele, esperamos contribuir com os profissionais, que terão aqui uma importante ferramenta de trabalho na prestação do cuidado na enfermagem oncológica, pautada em evidências científicas, segurança e qualidade assistencial, tendo como foco principal o cuidado centrado no paciente e na família.

Maria Rita da Silva
Diretora Geral da Assistência do Instituto do Câncer do Estado de São Paulo (ICESP). Especialista em Administração Hospitalar e Saúde Pública pela Universidade de São Paulo (USP).

Wania Regina Mollo Baía
Mestre e Doutora pela Escola de Enfermagem da Universidade de São Paulo (EE-USP). Especialista em Melhoria pelo Institute for Healthcare Improvement.

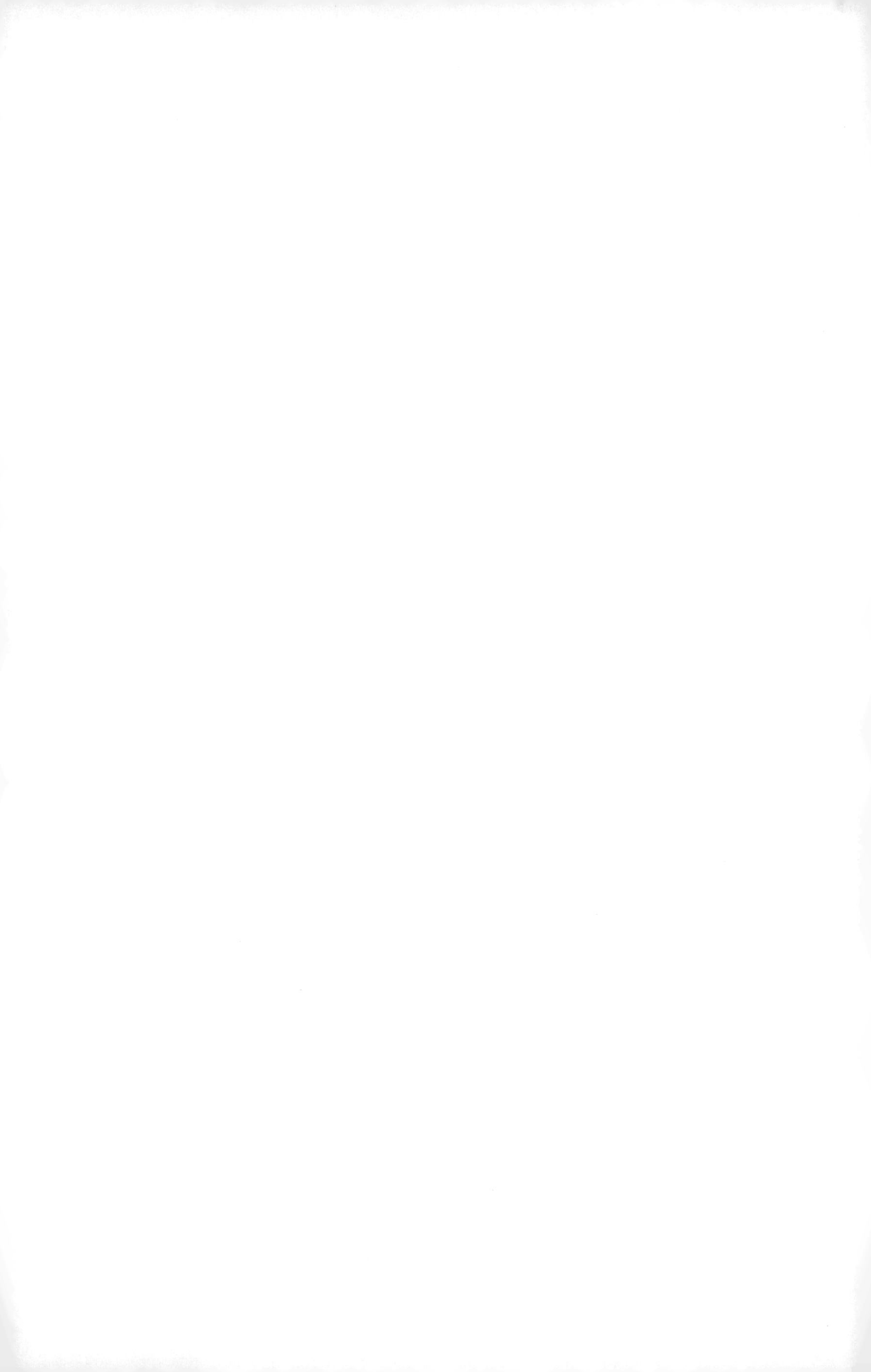

Sumário

SEÇÃO I
Ambulatório de Clínicas Integradas

SEÇÃO II
Quimioterapia

SEÇÃO III
Radioterapia

SEÇÃO IV
Cirurgia Oncológica

SEÇÃO V
Unidade de Terapia Intensiva e Terapia Dialítica

SEÇÃO VI
Centro de Atendimento de Intercorrências Oncológicas

SEÇÃO VII
Diagnóstico por Imagem em Oncologia

SEÇÃO VIII
Situações Especiais na Assistência ao Paciente Oncológico

SEÇÃO I

AMBULATÓRIO DE CLÍNICAS INTEGRADAS

Apresentação

Rosemeire Grosso
Priscila Rangel de Souza
Daniela Vivas dos Santos

No âmbito oncológico, o enfermeiro tem como premissas prestar assistência humanizada aos pacientes e à família desde a prevenção, avaliação diagnóstica, tratamento, reabilitação e terminalidade. Além disso, desenvolver ações educativas integradas com a equipe interdisciplinar e ainda realizar avaliação de risco multiprofissional de fatores que possam comprometer a adesão ao tratamento proposto.

O Serviço de Enfermagem Ambulatorial é composto por enfermeiros especialistas em oncologia clínica e cirúrgica, onco-hematologia, cuidados paliativos e dor e estomaterapia. Eles realizam assistência por meio da consulta de enfermagem individual, na qual o paciente é avaliado por meio da anamnese e exame físico direcionado e, depois disso, elaboram o plano de cuidados específico a cada paciente.

Há, também, enfermagem especializada em estomaterapia para o acompanhamento de pacientes ostomizados e para o tratamento de feridas, e um enfermeiro voltado para o cuidado direcionado e sistematizado de pacientes com cateteres venosos centrais.

Dentre os objetivos da atuação da enfermagem ambulatorial no ICESP, pode-se destacar: o acolhimento do paciente e família/cuidador, a garantia de uma assistência individualizada e humanizada, o fornecimento de subsídios para gerenciamento e promoção do autocuidado em domicílio, diante dos diversos sintomas relacionados à doença e/ou tratamento oncológico, a identificação precoce de pacientes que apresentem algum tipo de risco assistencial multiprofissional (social, psicológico e nutricional) que possa interferir em seu tratamento, a realização de intervenção da enfermagem, quando necessário, bem como o monitoramento da adesão ao tratamento proposto. Somado a isso, a assistência de enfermagem em cuidados paliativos está direcionada para a melhoria da qualidade de vida, visando ao controle de sintomas descompensados. Nesse sentido, a atuação da enfermagem é integrada com a equipe interprofissional, no que são traçados planos terapêuticos individuais.

A enfermagem ambulatorial também participa de grupos psicoeducativos para orientações sobre o tratamento oncológico proposto e cuidados a serem adotados durante o tratamento.

No ambulatório, o modelo internacional das clínicas integradas aumenta a interação entre os diferentes especialistas que avaliam e tratam o paciente. Essa relação mais próxima possibilita a criação de protocolos de cuidados interdisciplinares e interprofissionais, além de agilizar o tratamento.

Nesse cenário, a seção a seguir apresenta os principais procedimentos de enfermagem relacionados ao atendimento ambulatorial dos pacientes oncológicos clínicos, cirúrgicos e em cuidados paliativos.

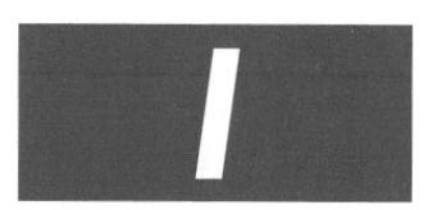

Consulta de Enfermagem Ambulatorial ao Paciente com Indicação de Quimioterapia e/ou Radioterapia

Ariane Silva Paulino Pimenta
Priscila Rangel de Souza
Nathalia Cristina Caldas de Brito
Caroline Luize Souza da Silva
Michael Santos de Oliveira
Rafael Thimoteo da Silva

CONCEITO

A consulta de enfermagem é atividade privativa do enfermeiro, conforme Resolução Cofen n. 159/1993, que utiliza componentes do método científico e deve ser, obrigatoriamente, desenvolvida na assistência de enfermagem.

O paciente com diagnóstico oncológico requer uma assistência multiprofissional diferenciada, devido à complexidade dos tratamentos a que é submetido e à toxicidade que eles podem causar.

A consulta de enfermagem ambulatorial ao paciente indicado para quimioterapia e/ou radioterapia compreende a coleta de dados, por meio da anamnese e do exame físico focado, a fim de contribuir para a identificação de necessidades de saúde, implementar ações para a resolução de problemas potenciais e reais, bem como promover práticas educativas, favorecendo o gerenciamento do cuidado domiciliar, e fortalecer o vínculo entre profissional e paciente e a família.

OBJETIVOS

- Orientar sobre o tratamento e suas implicações.
- Acolher o paciente e a família.
- Esclarecer dúvidas, identificar necessidades.

- Propor intervenções de enfermagem, com o objetivo de promoção, proteção, recuperação ou reabilitação do paciente, além de encaminhá-lo para as equipes multiprofissionais quando a competência de resolução do problema fugir do âmbito de ação da enfermagem.

COMPETÊNCIA PROFISSIONAL

- Enfermeiro.

MATERIAIS

- Prontuário, estetoscópio, abaixador de língua, lanterna.

DESCRIÇÃO DO PROCEDIMENTO

Durante consulta de enfermagem do paciente que foi indicado para quimioterapia e/ou radioterapia o enfermeiro deverá:

- Chamar o paciente.
- Realizar higienização das mãos de acordo com a política institucional.
- Realizar identificação do paciente utilizando dois identificadores (nome e data de nascimento), conforme política institucional.
- Acomodar o paciente e acompanhante/cuidador no consultório de enfermagem.
- Consultar informações referentes ao tratamento indicado no prontuário do paciente.
- Conferir os documentos necessários para a realização do tratamento. Nas consultas relacionadas à indicação de quimioterapia, verificar a prescrição de quimioterapia, solicitação de exame laboratorial pré-quimioterapia quando indicado, e, nas consultas que antecedem o tratamento com radioterapia, ficha técnica com informações do tratamento radioterápico, termo de consentimento livre e esclarecido e solicitação de tomografia.
- Realizar consulta de enfermagem direcionada por meio de instrumento padronizado pela instituição.
- Realizar a avaliação clínica do paciente e descrever o exame físico no prontuário.
- Avaliar o risco de queda, por meio da aplicação da escala de risco de queda, dando orientações quando necessário.
- Avaliar o estado geral do paciente, incluindo Escala Funcional de *Karnofsky*.
- Coletar informações do histórico de saúde (comorbidades e medicamentos de uso contínuo).

- Fornecer todas as orientações quanto ao tratamento a ser realizado, às toxicidades que pode causar e esclarecer dúvidas.
- Realizar avaliação de risco multiprofissional e encaminhar a outros profissionais (de nutrição, psicologia, serviço social), se necessário.
- Realizar avaliação da presença de sinais e sintomas relacionados às toxicidades do tratamento, conforme o *Common Toxicity Criteria*, de pacientes que já realizaram ciclos de quimioterapia.
- Avaliar queixas referidas pelo paciente, correlacionando-as ou não ao tratamento/doença.
- Realizar avaliação clínica e avaliar a necessidade de acionar o médico na vigência de achados relevantes que possam ser impeditivos ao tratamento ou que necessitem de intervenção médica antes da liberação da terapia.
- Avaliar a adesão do paciente ao tratamento no caso dos pacientes em uso contínuo de quimioterapia via oral e que já estão em vigência de tratamento.
- Avaliar situações específicas nas consultas de pacientes indicados para radioterapia, como resultado de creatinina recente, solicitação de exame Beta-HCG (para pacientes em período fértil), encaminhamento ao odontologista (para todos os pacientes que irradiarão região da cabeça e pescoço).
- Realizar o encaminhamento para os grupos educativos de orientação inicial da quimioterapia e radioterapia.
- Disponibilizar um canal de comunicação ao paciente para esclarecimento de possíveis dúvidas.
- Esclarecer e direcionar o paciente para realizar os agendamentos necessários.
- Registrar no prontuário o plano educacional realizado.

RESULTADOS ESPERADOS

- Detecção de necessidades no momento da consulta de enfermagem.
- Implementação de ações de enfermagem quando identificada uma necessidade.
- Segurança do paciente e do profissional.
- Estabelecer cuidados de enfermagem.
- Esclarecimento de dúvidas e melhora da ansiedade do paciente e familiar em relação ao tratamento proposto.
- Garantir a educação e adesão ao tratamento proposto.

PONTOS CRÍTICOS

- Não realização da consulta de enfermagem completa.
- Comunicação ineficaz relacionada ao tratamento proposto ao paciente.
- Não adesão do paciente ao tratamento indicado.
- Déficit cognitivo, auditivo, visual e motor.
- Paciente sem acompanhante ou cuidador.
- Falta na consulta de enfermagem.
- Recusa do paciente e/ou familiar.
- Grau de instrução.

BIBLIOGRAFIA CONSULTADA

Conselho Federal de Enfermagem. Resolução Cofen n. 159/1993. Dispõe sobre a consulta de enfermagem. Brasília; 1998-2017 [acesso em 20 fev. 2017]. Disponível em: http://www.cofen.gov.br/resoluo-cofen-1591993_4241.html.

Rosa LM, Mercês NNA, Marcelino SR, Radunz V. A consulta de enfermagem no cuidado à pessoa com câncer: contextualizando uma realidade. Cogitare Enfermagem. 2007;12(4):487-93.

2

Atuação do Enfermeiro Ambulatorial no Pré e Pós-operatório

Ariane Silva Paulino Pimenta
Camila de Medeiros
Karollyny Agutoli Oliani Salgueiro
Telma da Conceição Rodrigues
Priscila Rangel de Souza

CONCEITO

A atuação do enfermeiro no pré e pós-operatório de pacientes oncológicos, tem como objetivo descrever as atribuições e os cuidados prestados durante esse período do tratamento, por meio das consultas de enfermagem ambulatoriais, afim de contribuir para identificação de necessidades de saúde e implementar ações e intervenções para resolução de problemas potenciais e reais.

OBJETIVO

- Identificar as necessidades cirúrgicas de pacientes oncológicos e implementar intervenções de enfermagem que possam contribuir com o preparo e ou realização do ato cirúrgico bem como a recuperação do paciente.

COMPETÊNCIA PROFISSIONAL

- Enfermeiro ambulatorial.

MATERIAIS

- Prontuário, estetoscópio, abaixador de língua e lanterna.

DESCRIÇÃO DO PROCEDIMENTO

Atendimento pré-operatório

- Realizar higienização das mãos.
- Chamar o paciente.
- Realizar identificação do paciente, utilizando dois indicadores, conferir esses dados com o prontuário e a toda a documentação envolvida no atendimento (termos de consentimento, internação, pedido cirúrgico, entre outros).
- Acomodar o paciente e acompanhante/cuidador no consultório de enfermagem.
- Consultar informações referentes ao procedimento cirúrgico no prontuário do paciente.
- Conferir os documentos necessários para a realização da internação e do procedimento cirúrgico.
- Verificar se todos os documentos estão devidamente preenchidos, assinados e carimbados pelo médico e o termo de consentimento livre e esclarecido, assinado pelo paciente ou responsável legal.
- Conferir identificação do paciente em toda a documentação apresentada;
- Realizar a avaliação clínica do paciente e descrever o exame físico no prontuário, aplicar escala de risco de queda realizando orientações quando necessário.
- Identificar se paciente é portador de Diabetes Mellitus (DM) e/ou Hipertensão (HAS) e orientar o controle diário com registro dos valores de HAS e DM em domicílio.
- Orientar quanto à possibilidade de transfusão sanguínea durante a cirurgia.
- Aplicar o termo de consentimento de transfusão ou o termo de recusa de transfusão respeitando a decisão de cada paciente e anexar o termo ao restante da documentação cirúrgica.
- Fornecer todas as orientações quanto aos exames a serem realizados, agendamentos das consultas, esclarecer dúvidas relacionadas à cirurgia proposta e realizar os encaminhamentos aos outros profissionais (nutricionista, psicologia, serviço social), se necessário.
- Sinalizar na documentação cirúrgica situações específicas como: o uso de anticoagulantes, hemodiálise, marca passo, cardioversor desfibrilador implantável (CDI), cirurgia ambulatorial, linfonodo sentinela para garantir cuidados específicos em tais casos.
- Orientar paciente aguardar contato telefônico com os agendamentos.
- Disponibilizar um canal de comunicação ao paciente para esclarecimentos de possíveis dúvidas.

- Encaminhar paciente para grupo de orientações pré-cirúrgica.
- Registrar no prontuário o plano educacional realizado.
- Encaminhar a documentação cirúrgica ao setor responsável;

Observações

- Se identificado o uso de anticoagulantes, corticoides, marca passo, cardioversor desfibrilador implantável (CDI) o paciente será orientado e monitorado pelos enfermeiros da avaliação e risco, conforme solicitação do médico.
- Entrar em contato com o paciente ou responsável, orientando quanto à data de suspensão de anticoagulante, troca do anticoagulante e outras alterações de acordo com orientação médica, pré-operatória.
- Após indicação da cirurgia pelo cirurgião, o médico recebe avaliação do enfermeiro, psicólogo, anestesiologista, clínico e outros profissionais se houver demanda (cardiologista, geriatra, fonoaudiólogo, entre outros). Em caso de entraves para a cirurgia identificados por esses profissionais, o enfermeiro é acionado para organizar o reagendamento breve no ambulatório de origem.

Atendimento pós-operatório

- Após alta da internação cirúrgica os pacientes são orientados quanto aos cuidados a serem seguidos em domicílio no pós-operatório, quanto ao cuidado com a ferida cirúrgica, drenos, medicamentos prescritos pelo médico, exames, o retorno das atividades diárias gradualmente, além dos agendamentos das consultas ambulatoriais pós-operatória.
- Durante retorno médico ambulatorial, paciente é avaliado e encaminhado para enfermagem para realizar procedimentos como: retirada de pontos, retirada de sondas e drenos, realização de curativo. Quando identificado necessidades específicas de cuidado pós-operatório ou complicações tardias é acionada a avaliação do enfermeiro.
- Na avaliação do enfermeiro ambulatorial é realizada a consulta de enfermagem, por meio do exame físico, levantamento de dados e aplicação da escala de risco de queda, com implementação de um plano de cuidados e monitoramento a fim de garantir a recuperação do paciente, reforçando orientações e cuidados domiciliares.
- Na avaliação multiprofissional, se identificadas necessidades, paciente é encaminhado para atendimentos com equipe multidisciplinar.
- Disponibilizar ao paciente um canal de comunicação.
- Orientar se sinais de alerta como: febre, sangramento, edema em incisão cirúrgica, dor não paliada com medicações contínuas, procurar o pronto atendimento.

RESULTADOS ESPERADOS

- Detecção de potenciais problemas no momento da consulta de enfermagem.
- Implementação de ações de enfermagem quando identificado um problema.
- Segurança do paciente e do profissional.
- Estabelecer cuidados de enfermagem.
- Esclarecimentos de dúvidas e melhora da ansiedade do paciente e familiar em relação ao tratamento e procedimento proposto.
- Garantir a educação e adesão ao tratamento proposto.
- Resolução de possíveis entraves para a cirurgia.

PONTOS CRÍTICOS

- Não realização da consulta de enfermagem completa.
- Documentação cirúrgica incorreta e/ou incompleta.
- Comunicação ineficaz relacionada ao procedimento proposto ao paciente.
- Não adesão do paciente ao fluxo pré e pós-cirúrgico.
- Déficit cognitivo, auditivo, visual e motor.
- Paciente sem acompanhante/cuidador.
- Falta na consulta de enfermagem.
- Recusa do paciente e/ou familiar.
- Grau de instrução.

BIBLIOGRAFIA CONSULTADA

Cianciarullo TI, Gualda DMR, Melleiro MM, Anabuki MH. Sistema de assistência de enfermagem: evolução e tendências. São Paulo: Ícone; 2001.

Posso MBS. Semiologia e semiotécnica de enfermagem. Rio de Janeiro: Atheneu; 2006.

Resolução do COFEN n. 159/1993 – Revogada pela resolução Cofen n. 544/2017. Disponível em: http://www.cofen.gov.br/resoluo-cofen-1591993_4241.html.

3

Consulta de Enfermagem por Telefone Alô Enfermeiro

Débora Tayana da Silva
Ariane Silva Paulino Pimenta
Priscila Rangel de Souza

CONCEITO

A demanda de cuidados em saúde permanece em contínuo crescimento. Nesse contexto as tecnologias de comunicação podem promover um cuidado em saúde "personalizado", ou seja, centrado nas necessidades de cada pessoa (OMS, 2008). Dirigida a esta finalidade, para melhorar o acesso aos cuidados em saúde tem sido estimulado o desenvolvimento de diversas tecnologias para diagnóstico, seguimento de casos e orientação.

Com o objetivo de melhorar a saúde em nível individual, comunitário, regional ou nacional e a evolução das tecnologias de comunicação nos últimos anos registrou-se uma mudança crescente em praticamente todas as áreas de saúde. De forma geral, as tecnologias de comunicação são utilizadas na educação, transferência de conhecimentos, apoio social, promoção da saúde, entre outros.

As tecnologias de comunicação permitem o acesso a serviços e especialistas em saúde por pessoas que de outra forma não estariam disponíveis com uma frequência adequada para o atendimento de suas necessidades. O uso dessa tecnologia tem a finalidade de aumentar e melhorar o tratamento e o cuidado por meio da prática em saúde. Nessa perspectiva, a utilização do telefone surge como uma potencial ferramenta para o cuidado integral que se traduz em uma expansão da ação em saúde, representando um salto perante o tradicional cuidado de enfermagem.

No contexto oncológico estima-se que 90% do tratamento quimioterápico e/ou radioterápico sejam realizados em regime ambulatorial. Assim como o câncer, tais tratamentos podem trazer consigo diversas toxicidades que se manifestarão em sua grande maioria após a terapia, ou seja, em ambiente domiciliar. Essas toxicidades quando não identificadas precocemente e manejadas de forma eficaz e segura podem acarretar na diminuição significativa do Performance Status do paciente, denegrindo sua qualidade de vida, podendo levar ainda a distúrbios sistêmicos graves com risco iminente de óbito. Partindo desse princípio, foi evidenciada a real necessidade do acompanhamento domiciliar desses pacientes, visando assim oferecer-lhes subsídios quanto à tomada de conduta mediante as situações de agravos à saúde decorrentes do tratamento e/ou doença. Além de oferecer ao profissional uma ferramenta direta de monitoramento dos pacientes previamente avaliados e identificados com riscos potenciais.

OBJETIVOS

- Detecção precoce de sinais e sintomas decorrentes da doença e/ou tratamento e tomar conduta rapidamente.
- Orientação quanto manejo farmacológico (conforme prescrição médica) e não farmacológico de toxicidades.
- Monitoramento de toxicidades relacionadas ao tratamento.
- Monitoramento da adesão ao tratamento proposto.
- Esclarecer as dúvidas do paciente ou acompanhante sobre medicamentos utilizados, preparo de exames, tratamentos e orientações fornecidas pelos profissionais.

COMPETÊNCIA PROFISSIONAL

- Enfermeiro.

MATERIAIS

- Prontuário eletrônico.
- Telefone.

DESCRIÇÃO DO PROCEDIMENTO

- Informar o paciente sobre a disponibilidade do serviço, na primeira consulta de enfermagem e em todas as oportunidades durante o atendimento pelo enfermeiro.

- Entregar o folder "Alô Enfermeiro".
- Informar o número do ramal no qual o paciente deverá entrar em contato.

Atendimento de uma chamada telefônica

- Identificar-se ao atender a chamada com o nome, a função, o setor e a Instituição.
- Solicitar ao paciente seus dados de identificação: nome completo e data de nascimento.
- Consultar o prontuário do paciente.
- Ouvir a questão apontada pelo paciente ou acompanhante.
- Avaliar o caso, discutir com a equipe médica e/ou multiprofissional se necessário.
- Orientar conduta ao paciente e registrar em prontuário.

Importante

- Resgatar as ligações sem êxito na caixa postal e contatar o paciente.

Ligação realizada para o paciente

Sempre que necessário, o enfermeiro poderá entrar em contato com paciente ou acompanhante para esclarecer e/ou informar alterações nos agendamentos de exames, consultas, tratamentos, procedimentos e monitoramento telefônico da terapia antineoplásica via oral.

- Entrar em contato com paciente via telefone.
- Identificar-se corretamente, informando nome, setor de origem e nome do Instituto.
- Solicitar ao paciente seus dados de identificação: nome completo e data de nascimento.
- Realizar as orientações de forma clara e elucidativa.
- Disponibilizar os números de contato para caso o paciente deseje se comunicar com a equipe.

Importante

- Dúvidas de acompanhantes questionando o quadro clínico do paciente, esclarecer que orientações sobre o diagnóstico e prognóstico são informados exclusivamente no momento da consulta médica juntamente com o paciente.

RESULTADOS ESPERADOS

- Dúvidas minimizadas por profissional capacitado.
- Identificação e intervenção precoce do sintoma decorrente do tratamento/câncer.
- Favorecer a adesão do paciente.

PONTOS CRÍTICOS

- Telefone móvel falhar (fora de serviço).
- Falha na programação dos telefones na central do Alô Enfermeiro.
- Desatualização dos dados cadastrais do paciente no prontuário eletrônico.
- Ausência de registro no prontuário.

BIBLIOGRAFIA CONSULTADA

Blake H. Innovation in practice: mobile phone technology in patient care. British Journal of Community Nursing, London. 2008;13(4):160-162.

Cruz FOAM, Ferreira EB, Reis PED. Consulta de enfermagem via telefone: relatos dos pacientes submetidos à quimioterapia antineoplásica. Rev Enferm Cent-Oeste Min. 2014;4(2):1090-1099.

Martins CR, Dal Sasso GTM. Tecnologia: definições e reflexões para a prática em saúde e enfermagem. Texto e Contexto Enfermagem, Florianópolis. 2008;17(1):1-12.

Sousa RM, Espírito Santo FH, Pinheiro FM. Acompanhamento por telefone no pós-alta dos pacientes onco-hematológicos: revisão integrativa da literatura. Rev Enferm Cent-Oeste Min. 2017;7:1-11.

4

Atuação da Enfermagem no Manejo de Citopenias em Pacientes Onco-hematológicos

Sergio Luiz Ragazzi
Tânia Regina da Silva Alves
Rosemeire Grosso
Telma da Conceição Rodrigues
Sirleide Rodrigues de Sousa Lira

CONCEITO

Por definição, o termo citopenias consiste na diminuição global de elementos celulares do sangue (glóbulos brancos, vermelhos e plaquetas), sendo este um efeito adverso esperado no paciente em quimioterapia.

Dentre as citopenias, destaca-se a **neutropenia,** definida como:

- **Leve:** Se o número de neutrófilos estiver entre 1.500 e 1.000 mm^3.
- **Moderada:** Entre 500 e 1.000 mm^3.
- **Grave:** Se inferior a 500 mm^3.
- **Muito grave:** Quando o número de neutrófilos estiver inferior a 100 mm^3.

Os pacientes com a classificação de neutropenia grave e muito grave devem receber cuidados intensivos.

A principal morbidade da neutropenia é a suscetibilidade às infecções bacterianas, pois o risco de infecções altera-se de acordo com a etiologia, gravidade e duração da neutropenia, assim como da existência de outros déficits de imunidade que possam estar presentes.

Esse efeito acontece porque as células do sistema imunológico se proliferam rápido e são muito suscetíveis à certos agentes citotóxicos. Assim, a imunossupressão faz com que o paciente fique mais predisposto a adquirir diferentes tipos de infecções.

Por essas características, a neutropenia febril é uma complicação frequente no paciente oncológico, está diretamente relacionada aos protocolos quimioterápicos e pode ser potencialmente fatal.

A **anemia**, outra citopenia importante em oncologia, é definida como uma diminuição na concentração de hemoglobina (Hb) e uma concomitante diminuição na capacidade de transporte de oxigênio necessária à fisiologia do corpo. A anemia é uma das desordens hematológicas mais comuns tantos em adultos quanto em crianças, especialmente após o tratamento com drogas antineoplásicas.

A Organização Mundial da Saúde (OMS) definiu em 1958, os alvos de normalidade da hemoglobina em 12 g/dL para mulheres e 13 g/dL para homens, sendo que concentrações abaixo desses números caracterizam anemia.

A **plaquetopenia**, não menos importante que as outras citopenias, é uma diminuição na contagem de plaquetas como um resultado da destruição acelerada ou déficit de produção.

Em pacientes oncológicos, a plaquetopenia pode ser causada por infiltração de medula óssea por doenças relacionadas à morte de células progenitoras secundárias à quimioterapia.

A plaquetopenia pode ser um efeito colateral de certos medicamentos, incluindo algumas drogas usadas no tratamento do câncer. Em geral, a plaquetopenia não causa sintomas, sendo diagnosticada apenas no exame de sangue, porém, quando são identificados sinais e sintomas, os mais comuns são o surgimento de manchas arroxeadas pelo corpo, além de sangramento da gengiva e da mucosa nasal. Em alguns casos, quando a plaquetopenia está muito acentuada, há o risco de sangramento intraocular e cerebral.

Com o intuito de amenizar esse feito, quando a plaquetopenia é induzida pela quimioterapia, a redução da dose das drogas antineoplásicas ou anticorpos monoclonais pode ser suficiente para a reversão da plaquetopenia. Em outros casos, pode ser necessária a interrupção temporária do tratamento até a recuperação da medula óssea. O tratamento da plaquetopenia ocasionalmente pode incluir a transfusão de plaquetas, quando há alto risco de sangramento ou o paciente está apresentando sangramento ativo.

OBJETIVOS

- Descrever as atribuições do enfermeiro na prestação dos cuidados aos pacientes em período do NADIR (definido como o tempo transcorrido após a infusão de quimioterapia e o aparecimento do valor mais baixo da curva de contagem de células sanguíneas), por meio da checagem do hemograma.

- Padronizar os parâmetros de hemograma em relação aos valores de neutrófilos, plaquetas e hemoglobina que definem condutas de administração de fator de crescimento de granulócitos.
- Estabelecer critérios de quando acionar a equipe médica para avaliação do paciente em relação a transfusões de hemocomponentes.

COMPETÊNCIA PROFISSIONAL

- Enfermeiro.

DESCRIÇÃO DO PROTOCOLO

- Os pacientes retornam ao ambulatório de hematologia em consulta com o Enfermeiro para checagem do hemograma segundo o protocolo de quimioterapia. O critério de introduzir o fator de crescimento de granulócitos segue o protocolo institucional (anexo).
- A equipe médica fornece a prescrição do fator de crescimento de granulócitos e as solicitações dos exames laboratoriais ao paciente no dia da consulta médica. Essa documentação fica retida no ambulatório e no dia da consulta do monitoramento de citopenias, após a checagem do hemograma, havendo necessidade de introdução do medicamento, o enfermeiro encaminhará o paciente ao Hospital Dia para realização da terapia medicamentosa.

ANEXO

Critérios para checagem de hemograma e introdução do fator de crescimento.

Protocolos	Exames	Checagem	Tratamento	Tempo	Conduta	Plaquetas/Hemoglobina
CHOP, COP, CHOMP, MINI CHOP, FC, GDC, FC LITE , R-CHOP.	Pacientes Hígidos que não apresentaram neutropenia febril no ciclo anterior e menos de 60 anos. Neutrófilos $\leq$ 500 mm^3	D10	Fator de Crescimento.	3 dias	Sem necessidade de novo hemograma de confirmação. Retorno em consulta médica	Se hemoglobina $\leq$ 7,0 g/dL ou pacientes com anemia sintomática, o enfermeiro deverá entrar em contato com o plantonista para avaliar possível transfusão de concentrado de hemácias. Se Plaquetas < que 10.000 ou sangramento, o enfermeiro deverá entrar em contato com o plantonista para avaliar possível transfusão de concentrado de plaquetas.
CHOP, COP, CHOMP, MINI CHOP, CHOEP, FC, FC LITE .	Pacientes maiores de 60 anos e Neutrófilos $\leq$ 1.000 mm^3	D10	Fator de Crescimento	3 dias	Realizar hemograma no 4º dia.	
GDP, GEMOX, ABREY PRÉ RT	Pacientes com Neutrófilos $\leq$ 1.000 mm^3	D12	Fator de Crescimento	3 dias	Sem necessidade de novo hemograma	Se hemoglobina $\leq$ 7,0 g/dL ou pacientes com anemia sintomática, o enfermeiro deverá entrar em contato com o plantonista para avaliar possível transfusão de concentrado de hemácias. Se Plaquetas < que 10.000 ou sangramento o enfermeiro deverá entrar em contato com o plantonista para avaliar possível transfusão de concentrado de plaquetas.
IVAC, CODO-X, M-IVAC, HYPERCVAD (PAR E IMPAR), LMB, BFM, ABREY PÓS RT, CYVE, IMVP16, MATRIX, CHOEP, COPADM 1 E 2, CYM.	Iniciar Fator de Crescimento de granulócitos no D8 até o D14, independente do número de neutrófilos.	D12	Fator de Crescimento do D8 ao D14.	7 dias	Avaliar necessidade transfusional	Se hemoglobina $\leq$ 7,0 g/dL ou pacientes com anemia sintomática, o enfermeiro deverá entrar em contato com o plantonista para avaliar possível transfusão de concentrado de hemácias. Se Plaquetas < que 10.000 o enfermeiro deverá entrar em contato com o plantonista para avaliar possível transfusão de concentrado de plaquetas. Se queixa no D8 encaminhar ao Centro de Atendimento de Intercorrências Oncológicas (CAIO).

Protocolos	Exames	Checagem	Tratamento	Tempo	Conduta	Plaquetas/Hemoglobina
EPOCH, R-DAEPOCH	Iniciar Fator de Crescimento de granulócitos no D6 independente do número de neutrófilos e mantê-lo no mínimo cinco dias e até neutrófilos ≥ 5.000 mm^3	D10 e D15	Fator de Crescimento do D6 ao D11.	6 dias	Avaliar necessidade transfusional	Se hemoglobina ≤ 7,0 g/dL ou pacientes com anemia sintomática, o enfermeiro deverá entrar em contato com o plantonista para avaliar possível transfusão de concentrado de hemácias. Se Plaquetas < que 10.000 o enfermeiro deverá entrar em contato com o plantonista para avaliar possível transfusão de concentrado de plaquetas.
ABVD	Pacientes com menos de 60 anos. Neutrófilos < 500 mm^3	D12 e D26	Fator de Crescimento	2 dias	Sem necessidade de checar hemograma pré QT. Avaliar necessidade transfusional	Se hemoglobina ≤ 7,0 g/dL ou pacientes com anemia sintomática, o enfermeiro deverá entrar em contato com o plantonista para avaliar possível transfusão de concentrado de hemácias. Se Plaquetas < que 10.000 o enfermeiro deverá entrar em contato com o plantonista para avaliar possível transfusão de concentrado de plaquetas.
	Pacientes com idade ≥ 60 anos e HIV+ e com HIV+ independente da idade	D10 e D25	Fator de Crescimento	Menor de 1.000 neutrófilos 02 dias e Menor de 500 neutrófilos 03 dias	Checar hemograma Pré QT e Avaliar necessidade transfusional	Se hemoglobina ≤ 8,0 g/dL ou pacientes com anemia sintomática, o enfermeiro deverá entrar em contato com o plantonista para avaliar possível transfusão de concentrado de hemácias. Se Plaquetas < que 20.000 o enfermeiro deverá entrar em contato com o plantonista para avaliar possível transfusão de concentrado de plaquetas.
BEACOP	Neutrófilos ≤ 1.000 mm^3	D10 e D18	Fator de Crescimento do D8 ao D14.	7 dias	Avaliar necessidade transfusional	Se hemoglobina ≤ 7,0 g/dL ou pacientes com anemia sintomática, o enfermeiro deverá entrar em contato com o plantonista para avaliar possível transfusão de concentrado de hemácias. Se Plaquetas < que 10.000 o enfermeiro deverá entrar em contato com o plantonista para avaliar possível transfusão de concentrado de plaquetas.

Continua

Continuação

Protocolos	Exames	Checagem	Tratamento	Tempo	Conduta	Plaquetas/Hemoglobina
DHAP, GIV,ICE, ESHAP, IVAC	Neutrófilos ≤ 1.000 mm^3	D12	Iniciar Fator de Crescimento se neutrófilos ≥ 1.000 mm^3 não checar novamente.	3 dias	Realizar hemograma no 4º dia, se necessário manter mais 3 dias e não checar novamente.	Se hemoglobina ≤ 7,0 g/dL ou pacientes com anemia sintomática, o enfermeiro deverá entrar em contato com o plantonista para avaliar possível transfusão de concentrado de hemácias. Se Plaquetas < que 10.000 o enfermeiro deverá entrar em contato com o plantonista para avaliar possível transfusão de concentrado de plaquetas.
CTD, MDT, MD, M2, CVAD	Neutrófilos ≤ 500 mm^3	D14	Iniciar Fator de Crescimento	3 dias	Sem necessidade de realizar hemograma. Após o 3º ciclo sem apresentar neutropenia, não há necessidade de retorno com enfermagem.	Se hemoglobina ≤ 7,0 g/dL ou pacientes com anemia sintomática, o enfermeiro deverá entrar em contato com o plantonista para avaliar possível transfusão de concentrado de hemácias. Se Plaquetas < que 10.000 o enfermeiro deverá entrar em contato com o plantonista para avaliar possível transfusão de concentrado de plaquetas.
	Pacientes que apresentaram neutropenia febril no ciclo anterior. Neutrófilos ≤ 1.000 mm^3	D14	Iniciar Fator de Crescimento	3 dias	Realizar hemograma no 4º dia, se necessário manter mais 3 dias. Não checar o exame novamente.	Se hemoglobina ≤ 8,0 g/dL ou pacientes com anemia sintomática, o enfermeiro deverá entrar em contato com o plantonista para avaliar possível transfusão de concentrado de hemácias. Se Plaquetas < de 20.000 o enfermeiro deverá entrar em contato com o plantonista para avaliar possível transfusão de concentrado de plaquetas.

Protocolos	Exames	Checagem	Tratamento	Tempo	Conduta	Plaquetas/Hemoglobina
DTPACE	Iniciar Fator de Crescimento de Granulócitos a partir do D8 até recuperação medular.	D15	Iniciar Fator de Crescimento até neutrófilos acima de 1.000 mm^3. Caso abaixo, mais 3 dias de Fator de Crescimento.	Até recuperação	Avaliar necessidade transfusional	Se hemoglobina $\leq$ 8,0 g/dL ou pacientes com anemia sintomática, o enfermeiro deverá entrar em contato com o plantonista para avaliar possível transfusão de concentrado de hemácias. Se Plaquetas < de 20.000 o enfermeiro deverá entrar em contato com o plantonista para avaliar possível transfusão de concentrado de plaquetas.
Leucemias Agudas (Manutenção de LLA)	Pacientes com Neutrófilos menor que 500 mm^3, sem febre ou Pacientes com febre e Neutrófilos menor que 1.000 mm^3	D15	Fator de Crescimento	3 dias	Sem necessidade de checar. Os pacientes que apresentarem febre o enfermeiro deverá comunicar o Plantonista para conduta médica.	Se hemoglobina $\leq$ 7,0 g/dL ou pacientes com anemia sintomática, o enfermeiro deverá entrar em contato com o plantonista para avaliar possível transfusão de concentrado de hemácias. Se Plaquetas < que 10.000 o enfermeiro deverá entrar em contato com o plantonista para avaliar possível transfusão de concentrado de plaquetas.
Demais protocolos de Leucemias Agudas. D3A7, M3A7	Indução	D12	Neutrófilos de 500 mm^3 até 1.000 mm^3	2 dias	Avaliar necessidade transfusional	Se hemoglobina $\leq$ 8,0 g/dL ou pacientes com anemia sintomática, o enfermeiro deverá entrar em contato com o plantonista para avaliar possível transfusão de concentrado de hemácias. Se Plaquetas < de 20.000 o enfermeiro deverá entrar em contato com o plantonista para avaliar possível transfusão de concentrado de plaquetas.
	Consolidação		Fator de Crescimento do D7 ao D15	8 dias	Avaliar necessidade transfusional	

Fonte: Extraído do Protocolo de monitoramento de neutropenia em pacientes onco-hematológicos. Elaborado por Pereira J e Alves TR.

BIBLIOGRAFIA CONSULTADA

Belesso M. Tratamento ambulatorial da neutropenia febril. Fac Med da Univer São Paulo, São Paulo; 2008.

Bonassa EMA. Toxicidade hematológica. In: Bonassa EMA, Santana TR. Enfermagem em terapêutica oncológica. 3. ed. São Paulo: Atheneu; 2005. p. 89-100.

Brasil SAB, Salles MJC, Kaleka CC, Cohen C, Trabulsi MFM, Salomão NMA, Peixoto RA, Martins F. Sistematização do atendimento primário de pacientes com neutropenia febril: Revisão de literatura. Arq Med Hosp Fac Cienc Med Santa Casa São Paulo. 2006;51(2):57-62.

Camacho EC, Ferraz RA, Cliquet MG. Avaliação da frequência, investigação de causas e realização de tratamento da anemia em candidatas a doação de sangue visando o retorno das mesmas para doação. Rev Fac Cien Med Sorocaba. 2014;16(3):21-124.

Cançado RD. Anemia: winning elbow room in the field of hematology and hemotherapy. Rev Bras Hematol Hemoter, São Paulo. 2012;34(4).

Lagunar MHG, Fuentes PC, Penella MM, Maestre DPGM, Coronel MG, Ortiz MJM. Experiência del uso fuera de indicación de Eltrombopag en el tratamiento de la trombocitopenia asociada a tumores sólidos. Farm Hosp, Cartagena. 2015;39(3):157-160.

Perdiz AP. Atuação do enfermeiro nos cuidados ao paciente oncológico em uso quimioterapia: um estudo bibliográfico. Salvador; 2014.

Ribeiro L, Costa E, Cleto E, Barbot J. Uma visão da abordagem da neutropenia. Rev Hospital de Crianças Maria Pia. Porto. 2011;20(4).

5

Assistência de Enfermagem ao Paciente em Fase Final de Vida

Ana Paula Mirarchi Vieira Maiello
Lenira Corsi Ruggiero Nunes
Priscila Rangel de Souza

CONCEITO

Compreende o conjunto de condutas e cuidados com o paciente que se encontra em rápido declínio funcional, por causa irreversível, nos seus momentos finais. A prioridade nesta fase é promover o controle dos sintomas de forma completa, prevenir os agravos das últimas horas de vida, suavizar a agonia final, além de evitar tratamentos que possam ser considerados irrelevantes nesta fase.

A fase final da vida é entendida como aquela em que o processo de morte se desencadeia de forma irreversível, e o prognóstico de vida pode ser definido em dias ou semanas. Nesse momento, os Cuidados Paliativos se tornam imprescindíveis e complexos o suficiente para demandar uma atenção específica e contínua ao doente e à sua família, prevenindo uma morte caótica e com grande sofrimento, ou seja, a prevenção continua sendo uma demanda importante também nesse período.

OBJETIVOS

Oferecer um sistema de suporte para ajudar os pacientes a viverem o mais ativamente possível até sua morte e usar uma abordagem interdisciplinar para acessar necessidades clínicas e psicossociais dos pacientes e suas famílias, incluindo aconselhamento e suporte ao luto.

Disponibilizar ao paciente em fase final de vida e a seus familiares uma assistência adequada às suas necessidades biopsicossocioespirituais, com vistas ao alívio dos sintomas e do sofrimento, proporcionando ao paciente uma morte digna.

COMPETÊNCIA PROFISSIONAL

- Equipe de enfermagem.

DESCRIÇÃO DO PROCEDIMENTO

- Avaliar integridade da pele e instituir medidas preventivas para prevenção de lesões.
- Verificar sinais vitais conforme rotina do setor. Observar que na fase final são esperadas alterações de sinais vitais como taquicardia e hipotensão (nos últimos momentos, pode ser detectada bradicardia). Orientar familiares para o fato de que tais alterações são esperadas diante do quadro atual e não há necessidade de monitoramento. Acionar o médico caso o paciente esteja desconfortável com alguma alteração de sinais vitais, verificar se o paciente apresenta fáscies de dor, gemência e agitação.
- Manter higiene oral e corporal.
- Atentar para o momento de fragilidade, a família pode ter muita demanda: realizar acolhimento e/ou solicitar psicologia.
- Flexibilizar a visita de familiares
- Atentar para sinais e sintomas mais comuns da fase final:
  - Boca seca (manter boca úmida com gaze umedecida em água filtrada, aplicar lubrificante oral).
  - Convulsões e mioclonias (acionar a equipe médica).
  - Inapetência/anorexia (dieta de conforto, conforme aceitação do paciente).
  - Ronco da morte – evitar aspirações desnecessárias. Verificar com equipe médica se há indicação de sedativos orais, como inalação com atropina, colírio de atropina sublingual ou escopolamina.
  - Sonolência ou agitação.
  - Exacerbação de dor e dispneia.
  - Atentar para retenção urinária.

RESULTADO ESPERADO

- Confortar e aliviar os sintomas do paciente.
- Apoiar a família.

PONTOS CRÍTICOS

- Administração e infusão inadequada do medicamento.
- Não priorizar a instalação da sedação paliativa.
- Não esclarecer os familiares sobre o objetivo da sedação paliativa.
- Não verificar se a família está ciente e concordante com a administração da sedação.

BIBLIOGRAFIA CONSULTADA

Oliveira RA. Coordenação institucional. Cuidado paliativo. São Paulo: Conselho Regional de Medicina do Estado de São Paulo; 2008. 689p. [acesso em 20 ago. 2018]. Disponível em: https://edisciplinas.usp.br/pluginfile.php/446028/mod_resource/content/1/Cuidados_Paliativos_CREMESP.pdf.

Manual de cuidados paliativos. São Paulo: Academia Nacional de Cuidados Paliativos (ANCP); 2012.

World Health Organization. Palliative Care. Cancer control: knowledge into action: WHO guide for effective programmes. Module 5; 2007 [acesso em 15 ago. 2018]. Disponível em: http://www.who.int/cancer/media/FINAL-PalliativeCareModule.pdf.

INCA – Instituto Nacional de Câncer Alencar Gomes da Silva. Cuidados Paliativos. INCA; 2018 [acesso em 15 ago. 2018]. Disponível em: http://www2.inca.gov.br/wps/wcm/connect/cancer/site/tratamento/cuidados_paliativos.

6

Administração de Sedação Paliativa

Ana Paula Mirarchi Vieira Maiello
Lenira Corsi Ruggiero Nunes
Daniela Vivas dos Santos

CONCEITO

Sedação paliativa é a administração deliberada de fármacos que reduzem o nível de consciência, com o consentimento do paciente ou de seu responsável, e tem como objetivo aliviar adequadamente um ou mais sintomas refratários em pacientes com doença avançada terminal.

Pacientes em fase avançada de doença (oncológica ou não) apresentam vários sintomas causadores de sofrimento intenso. Esses sintomas podem ser físicos (como dor, dispneia, constipação), psicoemocionais (como agonia, *delirium*) ou espiritual (desesperança). Tais sintomas, se não tratados adequadamente, geram angústia e mais sofrimento ao paciente e a seus familiares. E, quando existe refratariedade no controle desses sintomas, a sedação paliativa é uma opção de tratamento. A prevalência da sedação paliativa varia, na literatura mundial, entre 16 e 52%. A variação entre os percentuais de prevalência da sedação paliativa nos diversos estudos se deve à diferença entre as populações estudadas, sintomas refratários, tipo de doença, aspectos socioculturais e religiosos, treinamento da equipe de saúde e tipo de ambiente (hospitalar ou não).

Os motivos pelos quais se indica a sedação paliativa e o momento mais adequado para sua introdução, as medicações escolhidas, dose das drogas, via de administração e duração da sedação são muito variáveis de um para outro serviço de saúde.

OBJETIVO

Promover o conforto do paciente com sintoma refratário.

COMPETÊNCIA PROFISSIONAL

- Enfermeiros.

MATERIAIS

- Luvas de procedimento.
- *Swab* de álcool 70%.
- 1 ampola de SF 0,9% de 10 ml.
- Cateter venoso periférico, se não houver cateter totalmente implantado ou semi-implantado.
- Agulha 40 × 12.
- Seringa de 10 ml.
- Bolsa de SF 0, 9%, conforme prescrição médica.
- Medicação prescrita.
- Bomba de infusão.
- Equipo para bomba de infusão.

DESCRIÇÃO DO PROCEDIMENTO

- Conferir: identificação do paciente (com dois identificadores padronizados pela instituição), nome das drogas, dosagem, via (endovenosa ou por hipodermóclise), velocidade de infusão, tipo de infusão (contínua ou intermitente), data e horário de início.
- Higienizar as mãos.
- Preparar a medicação conforme prescrição médica.
- Acolher paciente e a família e orientar sobre o procedimento, objetivo, duração e possíveis efeitos colaterais.
- Checar concordância da família e paciente quanto à instalação da sedação.
- Higienizar as mãos.
- Calçar luvas de procedimento.
- Puncionar a via prescrita e verificar sua permeabilidade.

- Avaliar sinais de infiltração.
- Atentar para as vias de administração disponíveis das medicações padronizadas para sedação paliativa.
- Instalar medicação conforme prescrição médica, sempre em bomba de infusão contínua.
- Manter a sedação paliativa em via exclusiva, se possível, ou verificar com farmacêutico clínico a compatibilidade de medicações, para garantir que a infusão seja contínua.
- Reavaliar o paciente após 30 minutos do início da sedação paliativa, a fim de verificar se houve melhora do sintoma pelo qual foi indicada (dispneia, dor, agitação, entre outros). O paciente deve permanecer confortável, independentemente do nível de consciência.
- Acionar equipe médica, caso os sintomas persistam, para reavaliar o desconforto.
- Comunicar à equipe médica, caso o paciente ou familiar recuse a sedação.

Cuidados

- Programar a troca da solução quando estiver próxima de acabar, para que o paciente não desperte com sintomas de descompensação.
- Priorizar a administração da sedação paliativa assim que prescrita pela equipe médica. O médico pode prescrever um *bolus* para conforto imediato do paciente.
- Atentar para o momento de fragilidade. Realizar acolhimento dos familiares e solicitar apoio da psicologia.
- Flexibilizar a visita de familiares.

Observações

- No momento da indicação da sedação pela equipe médica, no caso de paciente em desconforto intenso, arresponsivo e sem familiares, ou de paciente em desconforto intenso, sem familiares, porém lúcido e concordante com a sedação, acionar o serviço social para que família seja convocada com urgência. O médico pode prescrever a sedação a fim de minimizar o sofrimento do paciente e, quando a família chegar, o médico responsável pelo paciente deve ser acionado para conversar com os familiares a respeito da sedação.

RESULTADO ESPERADO

- Confortar e aliviar os sintomas do paciente.

PONTOS CRÍTICOS

- Administração e infusão inadequada do medicamento.
- Não priorizar a instalação da sedação paliativa.
- Não esclarecer aos familiares sobre o objetivo da sedação paliativa.
- Não verificar se a família está ciente e concordante com a administração da sedação.
- Não reavaliar se a sedação foi efetiva, ou seja, se o paciente está sem sintoma descompensado.

BIBLIOGRAFIA CONSULTADA

Oliveira AR, coordenação institucional. Cuidado paliativo. São Paulo: Conselho Regional de Medicina do Estado de São Paulo; 2008. 689p. [acesso em 20 ago. 2018]. Disponível em: https://edisciplinas.usp.br/pluginfile.php/446028/mod_resource/content/1/Cuidados_Paliativos_CREMESP.pdf.

Silva SM. Os cuidados ao fim da vida no contexto dos cuidados paliativos. Revista Brasileira de Cancerologia. 2016; 62(3):253-257 [acesso em 20 ago. 2018]. Disponível em: http://www.inca.gov.br/rbc/n_62/v03/pdf/08-artigo-opiniao-os-cuidados-ao-fim-da-vida-no-contexto-dos-cuidados-paliativos.pdf.

Eich M, Verdi MIM, Martins PPS. Deliberação moral em sedação paliativa para uma equipe de cuidados paliativos oncológicos. Rev Bioét. 2015; 23(3):583-592 [acesso em 20 ago. 2018]. Disponível em: http://www.scielo.br/pdf/bioet/v23n3/1983-8034-bioet-23-3-0583.pdf.

Nogueira FL, Sakata RK. Sedação paliativa do paciente terminal. Rev Bras Anestesiol. 2012; 62(4):586-592. [acesso em 20 ago. 2018]. Disponível em: http://www.scielo.br/pdf/rba/v62n4/v62n4a12.pdf.

7

Atuação do Enfermeiro na Reunião Familiar em Cuidados Paliativos

Ana Paula Mirarchi Vieira Maiello
Lenira Corsi Ruggiero Nunes
Priscila Rangel de Souza

CONCEITO

A família, assim como o paciente, é unidade receptora de cuidados, pois experimenta um período de adaptações e dificuldades ante a realidade de doença avançada, incurável e progressiva. Além do controle de sintomas, é também por meio da comunicação que o paciente e seus familiares poderão ter suas necessidades de cuidados atendidas.

A reunião familiar (RF) corresponde a uma forma estruturada de intervenção na família, com plano previamente acordado entre os profissionais envolvidos no cuidado com o doente, com intuito de esclarecer os objetivos do cuidado, reforçar a resolução de problemas e prestar apoio e acolhimento.

OBJETIVOS

Este capítulo tem por objetivo fundamentar e nortear a equipe multiprofissional quanto à estrutura e realização da reunião familiar para padronização do acolhimento:

- Acolher paciente, familiar e cuidador.
- Identificar as principais demandas clínicas, emocionais e/ou sociais.
- Compreender a dinâmica familiar.

- Oferecer suporte integral.

COMPETÊNCIA PROFISSIONAL

- Enfermeiro.
- Médico.
- Psicólogo.
- Assistente social.
- Outros profissionais conforme demanda da família.

DESCRIÇÃO DO PROCEDIMENTO

- Antes da reunião familiar, é importante definir quais os objetivos dela (de acordo com a indicação).
- Acionar o serviço social para convocar familiares; verificar se o paciente quer estar presente ou não na reunião.
- A reunião familiar é conduzida pelo médico e deve conter as seguintes etapas:
  - Conferir a identificação do paciente com os dois identificadores institucionais (nome e data de nascimento).
  - Apresentar a equipe multiprofissional e os familiares.
  - Agradecer a presença da família e explicar sobre os objetivos da reunião.
  - Retomar com a família o diagnóstico, quadro atual e prognóstico (questioná-la quanto ao conhecimento prévio desses assuntos para, a partir daí, esclarecê-los).
  - Apresentar a proposta de cuidados paliativos e objetivos da equipe.
  - Questionar se a família é concordante com essa proposta.
  - Esclarecer as principais dúvidas.
  - Informar sobre as condutas que estão sendo tomadas em relação aos problemas.
  - Levantar demandas e necessidades dos familiares: no momento em que houver demanda da família e/ou paciente quanto às questões de enfermagem, psicologia ou serviço social, realizar acolhimento e fornecer as orientações necessárias.

- o Programar com a família a continuidade dos cuidados (se o paciente está em fase final de vida ou se tem indicação de alta – domiciliar ou transferência para o Hospice).
- o Se não houver mais dúvidas, encerrar a reunião deixando a equipe à disposição.
- o Proceder com registro do conteúdo da reunião.

RESULTADOS ESPERADOS

- Estabelecimento de vínculo com o paciente e familiar/cuidador (acolhimento).
- Entendimento do paciente, familiar ou cuidador sobre o objetivo e a proposta de cuidados paliativos.

PONTOS CRÍTICOS

- Abordar o acompanhante que não é o cuidador principal.
- Dificuldade na compreensão da dinâmica social e familiar.
- Família em negação quanto à situação clínica do paciente/prognóstico.
- Não realizar o registro sobre as discussões e acordos existentes na reunião, assim como os nomes dos participantes.

BIBLIOGRAFIA CONSULTADA

Neto IG. A conferência familiar como instrumento de apoio à família em cuidados paliativos. Rev Port Clin Geral. 2003;19:68-74.

Silva RS, Trindade GSS, Paixão GPN, Silva MJP. Conferência familiar em cuidados paliativos: análise de conceito. Rev Bras Enferm [Internet]. 2018;71(1):206-13 [acesso em 20 ago. 2018]. Disponível em: http://www.revenf.bvs.br/pdf/reben/v71n1/pt_0034-7167-reben-71-01-0206.pdf.

8

Hipodermóclise

Ana Paula Mirarchi Vieira Maiello
Lenira Corsi Ruggiero Nunes
Priscila Rangel de Souza

CONCEITO

Os pacientes oncológicos são submetidos a diversas terapias e exames, nos quais são administrados medicamentos potencialmente irritantes ao endotélio vascular, que comprometem a viabilidade da rede venosa para administração de soluções parenterais. Dessa forma, a hipodermóclise é uma alternativa à via venosa e oferece ao profissional um meio seguro e eficaz para a administração de medicamentos.

O termo hipodermóclise corresponde ao uso da via subcutânea para a infusão contínua de soluções em volumes maiores. Quando um determinado medicamento é infundido em *bolus* ou diluído em pequeno volume, não cabe descrever essa aplicação como hipodermóclise, mas sim como "uso da via subcutânea".

Desse modo, a hipodermóclise consiste na administração de fluidos no espaço subcutâneo, de forma contínua ou intermitente, e pode ser utilizada tanto no paciente que se encontra no ambiente hospitalar quanto domiciliar, sendo indicada nas situações em que não é possível oferecer medicamentos por via oral, como nos casos de demência avançada com disfagia, pacientes com náuseas e/ou vômitos por períodos prolongados, intolerância gástrica, obstrução intestinal, diarreia, confusão mental e dispneia intensa.

É considerada uma técnica de hidratação segura, eficaz e muito útil, especialmente em situações nas quais o acesso à rede venosa é muito difícil e/ou os pacientes não toleram a ingesta oral, conforme já mencionado. É usada principalmente nas condições em que os pacientes possam ser tratados em casa e cuidados por pessoas não ligadas à área profissional de saúde, caso de cuidadores e familiares. Essa é, aliás, uma das vantagens da técnica, considerando que, nas situações que causem perda do acesso, evita-se o extravasamento de sangue e maiores complicações inerentes à punção venosa.

OBJETIVOS

- Estabelecer os cuidados de enfermagem pertinentes à administração de medicação via hipodermóclise e no local da punção.
- Administrar medicamentos via hipodermóclise de forma segura, como alternativa na indisponibilidade da via endovenosa.

COMPETÊNCIA PROFISSIONAL

- Enfermeiro (punção da hipodermóclise e administração de medicamentos por essa via).
- Técnico de enfermagem (administração de medicamentos via hipodermóclise).

MATERIAIS

- Bandeja.
- Ampola de SF 0,9% de 10 ml.
- Seringa de 10 ml.
- Agulha 40 × 12 ou de ponta romba.
- Medicação prescrita.
- Luvas de procedimento.
- *Swab* de álcool.
- Dispositivo de sistema fechado.
- Cateter não agulhado n. 22 ou 24.
- Película transparente.

DESCRIÇÃO DO PROCEDIMENTO

- Checar: nome e data de nascimento do paciente, medicação, dose, horário e via de administração.
- Reunir o material.
- Higienizar as mãos.

- Preparar a medicação conforme prescrição médica.
- Checar identificação do paciente utilizando dois indicadores.
- Orientar o paciente e/ou familiar sobre o procedimento.
- Escolher o local a ser realizada a punção: coxa, abdômen, região escapular e subclavicular.
    a. A escolha do local da punção deve levar em conta o volume de medicação que será infundido em 24 horas e as características do local.
    b. Com relação ao volume permitido em 24 horas, deve-se levar em conta o seguinte:
    - Coxa: até 1.500 ml em 24 horas.
    - Abdômen: até 1.000 ml em 24 horas.
    - Deltoide e subclavicular: até 250 ml em 24 horas.
    c. Quanto às características do local, devem ser evitadas regiões infectadas, ulceradas, edemaciadas, submetidas à radioterapia ou próximas de ressecção ganglionar ou de incisão cirúrgica, pois pode haver comprometimento da absorção da medicação no local.
    d. Se necessário, realizar tricotomia com tesoura ou tricotomizador (evitar usar lâminas de barbear pelo risco de infecção e de dificuldade de avaliação do sítio de punção quanto à integridade).
- Posicionar o paciente e expor apenas a área de aplicação.
- Higienizar as mãos.
- Calçar luvas de procedimento.
- Realizar antissepsia da pele com *swab* de álcool até que o local esteja limpo.
- Realizar prega na pele e puncionar com cateter não agulhado em um ângulo de 45° (se paciente emagrecido, usar ângulo de 30°).
    a. O sentido da punção deve ser sempre em direção centrípeta, ou seja, no mesmo sentido da circulação linfática, para evitar risco de edema.
    b. O tamanho do cateter (n. 22 ou 24) deve ser escolhido levando-se em consideração a quantidade de tecido subcutâneo (quanto maior a quantidade de tecido subcutâneo, maior o calibre).
- Aspirar com uma seringa para checar a ausência de sangue (se houver refluxo de sangue, retirar cateter e realizar nova punção à 5 cm de distância do local anterior).
- Realizar *flush* com SF 0,9% 2 ml (é possível sentir um "soroma" no local, o que é normal).

- Fixar o cateter com película transparente.
- Identificar o curativo com data, hora e nome de quem puncionou.
- Administrar a medicação prescrita.
- Retirar luvas de procedimento e desprezá-las no lixo infectante.
- Higienizar as mãos.
- Retirar o material do quarto em bandeja e desprezar os resíduos conforme o Programa de Gerenciamento de Resíduos de Serviço de Saúde (PGRSS).
- Higienizar as mãos.
- Documentar a realização do procedimento em prontuário.

CUIDADOS APÓS A PUNÇÃO

- Orientar o paciente e/ou familiar sobre a possibilidade de edema no local da inserção devido ao tempo esperado para que a medicação que está no subcutâneo seja absorvida.
- Observar local da punção quanto à hiperemia, endurecimento, calor, extravasamento de líquido, edema importante, sangramento, dor, hematoma, necrose: retirar acesso e fazer nova punção 5 cm distante da punção anterior. Comunicar à equipe médica se suspeitar de infecção local.
- Recomenda-se bomba de infusão quando houver necessidade de medicação contínua (sedação, soroterapia etc.)
- Recomenda-se a troca da punção a cada sete dias ou antes, em caso de complicação local.
- Após a administração de medicação em *bolus*, fazer *flush* no cateter com 2 ml de soro fisiológico; não há necessidade de aspirar cateter antes de administrar a medicação.
- Deve-se garantir um acesso exclusivo para a sedação paliativa, de forma que esta não seja interrompida para a administração de outras medicações.
- No caso de haver soroterapia e medicação intermitente, podem ser feitas duas punções para garantir que o volume permitido no local puncionado não seja ultrapassado.
- Se houver edema no local da punção sem outros sinais flogísticos, discutir com a equipe médica a possibilidade de diminuir o volume de infusão.
- Não aprazar mais de três medicações no mesmo horário pela possibilidade de comprometer a absorção local.

- É necessário avaliar a compatibilidade entre as medicações a serem administradas no mesmo horário, já que elas ficaram no tecido subcutâneo ao mesmo tempo por um certo período. Isso é verificado pelo farmacêutico do setor e pode ser sugerido reaprazamento das medicações.

CONTRAINDICAÇÃO DA PUNÇÃO HIPODERMÓCLISE

A punção da hipodermóclise é contraindicada nas situações:

- Emergências.
- Desidratação severa.
- Coagulopatias.
- Instabilidade hemodinâmica.
- Anasarca.
- Necessidade de infusão rápida (em situação de choque, por exemplo)
- Soluções hipertônicas (concentrações máximas: solução glicosada a 5% e eletrólitos - NaCl 20% até 20 ml e KCl 19,1% até 15 ml por litro de solução).
- Grande volume de fluidos (> 3.000 ml/dia).
- Risco severo de congestão pulmonar ou necessidade de titulação cuidadosa de fluidos (síndrome de veia cava superior, insuficiência cardíaca congestiva ou renal).
- A figura a seguir apresenta os principais locais de punção e a capacidade em volume de cada punção.

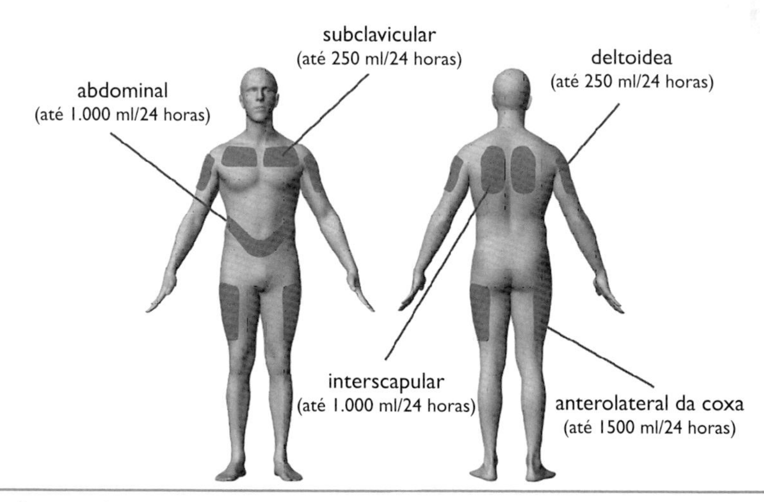

Figura 8.1 Principais locais de punção.

Fonte: https://educative.com.br/tag/hipodermoclise/.

RESULTADO ESPERADO

- Administração de medicação pela via correta para adequado controle de sintomas.

PONTOS CRÍTICOS

- Não avaliar local quanto às complicações.
- Punção em local inadequado.
- Infusão de volume inadequado.
- Realizar hipodermóclise em paciente fora do perfil estabelecido.
- Administrar medicamentos que não estejam indicados para essa via.

BIBLIOGRAFIA CONSULTADA

Azevedo DL, org. O uso da via subcutânea em geriatria e cuidados paliativos. Rio de Janeiro: Sociedade Brasileira de Geriatria e Gerontologia; 2016 [acesso em 9 fev. 2017]. Disponível em: http://sbgg.org.br/wp-content/uploads/2016/06/uso-da-via-subcutanea-geriatria-cuidados-paliativos.pdf.

Bruno VG. Hipodermóclise: revisão de literatura para auxiliar a prática clínica. Einstein. 2015;13(1):122-8 [acesso em 20 ago. 2018]. Disponível em: http://www.scielo.br/pdf/eins/v13n1/pt_1679-4508-eins-1679-45082015RW2572.pdf.

COREN. Competência técnica da equipe de enfermagem na realização da hipodermóclise. Conselho Regional de Enfermagem da Bahia. COREN-BA [acesso em 20 jan. 2018]. Disponível em: http://ba.corens.portalcofen.gov.br/parecer-coren-ba-n%E2%81%B0-0042017_29418.html.

Justino ET, Tuoto FSP, Kalinke LP, Mantovani MF. Hipodermóclise em pacientes oncológicos sob cuidados paliativos. Cogitare Enferm. v. 18, n. 1, Curitiba, jan./mar. 2013 [acesso em 20 ago. 2018]. Disponível em: http://www.revenf.bvs.br/pdf/ce/v18n1/12.pdf.

9

Atuação do Enfermeiro Especialista em Dor e Cuidados Paliativos

Lenira Corsi Ruggiero Nunes
Priscila Rangel de Souza

CONCEITO

Para a Organização Mundial da Saúde – OMS, "cuidados paliativos consistem na assistência promovida por uma equipe multidisciplinar, que objetiva a melhoria da qualidade de vida do paciente e seus familiares, diante de uma doença que ameace a vida, por meio da prevenção e alívio do sofrimento, da identificação precoce, avaliação impecável e tratamento de dor e demais sintomas físicos, sociais, psicológicos e espirituais".

Na doença oncológica, a OMS enfatiza que o tratamento ativo e o tratamento paliativo não são mutuamente excludentes e propõe que "muitos aspectos dos cuidados paliativos devem ser aplicados mais cedo, no curso da doença, em conjunto com o tratamento oncológico ativo" e são aumentados gradualmente como um componente dos cuidados do paciente do diagnóstico até a morte. A transição do cuidado ativo para o cuidado com intenção paliativa é um processo contínuo e sua dinâmica difere para cada paciente.

A equipe de cuidados paliativos controla os sintomas físicos dos pacientes, tais como dor, dispneia, constipação, sangramento, secreções, entre outros, e os psicoemocionais (como agonia, *delirium*) ou espirituais (desesperança). Nessa prática, são realizadas ações objetivas de cunho pragmático, como o controle da dor, domínio da técnica de hipodermóclise, curativos nas lesões malignas cutâneas – frequentemente ditas "feridas tumorais" –, técnicas de comunicação terapêutica, cuidados espirituais, zelo pela manutenção do asseio, da higiene, medidas de conforto, e o trabalho junto às famílias e comunicação com a equipe multidisciplinar.

A dor é o sintoma mais frequente nos pacientes oncológicos, sendo que, na fase avançada de doença, 70 a 90% dos pacientes apresentam dor de difícil controle, o que faz necessária uma equipe de enfermeiros especializados em cuidados paliativos e em dor.

As habilidades do enfermeiro deverão estar voltadas para a avaliação sistemática dos sinais e sintomas; para o auxílio da equipe multiprofissional no estabelecimento de prioridades para cada paciente, para a interação da dinâmica familiar e especialmente para o reforço das orientações clínicas, a fim de que os objetivos terapêuticos traçados pela equipe multidisciplinar sejam alcançados. Trata-se de cuidados sensíveis e de educação, que demandam ações de proximidade física e afetiva para que muitas orientações se efetivem na prática.

OBJETIVOS

- Acompanhar e monitorar os pacientes do Ambulatório de Dor e Cuidados Paliativos.
- Desenvolver treinamentos e capacitar a equipe interprofissional.
- Gerenciar o protocolo de dor.
- Oferecer subsídios à equipe multidisciplinar para a assistência direcionada ao paciente em cuidados paliativos.
- Estabelecer plano de cuidados direcionados para o manejo de sintomas.
- Educação do paciente e cuidador.

COMPETÊNCIA PROFISSIONAL

- Enfermeiro capacitado.

MATERIAIS

- Prontuário do paciente.

DESCRIÇÃO DO PROCEDIMENTO

A atuação do enfermeiro se inicia na consulta de enfermagem e monitoramento telefônico, e ainda nos pacientes sob regime de internação hospitalar por meio de visita diária e/ou mediante a solicitação de interconsulta pelo enfermeiro da unidade de internação. Sua atuação compreende:

- Realizar treinamentos admissionais e periódicos com a equipe assistencial quanto aos princípios dos cuidados paliativos e manejo da dor.
- Orientar a equipe quanto ao processo de sedação paliativa e avaliar o controle de sintomas nos pacientes após a instalação dela.
- Compor a equipe multiprofissional na comunicação de "má notícia" a familiares e pacientes em situações de final de vida.
- Responder como consultor em análise de situações éticas complexas que envolvam cuidados e tratamentos de suporte a pacientes no final de vida.
- Empregar a comunicação de forma eficaz com pacientes, familiares e cuidadores sobre questões de fim de vida.
- Capacitar enfermeiros para a administração de medicamentos por hipodermóclise.
- Assistir o paciente em sua terminalidade, dar suporte aos familiares e equipe.
- Participar de reuniões familiares com a equipe interprofissional e integrar os enfermeiros da unidade com o objetivo da continuidade da assistência prestada.
- Realizar consulta de enfermagem ambulatorial e monitorar, por meio de contato telefônico, os sintomas descompensados e identificados na consulta.
- Identificar demandas biopsicossociais e encaminhar aos profissionais quando necessário.
- Realizar visita diária aos pacientes internados com dor aguda e crônica, para avaliar a história clínica do paciente, a evolução do quadro álgico e a intensidade da dor.
- Inspecionar e capacitar os enfermeiros quanto aos cuidados com os cateteres peridurais: curativos e administração de medicamentos.
- Executar educação de pacientes, familiares e cuidadores sobre medidas de segurança, prevenção de quedas, cuidados corpóreos, uso de medicamentos, de curativos, de cuidados com sondas, de exercícios ativos-passivos e de postura, visando aos cuidados holísticos para o paciente.
- Retirar cateter peridural após checar exames específicos de coagulação.
- Administrar morfina na via peridural.
- Treinar a equipe quanto ao manejo da Bomba de Analgesia Controlada pelo Paciente.

- Gerenciar o protocolo institucional de dor, analisar os indicadores e realizar planos de ação para adesão da equipe.
- Participar de eventos e congressos para trazer novos conhecimentos à equipe e instituição.

RESULTADOS ESPERADOS

- Adesão da equipe interprofissional.
- Manejo adequado do quadro álgico.
- Sintomas controlados, visando à melhora da qualidade de vida do paciente.
- Confortar pacientes e familiares no momento da terminalidade.
- Manter ausência de infecções nos cateteres peridurais.

PONTOS CRÍTICOS

- Desconhecimento por parte da equipe do protocolo de dor.
- A falta de participação dos colaboradores nos treinamentos.
- Perda do cateter peridural.
- Falha na aplicação dos procedimentos legais para instalação da sedação paliativa.
- Não encaminhamento do paciente à equipe de cuidados paliativos.
- Paciente sem cuidador.
- Falha de adesão do paciente e/ou cuidador.
- Manejo inadequado da Bomba de Analgesia Controlada pelo Paciente.

BIBLIOGRAFIA CONSULTADA

INCA – Instituto Nacional de Câncer Alencar Gomes da Silva. Cuidados paliativos. INCA, 2018 [acesso em 15 ago. 2018] Disponível em: http://www2.inca.gov.br/wps/wcm/connect/cancer/site/tratamento/cuidados_paliativos.

Kirby E, Broom A, Good P. The role and significance of nurses in managing transitions to palliative care: a qualitative study. BMJ Open 2014;4(9):e006026.

Porto AR, Thofehrn MB, Amestoy SC, Gonzáles RIC, Oliveira NA. The essence of interdisciplinary practice in palliative care delivery to cancer patients. Invest Educ Enferm. 2012;30(2):231-9.4.

World Health Organization. Palliative Care. Cancer control: knowledge into action: WHO guide for effective programmes. module 5. 2007 [acesso em 15 ago. 2018. Disponível em: http://www.who.int/cancer/media/FINAL-PalliativeCareModule.pdf.

Worldwide Palliative Care Alliance. Global atlas of palliative care at the end of life; 2014 [acesso em 20 jun. 2014]. Disponível em: http://www.who.int/nmh/Global_Atlas_of_Palliative_Care.pdf.

10

Atuação do Enfermeiro Especialista em Terapia Intravenosa

Luciana Benites Melero Souza
Rosemeire Grosso

CONCEITO

Atualmente, cada vez mais são exigidos acessos vasculares como parte essencial do plano terapêutico, principalmente em se tratando de pacientes em tratamento oncológico, que fazem do acesso venoso de uso prolongado uma opção frequentemente requerida para quimioterapia, hemotransfusão, nutrição parenteral, reposição eletrolítica, coleta de sangue para exames, antibioticoterapia e para suporte de pacientes terminais.

A terapia intravenosa é um processo complexo que integra o cotidiano da enfermagem em tratamento dos agravos à saúde, sendo definida como um conjunto de conhecimentos e técnicas que visam à administração de soluções ou fármacos no sistema circulatório. Abrange o processo de uma elaboração efetiva da Sistematização da Assistência de Enfermagem (SAE) (Cofen n. 358/2009), como o preparo do paciente, escolha, obtenção e manutenção de acesso venoso, os métodos de preparo e administração de drogas e soluções, bem como os cuidados referentes à frequência de troca de cateter, curativos, dispositivos de infusão e soluções (Coren SP n. 20/2010, parecer sobre Terapia Intravenosa).

A punção venosa periférica é um procedimento frequente e de impacto na assistência de enfermagem, necessitando da competência dos profissionais (conhecimento, habilidade técnica, destreza e relacionamento interpessoal), de materiais apropriados, ambiente com privacidade, iluminação e acomodação adequada. A qualidade do procedimento é determinada por vários fatores, tais como condições físicas, clínicas e emocionais dos pacientes e de acompanhantes.

A uniformidade e consenso dos profissionais nas ações padronizadas desses cuidados são de suma importância para o paciente, contribuindo, assim, para maior segurança e qualidade de vida.

A evolução da terapia intravenosa e do acesso vascular tem sido notória nos últimos anos; além do desenvolvimento da tecnologia e de inovações em materiais e dispositivos, percebemos o grande interesse dos profissionais que lidam com a área em aprimorar seus conhecimentos teóricos e práticos.

OBJETIVOS

- Consultoria e intervenção nos casos de ocorrências relacionadas à terapia intravenosa.
- Alinhamento institucional dos procedimentos relacionados à terapia intravenosa e seus dispositivos.
- Realizar auditorias dos processos relacionados à terapia intravenosa e proposta de melhoria contínua.
- Realizar consultas de enfermagem pré e pós-inserção de cateter venoso central de longa permanência.
- Acompanhar as complicações relacionadas aos cateteres venosos centrais.
- Participar da padronização de materiais para terapia intravenosa.
- Orientar os pacientes portadores de cateteres venosos centrais.
- Elaborar os protocolos e procedimentos de enfermagem referentes à terapia intravenosa.
- Mapear os cateteres venosos centrais na instituição hospitalar.
- Padronizar as anotações de manipulações e evoluções de terapia intravenosa e suas complicações.
- Monitorar as complicações infecciosas e não infecciosas associadas a cateteres.
- Atender e orientar a equipe de enfermagem por meio do Alô Cateter.
- Responder às interconsultas relacionadas à terapia intravenosa.
- Avaliar materiais utilizados para punção e manutenção do acesso venoso.
- Compor o grupo de trabalho para estabelecimento das drogas, concentrações e tempos de infusão autorizados em acesso venoso periférico.

COMPETÊNCIA PROFISSIONAL

- Enfermeiro capacitado.

MATERIAIS

- Prontuário do paciente.
- Computador.
- Bolsas e frascos de solução.
- Equipo graduado.
- Equipo.
- Tubo extensor para infusão.
- Extensor multivias.
- Dânulas.
- Sistema fechado/conectores sem agulha ou conectores valvulados.
- Dispositivos agulhados para punção.

DESCRIÇÃO DO PROCEDIMENTO

- Realizar o acompanhamento dos casos notificados e solicitados por meio de interconsulta e Alô Cateter, por meio de visitas à unidade em que o paciente se encontra.
- Discutir os casos notificados como infecção ou suspeita de infecção com SCIH para confirmação do quadro (presencial ou via telefone).
- Discutir as intercorrências não infecciosas com a equipe vascular (presencial ou via telefone).
- Participar de reuniões quinzenais com o Grupo de Terapia Intravenosa.
- Realizar a conferência da documentação cirúrgica para implante ou retirada de cateter de longa permanência.
- Realizar o preenchimento do *checklist* da documentação cirúrgica para implante ou retirada do cateter de longa permanência.
- Realizar o registro na planilha dos *kits* documentais cirúrgicos para implante ou retirada do cateter de longa permanência.
- Conferir os hemogramas pré-cirúrgicos para controle de neutropenia.
- Realizar o preenchimento da planilha com os resultados da conferência dos hemogramas.

- Realizar o registro no prontuário eletrônico do paciente sobre a conferência de hemograma pré-operatório.
- Realizar a consulta de enfermagem dos pacientes com indicação cirúrgica para conferência da documentação cirúrgica e orientação.
- Participar do desenvolvimento de políticas, protocolos e procedimentos de enfermagem referentes ao Grupo de Cateter e Terapia Intravenosa.
- Revisar os procedimentos do Grupo de Cateter periodicamente.
- Realizar o atendimento telefônico do Alô Cateter e orientar a equipe de enfermagem.
- Avaliar e manipular os cateteres com intercorrências.
- Orientar os enfermeiros das unidades visitadas para conhecimento e divulgação do Grupo de Terapia Intravenosa e suas ações.
- Registrar no prontuário eletrônico das avaliações dos pacientes atendidos.
- Acompanhar na planilha das notificações por meio do formulário eletrônico.
- Conhecer e identificar as principais intercorrências com cateter venoso central (CVC) e os fluxos estabelecidos para:
  - Relato de sinais ou sintomas de bacteremia ou febre após manipulação anterior de CVC.
  - Sinais ou sintomas de infecção, bacteremia ou febre relacionadas ao CVC.
  - CVC de longa permanência com ausência de refluxo (fluxo presente).
  - CVC de longa permanência com ausência de fluxo.
  - CVC de longa permanência totalmente implantável com rotação de reservatório sobre seu próprio eixo.
  - Trombose venosa profunda em paciente portador de CVC.
  - Outras intercorrências com CVC de longa permanência (cateter tracionado; deslocado; extruso; desconectado do reservatório; danificado; com fratura; perda do cateter etc.).
  - Identificar o melhor setor para avaliar o material. Após, elaborar relatório sobre vantagens e desvantagens do item para o perfil do paciente oncológico. E, por fim, em conjunto com os colaboradores envolvidos, decidir sobre a aprovação ou não do material para uso na instituição.

RESULTADO ESPERADO

- Monitoramento, intervenção e padronização das rotinas relacionadas à terapia intravenosa.

PONTOS CRÍTICOS

- Falha no seguimento do protocolo institucional de terapia intravenosa.
- Falha na telefonia móvel (Alô Cateter).
- Não solicitação de interconsulta pelo enfermeiro clínico.
- Não adesão do paciente/cuidador às orientações relacionadas ao cateter venoso central.

BIBLIOGRAFIA CONSULTADA

Consulta Técnica ao Conselho Regional de Enfermagem do Parecer sobre Terapia Intravenosa – (Coren SP n. 020/2010, Parecer sobre Terapia Intravenosa) [acesso em 19 jan. 2018]. Disponível em: http://portal.coren-sp.gov.br.

Infusion Nurses Society: Diretrizes práticas para terapia intravenosa. Brasil; 2018.

Phillips LD. Manual de terapia intravenosa. Porto Alegre: Artmed; 2001.

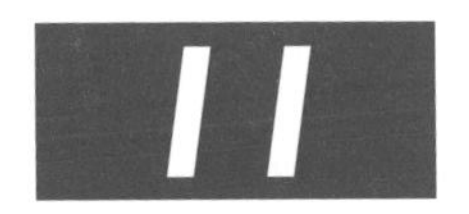

Rotina de Atendimento e Atribuições do Enfermeiro da Equipe Multiprofissional de Terapia Nutricional (EMTN): Ênfase em Oncologia

Aline Cordeiro Toyama
Leonor Alexandre Tavares
Elaine Aparecida da Silva

CONCEITO

Este procedimento descreve a rotina e atribuições do enfermeiro que atua na Equipe Multiprofissional de Terapia Nutricional – EMTN – do ICESP.

OBJETIVOS

- Definir e padronizar o atendimento do enfermeiro que atua na EMTN, enfatizando o cuidado no paciente oncológico.

COMPETÊNCIA PROFISSIONAL

- Enfermeiro da Equipe Multiprofissional de Terapia Nutricional.

MATERIAIS

- Computador.
- Telefone.
- Papel, caneta e prancheta.

DESCRIÇÃO DO PROCEDIMENTO

- Participar das reuniões científica e administrativa da EMTN semanalmente, com vistas ao aperfeiçoamento e à discussão de casos oncológicos.

- Atender interconsulta da EMTN dos pacientes que apresentaram perda do cateter nasoenteral, realizar tabulação dos dados e analisar o motivo da perda.
- Realizar visita da EMTN a pacientes com terapia nutricional enteral (TNE) e terapia nutricional parenteral (TNP).
- Acompanhar o indicador de incidência de perda de sonda nasogastroenteral para aporte nutricional, realizando análise crítica do indicador e plano de ação.
- Detectar e comunicar à EMTN e/ou ao médico responsável pelo paciente as intercorrências de qualquer ordem técnica e/ou administrativa.
- Promover e participar de atividades de treinamento operacional e de educação continuada, garantindo a atualização de seus colaboradores.
- Elaborar, padronizar e atualizar os procedimentos de enfermagem relacionados à terapia nutricional no paciente oncológico.
- Participar do processo de seleção e padronização dos equipamentos e materiais utilizados na administração e controle da TNE/TNP.
- Avaliar a necessidade de acompanhamento da nutrologia em pacientes com terapia nutricional, para discussão com o médico responsável pelo paciente.
- Desenvolver o processo educativo do paciente ou acompanhante quanto à utilização e controle da TNE/TNP quando necessário.
- Monitorar as seguintes ações da equipe de enfermagem nos diversos setores.
  - Garantir o registro claro e preciso de informações relacionadas à administração da terapia nutricional e à evolução do paciente quanto a peso, sinais vitais, total do volume infundido, tolerância digestiva e outros dados que se fizerem necessários.
  - Garantir a troca da fixação do cateter enteral e meso.
- Assegurar a colocação do cateter naso/oroenteral e de raio X após a passagem e liberação médica para o uso do cateter.
- Orientar e prescrever cuidados de enfermagem na TNE/TNP no plano hospitalar, ambulatorial e domiciliar, quando necessário.
- Receber a nutrição enteral/parenteral e assegurar a sua conservação até a completa administração.
- Avaliar e assegurar a administração da nutrição enteral/parenteral observando as informações contidas no rótulo e na prescrição médica.
- Avaliar e assegurar a administração da nutrição parenteral observando os princípios de assepsia.

- Assegurar a inspeção visual da nutrição parenteral antes de sua administração.
- Assegurar a infusão do volume prescrito, com uso de bomba de infusão.
- Zelar pelo perfeito funcionamento das bombas de infusão.
  - **Parágrafo único.** A utilização da via de acesso da nutrição parenteral deve ser exclusiva. A necessidade excepcional de sua utilização para a administração de qualquer outra solução injetável só pode ser feita após aprovação formal da Equipe Multiprofissional de Terapia Nutricional.

RESULTADO ESPERADO

- Monitoramento, intervenção e padronização das rotinas relacionadas à Terapia Nutricional.

PONTO CRÍTICO

- Falha nos sistemas informatizados.
- Falha na comunicação de intercorrências.

BIBLIOGRAFIA CONSULTADA

Brasil. Ministério da Saúde. Agência Nacional de Vigilância Sanitária. Resolução da Diretoria Colegiada da Anvisa - RDC n. 63, de 6 de julho de 2000. Aprova o Regulamento Técnico que fixa os requisitos mínimos para a Terapia de Nutrição Enteral. Brasília; jul. 2000.

Matsuba, C. Enfermagem em terapia nutricional [acesso em 19 jan. 2018]. Disponível em: http://www.portaldaenfermagem.com.br/entrevista_read.asp?d=52.

12

Atuação do Enfermeiro Especialista em Câncer Hereditário

Daniele da Silva Salgado Oliveira
Priscila Rangel de Souza

CONCEITO

O câncer é considerado uma das maiores causas de morte no mundo, é definido como uma doença genômica e reconhecido como uma doença genética multifatorial, surgindo como consequência de alterações cumulativas no material genético (DNA – ácido desoxirribonucleico) de células normais, as quais sofrem transformações até se tornarem malignas. O DNA é a base para as características que são herdadas dos nossos pais, as quais são necessárias para o funcionamento das células e dos órgãos e da suscetibilidade genética. Mutações na sua sequência podem ocorrer durante a vida ou estar presentes ao nascimento, sendo que neste caso podem ser transmitidas de geração para geração. As neoplasias têm origem genética, pois resultam de alterações complexas e sucessivas de informações genéticas presentes nas células.

Classifica-se, geneticamente, o padrão de apresentação dos casos de câncer dentro de uma família em três grupos: o câncer esporádico, que corresponde a 70% dos cânceres e se apresenta de forma isolada numa família, ocorrendo na faixa etária acima dos 50 anos e por causas multifatoriais; o câncer familial, correspondente a 20% dos casos de câncer, com maior número de casos na família, além da influência dos fatores ambientais; e o câncer hereditário, que é causado por mutação germinativa, por meio de um padrão de herança mendeliana bem definido, em geral do tipo autossômica dominante, apresentando cerca de 50% de risco de transmissão de geração para geração, independentemente de sexo.

No Brasil, estima-se o aparecimento de 500 mil novos casos de câncer por ano, dos quais 5 a 10% são de caráter hereditário. Por esse motivo, a importância de investigar o histórico familiar quando ocorrerem múltiplos tumores primários em um mesmo órgão ou em órgãos bilaterais, tumores em idades muito precoces ou com tipo histológico raro e, se associados a defeitos congênitos, deve ser feito o heredograma de no mínimo três gerações e, havendo grande suspeita de síndrome hereditária, é indicado o teste genético.

As síndromes de câncer hereditário são afecções genéticas, ocorrendo por transmissão vertical, com algumas características associadas, como: idade precoce no diagnóstico, mais de uma neoplasia em um mesmo indivíduo, vários membros de uma mesma família apresentando a mesma neoplasia ou neoplasias relacionadas e múltiplas gerações acometidas.

Na última década, avanços significativos no conhecimento a respeito dos cânceres hereditários culminaram com a identificação de genes associados a síndromes específicas de predisposição ao câncer, tais como: câncer colorretal hereditário não poliposo ou síndrome de Lynch (HNPCC), polipose adenomatosa familiar (PAF), síndrome de câncer de mama e ovário hereditários, síndrome de Li-Fraumeni, de Cowden, de Peutz-Jeghers, câncer gástrico familial, melanoma, neoplasia endócrina múltipla tipo 2, doença de Von Hippel-Lindau, entre outras.

O aconselhamento genético (AG) é um processo de comunicação eficaz entre o profissional de saúde e o paciente preocupado com a ocorrência de um câncer hereditário e deve ser contínuo e integrado com objetivos como a avaliação de risco e o aconselhamento de indivíduos ou familiares que sejam suspeitos de portar alterações genéticas hereditárias. Consiste em realizar o mapeamento adequado e a análise de possíveis problemas familiares, realizados de forma minuciosa, correta e cuidadosa para esclarecer e orientar.

A equipe multiprofissional é fundamental nesse contexto da suspeita ou diagnóstico de síndrome hereditária, para que o paciente possa ter suporte e acompanhamento individualizado e integrado, e a Lei do Exercício Profissional de Enfermagem refere que dentre a equipe de enfermagem compete ao enfermeiro atuar como conselheiro.

OBJETIVOS

- Acompanhar e monitorar os pacientes incluídos no Ambulatório de Câncer Hereditário.
- Avaliar a necessidade da atuação da equipe multidisciplinar.
- Desenvolver compreensão da relação da genética, prevenção, rastreamento de diagnósticos das síndromes hereditárias.

- Identificar os indivíduos com predisposição genética e os familiares de risco e orientá-los quanto ao encaminhamento médico.
- Realizar orientações de aconselhamento genético.

COMPETÊNCIA PROFISSIONAL

- Enfermeiro capacitado.

MATERIAIS

- Prontuário do paciente.

DESCRIÇÃO DO PROCEDIMENTO

- A avaliação da equipe médica (de oncologia clínica e cirúrgica) se dá conforme os critérios de risco para o diagnóstico de síndromes hereditárias. Após a identificação do risco, o médico realiza o encaminhamento do paciente ao atendimento especializado com a equipe de enfermagem do Ambulatório de Câncer Hereditário.
- Na consulta de enfermagem, é fornecida uma breve orientação ao paciente sobre o que é o câncer hereditário, o fluxo de atendimento; após, inicia-se a entrevista, avaliando a história da doença e familiar do probando. Buscam-se informações referentes ao estilo de vida e exposição ambiental a carcinógenos do paciente, conhecimento da origem étnica, e outros dados presentes em prontuário ou laudos externos referentes ao câncer dos familiares. A construção do heredograma é realizada e utilizada para registrar as histórias familiares e permitir a visualização da cadeia daqueles que desenvolveram algum tipo de câncer, mostrada por meio de representações gráficas geométricas das relações de parentesco entre os indivíduos de uma família, devendo conter no mínimo três gerações de linhagem paterna e materna do probando, idade do paciente e do diagnóstico.
- Após a consulta de enfermagem, há a discussão de cada história familiar com a equipe médica do Ambulatório de Câncer Hereditário, momento em que é definida a continuidade ou não do paciente nesse ambulatório. Se for definida sua continuidade no ambulatório de hereditariedade, é realizado o agendamento da primeira consulta médica. Após toda a avaliação da equipe (médico e enfermeiro), se o paciente não se incluir em nenhuma síndrome hereditária, seu encaminhamento passa por avaliação documental de não aceito, e o acompanhamento com o médico oncologista ou cirúrgico continua normalmente.

RESULTADOS ESPERADOS

- Que os profissionais de enfermagem e equipe multiprofissional acompanhem os pacientes e seus familiares no seguimento ambulatorial, sanando dúvidas e orientando-os quanto aos retornos e exames a serem realizados, juntamente com o aconselhamento genético e a equipe médica.
- Organização de grupos familiares matriculados para acompanhamento.
- Identificar precocemente pacientes de risco e realizar as intervenções pertinentes.

PONTOS CRÍTICOS

- Indisponibilidade do manual de conduta padronizado pela instituição.
- Falta de informações do paciente em relação a sua história familiar.

ANEXO

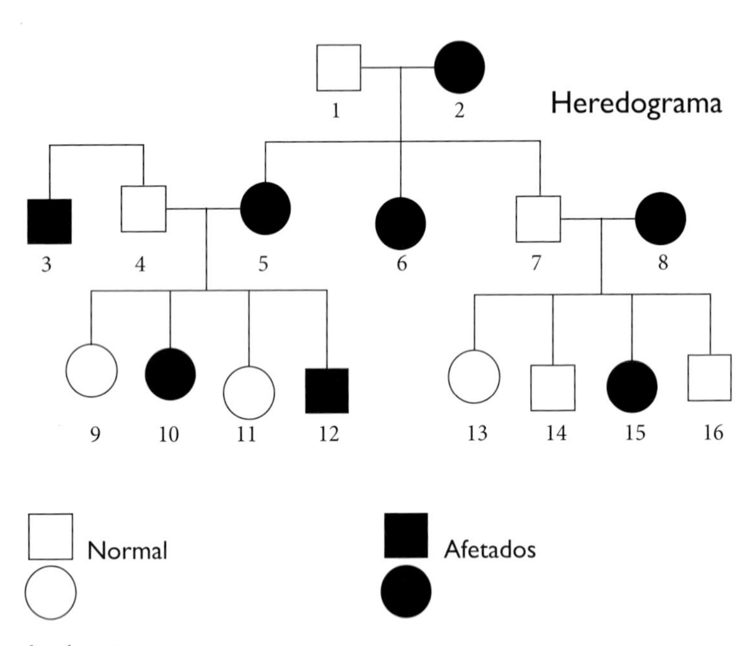

Fonte: Elaborada pelas autoras.

BIBLIOGRAFIA CONSULTADA

Dantas ELR, Sá FHL, Carvalho SMF, Arruda AP, Ribeiro EM. Genética do câncer hereditário. Revista Brasileira de Cancerologia. 2009;55(3):263-269.

Hoff PMG. Tratado de oncologia. Artur Katz et al., editores associados. Rio de Janeiro: Atheneu; 2013.

Moreira RMM, Melo DG. Percepções dos médicos a respeito do aconselhamento genético do câncer: o exemplo do câncer colorretal. Rev Cienc Ext. 2012;8(2):46.

Pinto E, Campos R, Pinelo S, Gouveia A, Gonçalves J. Brest and gynecologic hereditary cancer. Acta Obstret Ginecol Port. 2012;6(1):20-32.

Santos MF, Ramos ES. Cuidado de enfermagem baseado em genômica para mulheres com síndrome de Turner. Rev Latino-americana de Enfermagem, set.-out. 2006;14(5).

Santos MF, Santos EMM, Nascimento LC, Silva GP, Ferreira BR, Miranda DO, Júnior LCL, Pinto PS. Atuação do enfermeiro em oncologia na perspectiva da genética e genômica. Texto Contexto Enfermagem, Florianópolis, abr.-jun. 2013;22(2):526-33.

Solano A. Câncer hereditário: genômica em la clínica oncológica. Revista de la Asociación Médica Argentina. 2011;124(3).

Vieira, S. Aconselhamento genético: um novo final possível. Onco &, dez.-jan. 2012;10-13.

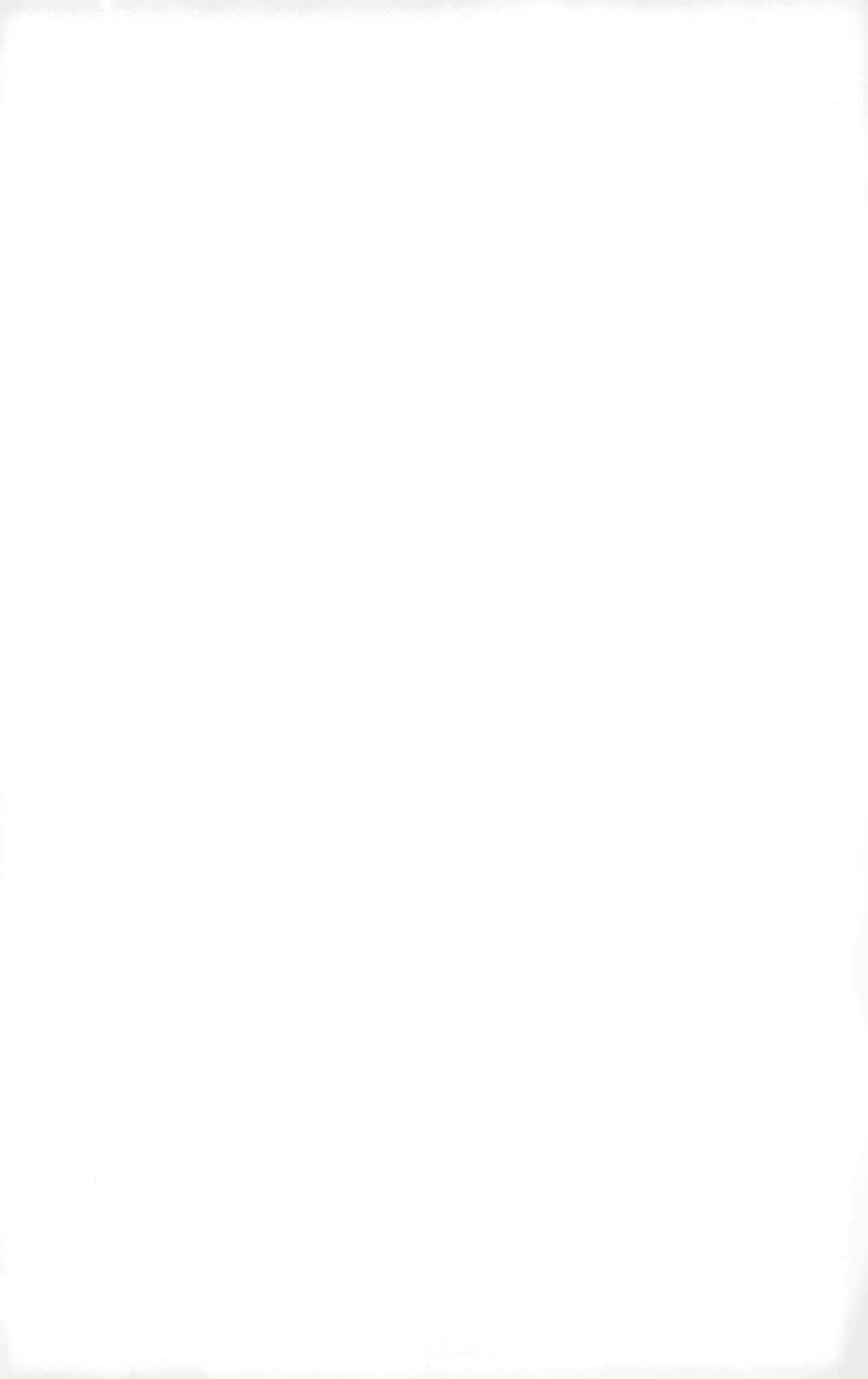

13

Atuação da Estomaterapia em um Hospital Oncológico

Adriane Aparecida da Costa Faresin
Débora Tayana da Silva
Priscila Rangel de Souza

CONCEITO

Durante o tratamento oncológico, o paciente pode passar por diversas condições que indiquem a necessidade de um especialista estomaterapeuta: a necessidade de um estoma (temporário ou definitivo) decorrente de procedimentos cirúrgicos para ressecção de tumores; ocorrência de feridas de difícil cicatrização; fístulas; além de outras lesões de pele que requeiram a avaliação minuciosa de um especialista no emprego de tecnologia que possa colaborar com a qualidade de vida do paciente oncológico.

Na oncologia, a estomaterapia participa do preparo do paciente pré-operatório que tem a possibilidade de sair da cirurgia com um estoma intestinal, tanto na marcação prévia do melhor local onde a estomia será feita quanto nas orientações ao paciente e familiar.

O estomaterapeuta realiza ações de educação em saúde, quando orienta pacientes e família, desmistifica o estoma e esclarece sobre os diversos aspectos relacionados à mudança da imagem corporal, realiza o ensino do autocuidado, no manuseio dos dispositivos específicos (como a cânula de traqueostomia, o dispositivo de gastrostomia, bolsas coletoras, entre outros), no tratamento das complicações que podem ocorrer relacionadas ao estoma, e até a reabilitação, para controle do hábito intestinal e urinário.

O estomaterapeuta também participa de ações educativas em serviço direcionadas à equipe de enfermagem e demais membros da equipe multiprofissional acerca do manejo de estomas e feridas no paciente oncológico.

OBJETIVOS

- Prestar atendimento especializado aos pacientes oncológicos no tratamento de feridas e cuidados com os diferentes estomas.
- Contribuir para a orientação e a educação dos demais membros da equipe de enfermagem envolvidos no cuidado direto.

COMPETÊNCIA PROFISSIONAL

- Enfermeiro estomaterapeuta.

MATERIAIS

- Conforme avaliação.

DESCRIÇÃO DO PROCEDIMENTO

As principais ações do enfermeiro estomaterapeuta consistem em:

- Atendimento ambulatorial aos pacientes em reabilitação de assoalho pélvico devido à incontinência urinária/fecal.
- Atendimento ao paciente internado, quando identificada a necessidade de apoio à assistência e/ou se houver a solicitação de avaliação da equipe local.
- Atendimento a paciente em uso prolongado de cateteres de nefrostomia e cistostomia, realizando a troca periódica de manutenção.
- Avaliação e seguimento de paciente internado com feridas complexas (lesão por pressão, deiscência, queimadura, dermatites, feridas tumorais, síndrome de Stevens-Johnson, necrólise epidérmica tóxica – NET, fístulas, estomias, entre outras).
- Participar ativamente de ações educativas voltadas para a equipe multiprofissional, especialmente a enfermagem.
- Participar da elaboração de protocolos, manuais, treinamentos, além de campanhas internas e externas.
- Realizar ações, contempladas no programa de educação do paciente e família, sobre os cuidados com drenos, cateteres, estomias e feridas como preparo para a alta do paciente e continuidade dos cuidados em seu domicílio.

- Estabelecer planejamentos e metas dos cuidados relacionados ao tratamento de feridas, estomias e incontinências.

RESULTADOS ESPERADOS

- Padronizar as técnicas e procedimentos relacionados à integridade de pele.
- Auxiliar a equipe de enfermagem nas ações de prevenção e cuidados com feridas e estomias.
- Assistir aos pacientes que apresentem diferentes tipos lesões e estomias.

PONTOS CRÍTICOS

- Falha de adesão do paciente ou cuidador.
- Falha no processo assistencial.

BIBLIOGRAFIA CONSULTADA

Instituto Nacional de Câncer (Brasil). Ações de enfermagem para o controle do câncer: uma proposta de integração ensino-serviço. Instituto Nacional de Câncer. 3. ed. atual. amp. Rio de Janeiro: Inca; 2008. Capítulo 8 – Procedimentos e cuidados especiais. p. 543-84 [acesso em 18 jan. 2018]. Disponível em: http://www.inca.gov.br/enfermagem/docs/cap8.pdf.

Instituto Oncoguia. A estomaterapia na oncologia. 2017 [acesso em 18 jan. 2018]. Disponível em: http://www.oncoguia.org.br/conteudo/a-estomaterapia-na-oncologia/10229/1048/.

14

Cuidados com Feridas Tumorais

Adriane Aparecida da Costa Faresin
Débora Tayana da Silva
Priscila Rangel de Souza

CONCEITO

Dentre as alterações de pele que acometem pacientes oncológicos, existem as lesões decorrentes do próprio tumor, ou seja, as lesões tumorais.

Definem-se como ferida tumoral aquelas decorrentes de infiltração das células malignas do tumor nas estruturas da pele, devido à proliferação celular descontrolada provocada pela oncogênese.

OBJETIVOS

- Realizar adequado estadiamento de lesões neoplásicas.
- Realizar a prescrição de curativos em feridas neoplásicas malignas.
- Prevenir, minimizar e controlar complicações como: sangramentos, exsudatos, dor e odores.
- Proteger a ferida contra traumas.
- Promover conforto sem intenção de buscar a cicatrização.
- Reduzir risco de infecção.
- Promover conforto e segurança ao paciente.
- Padronizar técnica de execução do procedimento.

COMPETÊNCIA PROFISSIONAL

- Equipe de enfermagem.

MATERIAIS

- Luvas de procedimento.
- Óculos de proteção.
- Máscara cirúrgica comum.
- Material de curativo conforme avaliação da lesão tumoral.
- Avental descartável.

DESCRIÇÃO DO PROCEDIMENTO

A – Avaliação da lesão tumoral

- O enfermeiro deve avaliar e classificar a ferida neoplásica quanto ao aspecto e presença de odor, conforme os critérios abaixo.

Classificação da lesão tumoral, conforme estádio

1. Pele íntegra, tecido de coloração avermelhada ou violácea, nódulo visível e delimitado assintomático. Sem presença de odor.

1N. Ferida fechada ou com abertura superficial, orifício de drenagem de exsudato límpido, de coloração amarelada ou de aspecto purulento. Tecido avermelhado ou violáceo, ferida seca ou úmida. Dor ou prurido ocasionais. Sem odor.

2. Ferida aberta envolvendo derme e epiderme. Ulcerações superficiais. Por vezes friáveis e sensíveis à manipulação. Exsudato ausente ou em pouca quantidade (lesão seca ou úmida). Intenso processo inflamatório ao redor da ferida. Dor e odor ocasionais.
3. Ferida espessa envolvendo o tecido subcutâneo. Profundidade regular com saliência e formação irregular. Características: friável, ulcerada ou vegetativa, podendo apresentar tecido necrótico liquefeito ou sólido e aderido, odor fétido, exsudado. Lesões satélites em risco de rotura, tecido de coloração avermelhada ou violácea, o leito da ferida encontra-se predominantemente de coloração amarelada.
4. Ferida invadindo profundas estruturas anatômicas. Profundidade expressiva. Por vezes não se visualiza seu limite. Em alguns casos com exsudado abundante, odor fétido e dor, tecido de coloração avermelhada ou violácea, porém o leito da ferida encontra-se predominantemente de coloração amarelada.

Classificação quanto ao odor da ferida neoplásica

- Grau I
  - Ao abrir o curativo.
- Grau II
  - Ao se aproximar do paciente, sem abrir o curativo.
- Grau III
  - No ambiente, sem abrir o curativo. É caracteristicamente forte e/ou nauseante.
- Ulcerativa maligna
  - Quando está ulcerada e forma crateras rasas.
- Fungosa maligna
  - Quando é semelhante a couve-flor.
  - Fungosa maligna ulcerada.
  - União do aspecto vegetativo e partes ulceradas.

B – Manejo das principais queixas relacionadas à ferida neoplásica

Dor

- O crescimento tumoral rápido e desordenado invade e exerce pressão sobre estruturas e terminações nervosas adjacentes.

Principais cuidados

- Monitorar o nível de dor por escalas específicas de avaliação da dor.
- Verificar a necessidade de analgesia antes da realização do curativo.
- Ajustar medicações analgésicas para horários próximos à realização do curativo.

Odor

- Consequência do acúmulo de bactérias no leito da ferida proporcionado pela necrose tecidual presente:
  - **Metronidazol tópico (gel/creme/comprimido macerado):** A substância imidazol atua diretamente no DNA (ácido desoxirribonucleico) dos micro-organismos, impedindo a síntese de enzimas essenciais à sobrevivência do patógeno. Possui ação sobre bactérias anaeróbias sendo indicada no controle do odor de feridas tumorais.

- **Solução de Irrigação de Feridas Pielsana Polihexanida PHMB:** Promove limpeza, hidratação e remoção de odores, bem como bactérias e biofilme do leito de lesões crônicas e agudas por meio do controle antimicrobiano.
- **Cobertura com prata:** Auxiliar no desbridamento osmótico autolítico ao manter o meio úmido, induz hemostasia e possui alta capacidade de absorção de exsudato. É bactericida e fungicida. Mantém atividade antimicrobiana por meio da liberação controlada da prata.

Exsudato

- **Atribuído à associação do processo inflamatório, aumento da permeabilidade capilar no leito da ferida, fragilidade neovascular do tumor e secreção do fator de permeabilidade vascular:** Pode se apresentar com ausência de exsudato, pequena, média ou grande quantidade.
- **Ausência ou pequenas quantidades de exsudatos:** Coberturas que favoreçam a umidade do leito da ferida, evitando aderências e traumas na remoção do curativo. Por exemplo, gazes não aderentes (rayon) embebidas em petrolatum (vaselina), espumas não aderentes ou espumas com adesivo de silicone.
- **Médias ou grandes quantidades de exsudatos:** Coberturas que favoreçam a absorção de exsudatos no leito da ferida evitando extravasamentos. Por exemplo, espuma não aderentes, espumas com adesivo de silicone ou gazes algodoadas.
- **Proteção da pele periferida:** Aplicação de cremes barreiras com a função de bloquear a entrada de secreções/exsudatos agressivos, hidratam, protegem e recuperam o pH natural da pele. Integra a função de proteção da pele, prevenindo novas lesões.

Sangramento

- Pode ocorrer devido ao desequilíbrio fisiológico, crescimento do tumor, diminuição da função plaquetária, aumento da rede neovascular (friável), traumas durante a remoção de curativos aderidos, tratamento radioterápico ou erosão de vasos devido à proliferação celular maligna.
- Aplicação de hidrofibra de alginato de cálcio (hemostático) sobre o local do sangramento, podendo permanecer por até 72 horas no local. Para a remoção, manter o alginato de cálcio sempre à mão, devido ao risco de novos pontos de sangramento.

- É necessária avaliação médica para indicação de medicações que proporcionem vasoconstrição local ou sistêmica. Por exemplo, adrenalina ou ácido tranexâmico.

Prurido

- Devido à liberação de histaminas próximas da região da ferida, pelo processo inflamatório provocado com o crescimento agressivo da ferida tumoral.
- Avaliação médica para indicação de anti-histamínicos ou corticoides.

Necrose

- Ocorre devido ao aumento das células tumorais no tecido e provoca alterações na estrutura vascular, causando flutuações no fluxo sanguíneo, o que gera áreas de hipóxia no tumor.
- Variação na perfusão tecidual leva a colapso vascular, que causa ruptura, hipóxia e necrose tecidual.
- Não é possível conduta para controle, apenas proteção do leito da ferida.

Miíase

- Pode ocorrer devido ao odor fétido e à exposição da ferida ao ambiente sem uso de curativos, ocasionando a infestação de larvas no leito da ferida e em tecido interno.
- Remoção mecânica das larvas superficiais com pinça.
- Necessário muito cuidado devido ao risco de sangramento.
- Aplicação constante de curativos oclusivos.
- Uso de medicamento para combater as larvas – ivermectina.

PONTOS DE ATENÇÃO

- As lesões malignas são acompanhadas pelo enfermeiro assistencial até o grau II e, a partir do grau III e nos casos em que houver complicações ou dificuldades no manejo, indica-se acionar o enfermeiro estomaterapeuta.
- Contraindicado o uso de materiais como rayon com vaselina, curativos não aderentes ou acetato de celulose (rayon) impregnado com uma emulsão de petrolatum em pacientes submetidos à radioterapia. Nesses casos, utilizar apenas SF 0,9%, cobertura de gaze ou rayon seco.

RESULTADOS ESPERADOS

- Proteger a ferida contra traumas.
- Reduzir risco de infecção e outros agravos.
- Controlar do exsudato e odor.
- Promover conforto e segurança ao paciente.

PONTOS CRÍTICOS

- Falha na avaliação da ferida.
- Falta de materiais para o curativo.
- Ausência da prescrição médica nos casos em que há a necessidade de medicações específicas.

BIBLIOGRAFIA CONSULTADA

Agra G et al. Cuidados paliativos ao paciente portador de ferida neoplásica: uma revisão integrativa da literatura [acesso em 18 jan. 2018]. Disponível em: http://www.inca.gov.br/rbc/n_59/v01/pdf/16-cuidados-paliativos-ao-paciente-portador-de-ferida-neoplasica.pdf.

Brasil. Instituto Nacional de Câncer - Inca. ABC do câncer: abordagens básicas para o controle do câncer/Instituto Nacional de Câncer. Rio de Janeiro: Inca; 2011. 12. Brasil. Instituto Nacional de Câncer - Inca).

Firmino, F. Pacientes portadores de feridas neoplásicas em serviços de cuidados paliativos: contribuições para elaboração de protocolos de intervenções de enfermagem. Revista Brasileira Cancerol. 2005;51(4):347-59.

Secretaria Municipal de Saúde Departamento de Saúde. Manual de curativos. Prefeitura Municipal de Campinas. 2016 [acesso em 10 jan. 2018]. Disponível em: http://www.saude.campinas.sp.gov.br/enfermagem/2016/Manual_de_Curativos_2016.pdf.

Lisboa IND, Valença MP. Caracterização de pacientes com feridas neoplásicas. Revista Estima. 2016;14(1):21-28.

Ministério da Saúde. Instituto Nacional de Câncer - Inca. Tratamento e controle de feridas tumorais e úlceras por pressão no câncer avançado. Série cuidados paliativos. Rio de Janeiro; 2009.

Silva KRM, Bontempo PSM, Reis PED, Vasques CI, Gomes IP, Simino GPR. Intervenções terapêuticas em feridas tumorais: relato de casos. Revista Brasileira de Cancerologia. 2015;61(4):373-379.

15

Estimulação Elétrica Transcutânea do Assoalho da Pelve

Rita de Cássia Freitas Bandeira
Adriane Aparecida da Costa Faresin
Débora Tayana da Silva
Priscila Rangel de Souza

CONCEITO

Há estudos afirmando que o estímulo elétrico é capaz de aumentar a pressão intrauretral por meio da estimulação direta dos nervos eferentes para a musculatura periuretral, mas também que aumenta o fluxo sanguíneo para os músculos da uretra e do assoalho pélvico, restabelece as conexões neuromusculares e melhora a função da fibra muscular, hipertrofiando-a e modificando o seu padrão de ação com o acréscimo do número de fibras musculares rápidas.

Em oncologia, há diferentes procedimentos cirúrgicos, bem como a radioterapia pélvica, que podem comprometer a funcionalidade uretral, levando o paciente a apresentar incontinência urinária. Por isso, o método ganha especial importância na reabilitação e qualidade de vida dos pacientes com essa complicação.

OBJETIVOS

- Proporcionar que o paciente obtenha maior controle e consciência da contração e do relaxamento muscular por meio dos exercícios de assoalho pélvico associados ao estímulo elétrico, e, consequentemente, aprendizagem do autocontrole sobre suas funções fisiológicas eliminatórias.

COMPETÊNCIA PROFISSIONAL

- Enfermeiro estomaterapeuta.

MATERIAIS

- Luvas de procedimento.
- Lençol de tecido (para forrar a maca e cobrir o paciente).
- Absorvente ou fralda descartável.
- *Swab* de álcool.
- Consultório com banheiro.
- Camisola hospitalar.

DESCRIÇÃO DO PROCEDIMENTO

- Pacientes avaliados pela equipe de reabilitação de enfermagem com encaminhamento médico.
- Será realizado o *pad test* para verificar a gravidade da incontinência urinária. O *pad test* consiste em pesar o absorvente/fralda em uso durante 1 hora (60 minutos), descontando-se o peso bruto do absorvente (é solicitado ao paciente que traga um absorvente/fralda limpo para pesar).
- Valores do *pad test*:
  - Incontinência leve (2 g até 10 g).
  - Incontinência moderada (11 g até 50 g).
  - Incontinência grave (51 g até 100 g).
  - Incontinência muito grave (mais de 100 g).
- Realizar a identificação do paciente, utilizando os identificadores (nome e data de nascimento) conforme política institucional.
- Explicar o procedimento a ser realizado ao paciente.
- Orientar o paciente a ir ao banheiro para vestir o avental, retirar a fralda e absorvente e esvaziar a bexiga.
- Lavar as mãos conforme procedimento descrito.
- Fechar a porta do consultório, mantendo a privacidade do paciente.
- Solicitar e auxiliar, se necessário, o paciente a deitar-se na maca em decúbito dorsal.
- Cobrir o paciente com o lençol, mantendo a região perineal exposta.
- Posicionar o paciente de forma a expor a região perineal.
- Calçar as luvas de procedimento.

- Realizar assepsia da região perineal com *swab* de álcool.
- Desprezar o *swab* de álcool no lixo infectante.
- Aplicar os quatro eletrodos adesivos para eletroestimulação tamanho 5 por 5 cm na região perianal, mais precisamente dois eletrodos de cada lado do ânus (simetricamente).
- Conectar os cabos do aparelho de eletroestimulação aos quatro eletrodos de superfície.
- Cobrir a região perineal com lençol.
- Desprezar as luvas de procedimento no lixo infectante.
- Lavar as mãos conforme procedimento descrito.
- Ligar o aparelho de eletroestimulação.
- Programar o aparelho de EE (eletroestimulação) no modo Incontinência/*Low Freq* e clicar *Enter.* Programar o tempo e a frequência. A largura de pulso é de 500 µs, com ciclo de trabalho de 5 segundos *On*, 10 segundos *Off*, sem rampa de subida e de descida.
- Programar 20 minutos de EE em 20 Hz e 10 minutos em 60 Hz se o paciente tiver incontinência urinária por esforço (IUE), e 30 minutos de EE em 10 Hz se o paciente tiver incontinência urinária por urgência (IUU), acrescentando 10 minutos de EE em 20 Hz e 10 minutos de EE em 60Hz se o paciente tiver incontinência urinária mista (IUM).
- Comunicar ao paciente sobre o início da estimulação.
- Iniciar a sessão.
- Aumentar progressivamente a amplitude da corrente elétrica durante a sessão, conforme tolerância individual.
- Informar ao paciente sobre o término da sessão.
- Desligar o aparelho.
- Descobrir o paciente, expondo a região perineal.
- Calçar as luvas de procedimento.
- Desconectar os cabos dos eletrodos de superfície.
- Remover os eletrodos de superfície da região perianal.
- Colocar os quatro eletrodos no invólucro próprio e entregá-los ao paciente.
- Solicitar ao paciente que traga os quatro eletrodos nas sessões (a cada quatro sessões os eletrodos são substituídos).

- Desprezar as luvas de procedimento no lixo infectante.
- Encaminhar o paciente ao banheiro para vestir sua roupa.
- Higienizar as mãos conforme procedimento descrito.
- Registrar o procedimento realizado no prontuário, incluindo: tempo da sessão, corrente elétrica e amperagem alcançada.

Observações

- As sessões deverão ser realizadas duas vezes por semana com intervalos de 48 horas. O tratamento tem duração média de quatro meses, ou até a melhora da incontinência urinária, de acordo com a avaliação do estomaterapeuta.
- As sessões podem ser realizadas com auxílio de música instrumental para maior relaxamento da musculatura.

RESULTADOS ESPERADOS

- Proporcionar ao paciente estimulação elétrica da musculatura pélvica para tratamento de incontinência urinária por esforço (IUE), incontinência urinária por urgência (IUU), incontinência urinária mista (IUM) e incontinência fecal.
- Propiciar que o paciente obtenha maior controle e consciência da contração e do relaxamento muscular.
- Auxiliar o paciente no desenvolvimento do autocontrole sobre suas funções fisiológicas.
- Estimular a adesão ao tratamento: associação dos exercícios pélvicos diários e comparecimento ambulatorial às sessões de eletroestimulação.
- Promover a melhora na qualidade de vida.

PONTOS CRÍTICOS

- Paciente em tratamento com radioterapia pélvica.
- Pacientes com incapacidade de compreensão cognitiva – alteração de concentração, compreensão e deficiência mental.
- Contraindica-se esse procedimento em mulheres grávidas pelo risco de antecipação do parto.
- Paciente em uso de marca-passo cardíaco pode realizar o procedimento após a liberação do médico cardiologista (via relatório), pois o uso da corrente elétrica

do aparelho de eletroestimulação pode alterar e danificar o marca-passo, trazendo riscos ao paciente.

BIBLIOGRAFIA CONSULTADA

Conselho Federal de Enfermagem. Manifestação sobre procedimentos da área de enfermagem. Parecer n. 04/2016/CTAS/COFEN [acesso em 18 ago. 2018]. Disponível em: http://www.cofen.gov.br/parecer-no-042016ctascofen_45837.html.

Donnellan SM, Duncan HJ, MacGregor RJ, Russell JM. Prospective assessment of incontinence after radical retropubic prostatectomy: objective and subjective analysis. Urology. 1997;49:225-30.

Green RJ, Laycock J. Objective methods for evaluation of interferential therapy in the treatment of incontinence. IEEE Trans Biomed Eng. 1990;37(6):615-23.

Recovery of urinary continence after radical prostatectomy using early vs Late pelvic floor electrical stimulation and biofeedback-associated treatment. Mariotti G1, Salciccia S2, Innocenzi M3, Gentilucci A3, Fasulo A4, Gentile V3, Sciarra A. Urology. 2015 jul;86(1):115-20 [acesso em 15 ago. 2018]. Disponível em: https://www.ncbi.nlm.nih.gov/pubmed/26142594.

Santos PFD, Oliveira E, Zanetti MRD, Arruda RM, Sartori MGF, Girão MJBC, Castro RA. Eletroestimulação funcional do assoalho pélvico versus terapia com os cones vaginais para o tratamento de incontinência urinária de esforço. Revista Brasileira Ginecologia e Obstetrícia. 2009;31(9):447-52.

16

Biofeedback por Eletromiografia com Eletrodos de Superfície para Treino da Musculatura do Assoalho Pélvico

Rita de Cássia Freitas Bandeira
Adriane Aparecida da Costa Faresin
Débora Tayana da Silva
Priscila Rangel de Souza

CONCEITO

O *biofeedback* é um processo de condicionamento no qual os pacientes aprendem a ganhar autocontrole sobre as funções fisiológicas.

Incontinência urinária e/ou anal também são complicações associadas às modalidades terapêuticas em oncologia, como radioterapia e cirurgias radicais realizadas nos órgãos pélvicos, como bexiga, útero, próstata, reto baixo e canal anal. Para essas complicações, o estomaterapeuta deve estabelecer um plano de cuidados que inclua avaliação do tipo de incontinência. O diário miccional, o cateterismo limpo intermitente (nas incontinências urinárias), exercícios para fortalecimento do assoalho pélvico, *biofeedback*, eletroestimulação e a autoirrigação via retal (nas incontinências anais) são importantes recursos terapêuticos que o estomaterapeuta pode propor, isolados ou combinados, a cada paciente de forma individualizada.

Assim, indicado para pacientes que têm pouca ou nenhuma sensação da musculatura do assoalho pélvico (MAP), identificando e trabalhando voluntariamente a musculatura que deve ser ativada, regulando suas reações fisiológicas e emocionais.

A terapia com *biofeedback* é realizada colocando-se eletrodos sobre a pele que recobre o músculo a ser trabalhado. Esses eletrodos captam e transmitem ao computador um sinal eletromiográfico que corresponde à resposta do músculo contraído. Esse sinal é transformado em linhas luminosas com variedade de cores na tela do computador, permitindo ao paciente visualizar a contração ou relaxamento do grupo muscular trabalhado e o quanto esse alcance está próximo da meta estabelecida pelo estomaterapeuta.

O *biofeedback* e a consciência muscular, aplicados às disfunções do assoalho pélvico, abrangem uma ampla gama de problemas que surge quando a musculatura do assoalho pélvico não funciona adequadamente.

- Para que os músculos funcionem adequadamente é necessário:
  - Força (capacidade de apertar).
  - Resistência (capacidade de segurar esse aperto por um bom tempo).
  - Explosão (capacidade de contrair e relaxar rápido).
  - Coordenação motora (capacidade de contrair de jeitos diferentes).
  - Propriocepção (capacidade de sentir a própria MAP relaxada e se movendo).

A reeducação dos MAPs trata as disfunções, reduzindo as perdas urinárias/fecais. Ela desenvolve, entre outros, exercícios de fortalecimento para que os músculos do assoalho pélvico voltem a funcionar.

Quando feitos regularmente, os exercícios para o assoalho pélvico ajudam a prevenir a incontinência urinária e o prolapso.

A atividade sinérgica entre os MAPs e os abdominais possibilita o desenvolvimento de uma pressão de fechamento adequada e importante para manter a continência urinária e fecal. Alguns estudos demonstram que, durante a contração voluntária dos MAPs, ocorre uma coativação dos músculos transversos abdominal, oblíquo interno, oblíquo externo e reto abdominal, ocasionando um aumento da pressão esfincteriana.

- Controlar a atividade dos músculos pélvicos e abdominais durante a reabilitação torna-se fundamental para atingir sucesso na terapia. Nesse contexto, é extremamente importante o paciente:
  - Ter boa consciência dos MAPs.
  - Ter boa consciência dos músculos abdominais – transverso do abdômen.
  - Ter respiração diafragmática adequada – contração dos MAPs e abdômen na expiração.
  - Postura correta para a realização dos exercícios abdominais.

A maior dificuldade do treino dos MAPs é fazer com que o paciente perceba o exercício que está fazendo: se está contraindo a musculatura certa, se está contraindo com força suficiente. O jeito mais moderno e eficiente de se ensinar essa contração é a utilização de um dispositivo tecnológico chamado de *biofeedback*.

A utilização do *biofeedback* na prática clínica apresenta vários benefícios, tanto para o paciente quanto para o terapeuta:

- Para o paciente:
  - Aumentar a consciência da atividade psicofisiológica, reação e recuperação da estimulação.
  - Aumentar a autoeficácia e confiança na sua capacidade de autorregulação psicofisiológica.
  - Aprender a usar o relacionamento entre pensamento, comportamento e funcionamento fisiológico.
  - Desenvolver a autorregulação psicofisiológica, tornando a aprendizagem desses procedimentos mais rápida.
  - Fornecimento de uma terapia não farmacológica, segura e eficaz.
- Para o profissional:
  - Ter fonte valorosa de diagnóstico e informação terapêutica.
  - Velocidade e a continuidade com que a informação é fornecida ao terapeuta e ao paciente.
  - Avaliação e documentação de mudanças psicofisiológicas durante a sessão e o tratamento.
  - Aumentar o interesse e a confiança profissional para promover terapias autorregulatórias psicofisiológicas.
  - Quantificar os resultados da atividade muscular.
  - Fornecer ao terapeuta, por meio de gráficos e traçados, um quadro de como está a função/disfunção muscular, para verificar se o paciente atingiu o objetivo da terapia.
  - Avaliar a resposta do paciente mediante instrução verbal do terapeuta.

OBJETIVO

- Propiciar que o paciente obtenha maior controle e consciência da contração e do relaxamento muscular por meio de exercícios do assoalho pélvico e aprendizagem do autocontrole sobre suas funções fisiológicas de eliminação.

COMPETÊNCIA PROFISSIONAL

- Enfermeiro estomaterapeuta.

MATERIAIS

- Luvas de procedimento.
- Lençol de tecido (para forrar a maca e cobrir o paciente).
- Absorvente ou fralda descartável.
- *Swab* de álcool.
- Consultório com banheiro.
- Camisola hospitalar.

DESCRIÇÃO DO PROCEDIMENTO

- Realizar a identificação do paciente, utilizando os identificadores (nome e data de nascimento), conforme política institucional.
- Verificar o conteúdo do relatório de encaminhamento elaborado pelo fisiatra.
- Reunir o material que será utilizado.
- Conectar o cabo do aparelho de eletromiografia específico ao computador.
- Conectar o canal 1 do aparelho ao sensor de eletromiografia específico para eletromiografia transcutânea, ou sensor específico para eletromiografia vaginal ou anal.
- Conectar o cabo de referência.
- Ligar o aparelho de eletromiografia.
- Explicar o procedimento a ser realizado ao paciente.
- Orientar o paciente para ir ao banheiro, para micção e retirada de peça íntima, e vestir camisola.
- Lavar as mãos.
- Fechar porta do consultório, mantendo a privacidade do paciente.
- Solicitar e auxiliar, se necessário, o paciente a deitar-se na maca em decúbito dorsal.
- Aplicar um eletrodo de superfície (referência) em face externa do punho direito ou esquerdo.
- Posicionar o paciente de forma que ele consiga enxergar a tela do computador.
- Cobrir o paciente com o lençol, e solicitar-lhe que dobre as pernas para aplicação dos eletrodos na região perineal.
- Calçar as luvas de procedimento.
- Realizar assepsia da região perineal com *swab* de álcool.

- Desprezar o *swab* no lixo infectante.
- Aplicar dois eletrodos de superfície na região perianal simetricamente.
- Conectar o cabo de referência ao eletrodo colocado no punho.
- Conectar os sensores de eletromiografia SDS 500 aos eletrodos de superfície colocados na região perianal.
- Cobrir a região perineal com lençol.
- Desprezar as luvas de procedimento no lixo infectante.
- Lavar as mãos.
- Gerenciar os dados do paciente na barra de ferramentas (se for a primeira sessão de *biofeedback*, ou configurar nova sessão no caso de paciente já cadastrado).
- Realizar as configurações necessárias, no que diz respeito a tipo de protocolo, tipo de trabalho e repouso, número de repetições.
- Iniciar a sessão.
- Orientar o paciente a contrair e relaxar a musculatura do assoalho da pelve à medida que recebe o estímulo visual do gráfico na tela do computador.

Observações

- o Com a contração realizada, o aparelho de eletromiografia recebe os sinais filtrados dos sensores e os digitaliza, enviando-os para o computador. O computador, em conjunto com o software, demonstra os sinais graficamente para o paciente e terapeuta.
- o Informar o paciente sobre o término da sessão.
- o Gravar (salvar) a sessão no programa do computador.
- o Descobrir o paciente, expondo a região perineal.

- Calçar as luvas de procedimento.
- Desconectar os cabos dos eletrodos de superfície.
- Remover os eletrodos de superfície da região perianal e do punho.
- Desprezar os eletrodos e as luvas de procedimento no lixo infectante.
- Encaminhar o paciente ao banheiro para vestir sua roupa.
- Lavar as mãos.
- Orientar o paciente a realizar o exercício para fortalecimento da musculatura do assoalho da pelve diariamente no domicílio, conforme procedimento descrito.
- Registrar o procedimento realizado no prontuário.

Observação:

- o As sessões deverão ser realizadas duas vezes por semana, com duração de 30 a 40 minutos, dependendo do tipo de incontinência. O tratamento tem duração de três a oito semanas, ou até a melhora da incontinência urinária.

RESULTADOS ESPERADOS

- Estimular a adesão ao tratamento: associação de exercícios e comparecimento às consultas ambulatoriais.
- Proporcionar ao paciente desenvolvimento de um maior controle e consciência da contração e do relaxamento muscular.
- Auxiliá-lo no desenvolvimento do autocontrole sobre as funções fisiológicas.
- Proporcionar ao paciente o reconhecimento das estruturas anatômicas a serem fortalecidas por meio da realização de exercícios perineais no tratamento de incontinência urinária por esforço (IUE), incontinência urinária por urgência (IUU), incontinência urinária mista (IUM) e incontinência fecal.
- Promover a melhora na qualidade de vida.

PONTOS CRÍTICOS

- São contraindicações para o tratamento:
  - o Pacientes com paraplegia em membros inferiores.
  - o Pacientes em tratamento com radioterapia.
  - o Pacientes com incapacidade de compreensão cognitiva – alteração de concentração, compreensão e deficiência mental ou visual.
  - o Mulheres grávidas, pelo risco de antecipação do parto
  - o Músculos com plegia ou sem possibilidade fisiológica de contração muscular voluntária.

BIBLIOGRAFIA CONSULTADA

Cofen – Conselho Federal de Enfermagem Parecer n. 04/2016/CTAS/Cofen [acesso em 18 ago. 2018]. Disponível em: http://www.cofen.gov.br/parecer-no-042016ctascofen_45837.html.

Effectiveness of pelvic floor muscle training for urinary incontinence: comparison within and between nonhomebound and homebound older adults. J Wound Ostomy Continence Nurs. 2016 may-jun; 43(3):291-300.

SEÇÃO II

QUIMIOTERAPIA

Apresentação

Priscila Rangel de Souza
Daniela Vivas dos Santos

Na prática clínica oncológica, a quimioterapia é uma das modalidades de terapia antineoplásica mais empregadas no tratamento contra o câncer, podendo ser utilizada de forma isolada ou em combinação com outras modalidades de tratamentos como a radioterapia.

A quimioterapia consiste no emprego de substâncias químicas, isoladas ou em combinação, com o objetivo de tratar neoplasias. São drogas que agem nas células, interferindo em seu processo de crescimento e divisão. Tais drogas atuam em nível sistêmico e não destroem somente as células tumorais, afetam também as células sadias, principalmente as que possuem alto grau de proliferação. Possuem uma estreita margem terapêutica, portanto pequenas variações de doses podem levar a uma toxicidade potencialmente fatal. Diante disso, é de fundamental importância que a equipe assistencial atuante nessa área possua qualificação e treinamentos específicos a fim de assistir o paciente e a família com excelência e segurança.

O tratamento com medicamentos antineoplásicos é feito em diversas etapas, nas quais, em cada uma delas, são evidenciados riscos. O estabelecimento de protocolos assistenciais em cada fase desse processo é fundamental para garantir a uniformidade nas condutas e procedimentos e, consequentemente, um cuidado eficaz e seguro.

Sendo assim, nesta seção são apresentados os procedimentos específicos relacionados a administração de antineoplásicos e anticorpos monoclonais, aplicação de hormônios, ações de prevenção de extravasamento de quimioterápico e o que fazer quando ele acontece, ações diante de um acidente ambiental, bem como a descrição da tripla checagem da prescrição de quimioterapia (importante ação de segurança em quimioterapia), além de outros cuidados relevantes para o paciente oncológico que está tratamento.

17

Consulta de Enfermagem em Quimioterapia

Mayumi Araujo Kuwano
Andrea de Paula Rabelo
Andreia Silveira Medeiros Santos
Priscila Rangel de Souza

CONCEITO

A consulta de enfermagem é atividade privativa do enfermeiro, conforme Resolução Cofen n. 159/1993, que utiliza componentes do método científico e deve ser, obrigatoriamente, desenvolvida na assistência de enfermagem.

A consulta de enfermagem no ambulatório de quimioterapia compreende a coleta de dados, por meio da anamnese e do exame físico focado no paciente em tratamento antineoplásico, além do planejamento da assistência, com o levantamento dos diagnósticos de enfermagem e prescrição, constituindo, assim, uma das etapas do processo de enfermagem.

Para tanto, essa atividade envolve o uso do raciocínio clínico e pensamento crítico. Raciocínio clínico pode ser definido como a aplicação do conhecimento científico mediante a uma determinada situação clínica, visando a uma assistência segura. O pensamento crítico é utilizado para subsidiar se os dados obtidos são confiáveis ou insuficientes, a fim de identificar o diagnóstico e ainda estabelecer os resultados esperados mediante as intervenções de enfermagem, garantindo a segurança assistencial.

No Brasil, a Resolução RDC/Anvisa n. 220, de 21 de setembro de 2004, estabeleceu-se que a terapia antineoplásica deve abranger, obrigatoriamente, as seguintes etapas: observação clínica e prescrição médica; preparação; avaliação da prescrição; manipulação, controle de qualidade e conservação; transporte; administração; descarte e documentação; e registros que garantam a rastreabilidade em todas as etapas do processo. Todos esses requisitos compõem as Boas Práticas de Preparação da Terapia Antineoplásica.

Cabe ao enfermeiro avaliar o estado de saúde do paciente, identificar problemas e estabelecer um vínculo terapêutico, focando-se na presença ou ausência de um diagnóstico específico e permitindo, assim, o levantamento das necessidades do paciente.

OBJETIVOS

A administração de antineoplásico é considerada complexa, levando-se em consideração que o "aspecto mais importante da quimioterapia está relacionado à estreita margem terapêutica, portanto, pequenas variações de dose podem levar a uma toxicidade intolerável". O enfermeiro na atuação com paciente oncológico deve ter conhecimento adequado para conduzir um tratamento seguro. Os pacientes com programação de quimioterapia devem ter uma consulta de enfermagem específica com os diferenciais abaixo descritos, pois isso implica a liberação ou não da aplicação do antineoplásico. Quando houver um achado que impeça a liberação do tratamento proposto, o enfermeiro deverá comunicar o médico responsável para que avalie e estabeleça a conduta que pode implicar na suspensão ou no adiamento do ciclo, ou até a mudança do protocolo inicial.

- Checar condições clínicas/laboratoriais para liberação ou não da quimioterapia.
- Assegurar a realização de tratamentos concomitantes à radioterapia quando for o caso.
- Garantir/reforçar a segurança do paciente realizando: avaliação de risco de queda, prevenção de extravasamento, releitura da prescrição médica e plano de educação do paciente para alta.
- Identificar precocemente os problemas e/ou necessidades do paciente associados ao tratamento quimioterápico.
- Assegurar a qualidade da assistência por meio da elaboração do plano assistencial adequado.

COMPETÊNCIA PROFISSIONAL

- Enfermeiros.

MATERIAIS

- Prescrição da terapia antioneplásica.
- Prontuário do paciente.

DESCRIÇÃO DO PROCEDIMENTO

- A consulta de enfermagem deverá ser realizada pelo enfermeiro antes da terapia, logo na admissão do paciente, no ambulatório de quimioterapia.
- A instituição deverá ter padronizado um instrumento de coleta de dados a fim de garantir a uniformidade do procedimento.
- O enfermeiro deverá:
  - Conferir identificação correta do paciente, conforme política institucional.
  - Avaliar exames laboratoriais prévios e checagem do resultado.
  - Avaliar adesão do paciente ao tratamento.
  - Avaliar parâmetros vitais e dados antropométricos.
  - Fazer a coleta de informações do histórico de saúde (comorbidades e medicamentos de uso contínuo).
  - Certificar-se do intervalo correto entre as sessões de quimioterapia de acordo com protocolo institucional.
  - Levantar histórico de reações de hipersensibilidade a quimioterápicos, bem como histórico de reações alérgicas em geral.
  - Verificar se tratamento radioterápico concomitante à quimioterapia. Em caso afirmativo, certificar-se da adesão a ambos os tratamentos.
  - Avaliar estado geral do paciente, incluindo a Escala Funcional de Karnofsky e/ou do Eastern Cooperative Oncology Group – ECOG.
  - Avaliar os sistemas orgânicos com base na anamnese e no exame físico focado: sistema respiratório, geniturinário, intestinal e vascular, além do estado nutricional.
  - Realizar avaliação da presença de sinais e sintomas relacionados às toxicidades do tratamento conforme o *Common Toxicity Criteria for Adverse Events.*
  - Avaliar queixas referidas pelo paciente, correlacionando-as ou não ao tratamento/doença.
  - Realizar avaliação do risco de queda.
  - Avaliar, por meio do raciocínio clínico e do pensamento crítico, a necessidade de acionar o médico na vigência de achados relevantes que possam ser impeditivos à administração do tratamento ou que necessitem de intervenção médica antes da liberação da terapia.

  - Definir, em evolução, a conduta adotada diante dos achados da coleta de dados e o plano de assistência e educação do paciente e familiar.

RESULTADOS ESPERADOS

- Realizar consulta baseada no processo de enfermagem direcionado a pacientes em tratamento quimioterápico antineoplásico, conforme preconiza a Resolução Cofen n. 210/1998.
- Assistência de enfermagem com qualidade, segurança, humanizada e integralizada.
- Liberar quimioterapia com segurança.

PONTOS CRÍTICOS

- Ações de enfermagem realizadas no imediatismo, sem uso do raciocínio clínico e pensamento crítico.
- Nível inadequado de compreensão de paciente ou acompanhante para a coleta de dados.
- Registros incompletos acerca dos dados do paciente.

BIBLIOGRAFIA CONSULTADA

Bonassa EMA, Gato MIR. Terapêutica oncológica para enfermeiros e farmacêuticos. Rio de Janeiro: Atheneu; 2012.

Conselho Federal de Enfermagem. Resolução Cofen n. 159/1993. Dispõe sobre a consulta de enfermagem. Brasília; 1998-2017 [acesso em 20 fev. 2018]. Disponível em: http://www.cofen.gov.br/resoluo-cofen-1591993_4241.html.

Conselho Federal de Enfermagem. Resolução Cofen n. 210/1998. Dispõe sobre a atuação dos profissionais de enfermagem que trabalham com quimioterápicos antineoplásicos. Brasília; 1998-2017 [acesso em 20 fev. 2018]. Disponível em: http://www.cofen.gov.br/resoluo-cofen-2101998_4257.html.

Lopes MHB, Dell'Acqua MCQ. Raciocínio clínico. In: Barros ALB et al. org. Processo de enfermagem: guia para a prática. Conselho Regional de Enfermagem. São Paulo; 2015 [acesso em 20 fev. 2018]. Disponível em: http://inter.coren-sp.gov.br/sites/default/files/SAE-web.pdf.

Resolução – RDC n. 220, de 21 de setembro de 2004 [acesso em 22 ago. 2018]. Disponível em: <https://www20.anvisa.gov.br/segurancadopaciente/index.php/legislacao?task=callelement&format=raw&item-id=389&element=f85049b-2b32-4109-b801-083cca2b7db6&method=download&args[0]=fdf7778b53f965363bfe326add289d89.

Rosa LM, Mercês NNA, Marcelino SR, Radunz V. A consulta de enfermagem no cuidado à pessoa com câncer: contextualizando uma realidade. Cogitare Enfermagem. 2007;12(4):487-93.

18

Checagem de Exames Laboratoriais Pré-quimioterapia

Priscila Rangel de Souza
Rosemeire Grosso

CONCEITO

Trata-se da checagem sistemática dos exames laboratoriais antes da administração do protocolo quimioterápico, pois, devido à ação citotóxica e ao ataque indiscriminado às células, os agentes quimioterápicos podem provocar diversas alterações bioquímicas e hematológicas.

A mielotoxicidade é um fator limitante à administração da terapia antineoplásica. Diante dessa toxicidade, o tratamento pode ser adiado até a recuperação medular ou, se houver toxicidade persistente, o oncologista pode considerar reduzir a dose e até mesmo mudar o esquema de tratamento prescrito. Outros exames também devem ser avaliados como: função renal e hepática, níveis de eletrólitos e coagulograma.

OBJETIVOS

- Identificar alterações laboratoriais antes da terapia para a tomada de conduta pertinente.
- Favorecer a administração segura do esquema quimioterápico.

COMPETÊNCIA PROFISSIONAL

- Enfermeiro.

MATERIAIS

- Prescrição médica da terapia antineoplásica.
- Laudo do exame laboratorial.

DESCRIÇÃO DO PROCEDIMENTO

- Verificar na prescrição médica da terapia antineoplásica se o médico solicitou checar exames antes da quimioterapia.
- Avaliar o resultado do exame do paciente em questão (hemograma, função renal, função hepática e eletrólitos, exames de coagulação, entre outros, de acordo com a condição clínica do paciente). Atenção à data de realização do exame: este deve estar dentro do prazo de validade de acordo com o protocolo institucional. Exames fora do prazo de validade estabelecido somente serão liberados mediante autorização médica.
- Anotar os valores na prescrição médica em campo correspondente.
- Confrontar os resultados dos exames com o protocolo de liberação institucional padronizado.
- Em caso de alteração, comunicar o médico oncologista. Ele deverá anotar em prescrição médica a conduta a ser seguida.
- Em caso de suspensão da quimioterapia, encaminhar a prescrição à recepção para suspender o agendamento e remarcar para a data proposta pelo médico.
- Entrar em contato com o paciente e orientar os novos agendamentos, bem como cuidados domiciliares e sinais de alerta para atendimento de urgência e emergência.
- Anotar todas as informações no prontuário do paciente.
- Em caso de quimioterapia liberada, dar seguimento ao processo de liberação da sessão de quimioterapia.

RESULTADO ESPERADO

- Certificar-se de que o paciente não realize a quimioterapia sem a devida checagem de exames e condutas médicas pertinentes.

PONTOS CRÍTICOS

- Não realização dos exames pelo paciente no dia agendado.
- Exames fora da validade preconizada.

BIBLIOGRAFIA CONSULTADA

Bonassa EMA. Toxicidade dermatológica. Enfermagem em terapêutica oncológica. 3. ed. Rio de Janeiro: Atheneu; 2012.

19

Atuação do Enfermeiro na Tripla Checagem de Prescrições de Antineoplásicos

Priscila Rangel de Souza
Andreia Silveira Medeiros Santos
Daniela Vivas dos Santos

CONCEITO

A tripla checagem de terapia antineoplásica é um processo de segurança em oncologia que visa garantir a administração segura do protocolo quimioterápico. Trata-se da conferência sistemática da prescrição médica da terapia antineoplásica por dois enfermeiros e um farmacêutico.

O aspecto mais importante da quimioterapia está relacionado à estreita margem terapêutica, portanto, pequenas variações de dose podem levar a uma toxicidade intolerável.

Segundo a RDC n. 220, de 2004, a prescrição médica deve ser avaliada pelo enfermeiro quanto à viabilidade, interações medicamentosas, medicamentos adjuvantes e de suporte. Deve ser conferida a identificação do paciente e sua correspondência com a formulação prescrita, bem como ser feita a avaliação da prescrição médica, observando-se a adequação dela aos protocolos estabelecidos pela instituição antes de sua administração.

O *Institute for Safe Medication Practices* (ISMP) é uma organização dedicada à prevenção de erros de medicação e ao uso de medicação seguro. A organização é respeitada mundialmente, realiza pesquisas e publica artigos alertando sobre o uso de medicações de alto risco definidas como drogas que oferecem risco significativo de causar dano ao paciente se utilizadas incorretamente. Algumas classes terapêuticas apresentam características que fazem com que todos os medicamentos nelas incluídos sejam considerados perigosos. Por isso, elas são designadas como "classe" nas listas que relacionam os medicamentos potencialmente perigosos – e entre as classes estão os quimioterápicos. Dentre as recomendações está a de implantar barreiras que reduzam, dificultem ou eliminem a possibilidade da ocorrência de erros.

OBJETIVOS

- Sistematizar o processo de checagem de prescrição de terapia antineoplásica.
- Garantir administração segura do protocolo quimioterápico.
- Minimizar riscos relacionados a falhas de prescrição.

COMPETÊNCIA PROFISSIONAL

- Enfermeiro e farmacêutico.

MATERIAIS

- Prescrição médica de terapia antineoplásica.
- Manual de condutas padronizado pela instituição.
- Calculadora.
- Prontuário do paciente.

DESCRIÇÃO DO PROCEDIMENTO

Agente	Ação
Enfermeiro I: enfermeiro-referência do setor de origem do paciente	1. Confere todos os dados de preenchimento médico obrigatório: identificação do paciente (com dois identificadores padronizados pela instituição), diagnóstico, finalidade do tratamento, peso, altura, superfície corpórea (SC), protocolo, ciclo, intervalo do ciclo, data proposta para início, medicamentos, dose diária, dose do protocolo, via de administração, tempo de infusão, recomendação quanto a checagem de exames, alergias, carimbo e assinatura médica. 2. Confere os dados de peso e altura contidos na prescrição com os dados da última passagem do paciente registrados no prontuário. 3. Confere se o protocolo prescrito está de acordo com o manual de condutas padronizado pela instituição e com o protocolo registrado pelo médico no prontuário. 4. Refaz os cálculos das doses prescritas. 5. Verifica os exames laboratoriais, avalia se os valores descritos no laudo estão de acordo com os parâmetros estabelecidos pela instituição para liberação do tratamento prescrito.

Continua

Continuação

Agente	Ação
	6. Em caso de não conformidade e/ou alteração laboratorial que contraindique a administração da terapia antineoplásica a prescrição deverá retornar ao médico responsável para correção, adequação, liberação e/ou suspensão do tratamento. 7. Se quimioterapia suspensa: o enfermeiro realiza os reagendamentos necessários, orienta o paciente e/ou responsável e faz registro no prontuário do paciente. 8. Se quimioterapia liberada: o enfermeiro assina e carimba no campo correspondente e encaminha a prescrição para o enfermeiro II.
Enfermeiro II: enfermeiro-referência do ambulatório de quimioterapia	1. Recebe as prescrições. 2. Confere todos os dados de preenchimento médico obrigatório: identificação do paciente (com dois identificadores padronizados pela instituição), diagnóstico, finalidade do tratamento, peso, altura, superfície corpórea (SC), protocolo, ciclo, intervalo do ciclo, data proposta para início, medicamentos, dose diária, dose do protocolo, via de administração, tempo de infusão, recomendação quanto a checagem de exames, alergias, carimbo e assinatura médica. 3. Confere os dados de peso e altura contidos na prescrição com os dados da última passagem do paciente registrados em seu prontuário. 4. Confere protocolo prescrito com o manual de condutas padronizado pela instituição e com o protocolo registrado no prontuário pelo médico responsável. 5. Refaz os cálculos das doses prescritas. 6. Verifica os exames laboratoriais, avalia se os valores descritos no laudo estão de acordo com os parâmetros estabelecidos pela instituição para liberação do tratamento prescrito. 7. Em caso de não conformidade e/ou alteração laboratorial que contraindique a administração da terapia antineoplásica, a prescrição deverá retornar ao enfermeiro I que, por sua vez, a direciona ao médico responsável para correção, adequação, liberação e/ou suspensão do tratamento. • O médico realiza as correções e/ou adequações pertinentes na prescrição médica. • Se quimioterapia suspensa: o enfermeiro do setor realiza os reagendamentos necessários, orienta o paciente e/ou responsável e faz registro no prontuário do paciente. • Se quimioterapia liberada: o enfermeiro assina e carimba no campo equivalente e redireciona a prescrição para o enfermeiro II. • O enfermeiro II recebe a prescrição médica, confere se a inconformidade foi corrigida, assina e carimba no campo correspondente e encaminha a prescrição médica à farmácia da quimioterapia.

Fonte: Extraído do Procedimento tripla checagem de prescrição de terapia antineoplásica. Atualizado por: Souza PR.

RESULTADO ESPERADO

- Que todas as informações das prescrições tenham sido submetidas à tripla checagem, garantido segurança na administração dos antineoplásicos.

PONTOS CRÍTICOS

- Indisponibilidade do manual de condutas padronizado pela instituição.
- Preenchimento incompleto ou ilegível da prescrição.
- Preenchimento incorreto da prescrição.
- Protocolo alterado e não justificado.
- Registro incompleto e/ou ausente no prontuário do paciente.
- Indisponibilidade do prontuário do paciente.

BIBLIOGRAFIA CONSULTADA

Boletim ISMP. Dispõe sobre prevenção de erro [acesso em ago. 2018]. Disponível em: http://www.ismp-brasil.org/site/wp-content/uploads/2016/09/Boletim_Agosto_Vol5_ISMP.pdf.

Bonassa EMA, Gato MIR. Terapêutica oncológica para enfermeiros e farmacêuticos. Rio de Janeiro: Atheneu; 2012.

Resolução RDC n. 220, de 21 de setembro de 2004. Aprova o Regulamento Técnico de funcionamento dos Serviços de Terapia Antineoplásica [acesso em 20 set. 2018]. Disponível em: https://www20.anvisa.gov.br/segurancadopaciente/index.php/legislacao/item/resolucao-rdc-n-220-de-21-de-setembro-de-2004.

20

Administração de Antineoplásicos

Natasha de Lutiis Nedachi
Giselle Guerra
Priscila Rangel de Souza

CONCEITO

Este capítulo descreve os cuidados na administração de agentes antineoplásicos por via oral, endovenosa, intramuscular e subcutânea.

OBJETIVOS

- Padronizar o procedimento a fim de assegurar a administração correta do agente antineoplásico por diferentes vias e apresentações, e de acordo com a prescrição médica, visando à segurança do paciente e do colaborador.

COMPETÊNCIA PROFISSIONAL

- Enfermeiros.

MATERIAIS

Via oral (VO)

- Bandeja.
- 2 copos descartáveis (um vazio para o medicamento e outro com água filtrada).
- 1 par de luvas de procedimento.
- Prescrição médica.

- Medicação prescrita.
- 1 máscara PFF-2 (N-95).
- 1 avental impermeável de mangas longas, padronizado pela instituição.
- 1 saco plástico transparente para possível refluxo.

Via subcutânea (SC)

- Prescrição médica.
- Medicação prescrita.
- Bandeja.
- *Swab* alcoólico.
- 1 par de luvas de procedimento.
- 1 máscara PFF-2 (N-95).
- 1 avental impermeável de mangas longas, padronizado pela instituição.
- Óculos de proteção.
- Curativo pós-punção.

Via intramuscular (IM)

- Prescrição médica.
- Medicação prescrita.
- Bandeja.
- *Swab* alcoólico.
- 1 máscara PFF-2 (N-95).
- 1 avental impermeável de mangas longas, padronizado pela instituição.
- Óculos de proteção.
- 1 par de luvas de procedimentos.
- Gaze não estéril.
- Curativo pós-punção.

Via endovenosa (EV)

- Prescrição médica.
- Medicação prescrita.

- Bandeja.
- *Swab* alcoólico.
- 1 máscara PFF-2 (N-95).
- 1 avental impermeável de mangas longas, padronizado pela instituição.
- Óculos de proteção.
- 1 par de luvas de procedimentos.
- 1 cateter sobre agulha 22G ou 24G (a depender da droga e da qualidade da rede venosa).
- 1 equipo duas vias ou 1 dânula.
- 3 conectores valvulados de sistema fechado.
- 1 adesivo fixador para cateter.
- 1 bureta preenchida com SF 0,9%.

DESCRIÇÃO DO PROCEDIMENTO

Via oral (VO)

- Realizar tripla checagem da prescrição de quimioterapia conforme o procedimento de acordo com protocolo institucional.
- Avaliar exames laboratoriais de acordo com protocolo institucional.
- Realizar consulta de enfermagem avaliando as condições clínicas do paciente (toxicidades, *performance status*, estado geral e sinais vitais).
- Solicitar o medicamento à farmácia de quimioterapia.
- Reunir o material.
- Higienizar as mãos conforme política institucional.
- Paramentar-se.
- Observar a integridade do agente antineoplásico.
- Conferir a prescrição médica e aprazamento.
- Conferir identificação do paciente, utilizando dois identificadores (nome e data de nascimento), conforme política institucional.
- Realizar a dupla checagem com um segundo profissional de enfermagem. Conferir os seguintes itens: identificação do paciente, medicamento certo, dose certa, via certa, horário certo, ordem certa, intervalo certo e data de validade.
- Colocar a medicação em copo descartável.

- Orientar o paciente ou acompanhante sobre o procedimento.
- Realizar a administração do medicamento via oral, posicionando o paciente sentado (se necessário, auxiliar com movimentos suaves e lentos na região cervical promovendo a elevação da cabeça e, após a administração, abaixá-la lentamente e lateralizá-la, a fim de evitar broncoaspiração em caso de refluxo).
- Deixar o paciente confortável.
- Fornecer ao paciente, com as devidas orientações, o Termo de Esclarecimento e Responsabilidade, conforme Portaria MS n. 420, de 25 de agosto de 2010.
- Desparamentar-se, descartando tudo em lixo adequado conforme Plano de Gerenciamento de Resíduos em Serviços de Saúde (PGRSS).
- Higienizar as mãos conforme política institucional.
- Checar o medicamento em prescrição médica e registrar sua administração no prontuário do paciente.
- Manter o paciente em observação por cerca de 30 minutos a fim de verificar se haverá vômito logo após a ingestão, devendo-se comunicar ao oncologista para repetir a administração. Orientar o paciente para vomitar em saco plástico transparente a fim de que eventuais cápsulas ou comprimidos não digeridos possam ser detectados.
- Fornecer ao paciente, com as devidas orientações, o Termo de Esclarecimento e Responsabilidade, conforme Portaria n. 420, de 25 de agosto de 2010.

Atenção

- **Não** macerar ou diluir o comprimido antineoplásico.
- Em casos de paciente com sonda nasoenteral, gastrostomia ou jejunostomia, solicitar à farmácia de quimioterapia que prepare o quimioterápico e o entregue à enfermagem pronto para ser administrado.

Via subcutânea (SC)

- Realizar tripla checagem da prescrição de quimioterapia, conforme protocolo institucional.
- Avaliar exames laboratoriais conforme protocolo institucional.
- Realizar consulta de enfermagem, avaliando as condições clínicas do paciente (toxicidades, *performance status*, estado geral e sinais vitais).
- Solicitar o medicamento à farmácia de quimioterapia.

- Receber o medicamento já manipulado pela farmácia e confrontá-lo com os dados da prescrição médica (nome, registro, medicamento, dose, diluição e estabilidade).
- Reunir o material.
- Higienizar as mãos conforme política institucional.
- Paramentar-se.
- Colocar em uma bandeja a medicação, *swab* de álcool e curativo pós-punção.
- Conferir identificação do paciente, utilizando dois identificadores (nome e data de nascimento), conforme política institucional.
- Realizar a dupla checagem com um segundo profissional de enfermagem. Conferir os seguintes itens: identificação do paciente, medicamento certo, dose certa, via certa, horário certo, intervalo certo, estabilidade.
- Orientar o paciente ou acompanhante sobre o procedimento.
- Escolher o local adequado para a administração, procurando rodiziá-lo.
- Posicionar o paciente.
- Fazer antissepsia do local com dois *swabs* de álcool.
- Fazer a prega cutânea.
- Introduzir a agulha perpendicularmente à pele, fazendo ângulo de 90º, soltar a prega e administrar a medicação.
- Colocar o curativo pós-punção no local da aplicação.
- Desprezar a seringa com a agulha em caixa coletora de material perfurocortante identificada como lixo tóxico, conforme Plano de Gerenciamento de Resíduos em Serviços de Saúde (PGRSS).
- Deixar o paciente confortável.
- Desprezar o material em lixo infectante, conforme Plano de Gerenciamento de Resíduos em Serviços de Saúde (PGRSS).
- Higienizar as mãos conforme política institucional.
- Checar o medicamento na prescrição médica e realizar o registro de sua administração no prontuário do paciente.
- Fornecer ao paciente, com as devidas orientações, o Termo de Esclarecimento e Responsabilidade conforme Portaria n. 420, de 25 de agosto de 2010.

Atenção

- O volume a ser administrado via SC não deve ultrapassar 2 ml. Evitar aplicação de fricção excessiva e calor no local, pois podem ocorrer alterações na droga e em sua absorção.

Via intramuscular (IM)

- Realizar tripla checagem da prescrição de quimioterapia, conforme protocolo institucional.
- Avaliar exames laboratoriais conforme protocolo institucional.
- Realizar consulta de enfermagem, avaliando as condições clínicas do paciente (toxicidades, *performance status*, estado geral e sinais vitais).
- Solicitar o medicamento à farmácia de quimioterapia.
- Receber o medicamento já manipulado pela farmácia e confrontá-lo com os dados da prescrição médica (nome, registro, medicamento, dose, diluição e estabilidade).
- Reunir o material.
- Higienizar as mãos conforme política institucional
- Paramentar-se.
- Colocar em uma bandeja a medicação, *swab* de álcool e curativo pós-punção.
- Conferir identificação do paciente, utilizando dois identificadores (nome e data de nascimento), conforme política institucional.
- Realizar a dupla checagem com um segundo profissional de enfermagem. Conferir os seguintes itens: identificação do paciente, medicamento certo, dose certa, via certa, horário certo, ordem certa, intervalo certo, estabilidade, tempo de infusão.
- Orientar o paciente ou acompanhante sobre o procedimento.
- Escolher o local adequado, dando preferência à região glútea.
- Posicionar o paciente.
- Fazer antissepsia do local com 2 *swabs* de álcool.
- Fazer aprisionamento do músculo, em ângulo perpendicular à pele (90°), e inserir a agulha.
- Aspirar (não deve haver refluxo sanguíneo; caso necessário, retirar e trocar a agulha e fazer nova aplicação).
- Administrar a medicação.

- Retirar a agulha e com auxílio da gaze realizar compressão local.
- Colocar curativo pós-punção no local da aplicação.
- Desprezar a seringa com a agulha em caixa coletora de material perfurocortante identificada como lixo tóxico, conforme Plano de Gerenciamento de Resíduos em Serviços de Saúde (PGRSS).
- Deixar o paciente confortável.
- Desprezar o restante do material em lixo infectante, conforme Plano de Gerenciamento de Resíduos em Serviços de Saúde (PGRSS).
- Higienizar as mãos, conforme política institucional.
- Checar o medicamento na prescrição médica e realizar o registro de sua administração no prontuário do paciente.
- Fornecer ao paciente, com as devidas orientações, o Termo de Esclarecimento e Responsabilidade conforme Portaria n. 420, de 25 de agosto de 2010.

Atenção

- Volume máximo para administração IM: 3 ml em deltoide e 5 ml em glúteo.

Via endovenosa (EV)

- Realizar tripla checagem da prescrição de quimioterapia conforme protocolo institucional.
- Avaliar exames laboratoriais conforme protocolo institucional.
- Realizar consulta de enfermagem, avaliando as condições clínicas do paciente (toxicidades, *performance status*, estado geral e sinais vitais).
- Solicitar o medicamento à farmácia de quimioterapia.
- Receber o medicamento já manipulado pela farmácia e confrontá-lo com os dados da prescrição médica (nome, registro, medicamento, dose, diluição e estabilidade).
- Reunir o material.
- Higienizar as mãos, conforme política institucional.
- Paramentar-se.
- Conferir se paciente já recebeu as medicações pré-quimioterápicas.
- Colocar em uma bandeja a medicação prescrita, *swab* de álcool e gaze não estéril (já descrito em Materiais).

- Orientar paciente ou acompanhante sobre procedimento.
- Realizar inspeção visual e tátil do acesso venoso, a fim de verificar sinais flogísticos e validade do acesso, conforme política institucional.
- Certificar-se de que o acesso venoso é exclusivo para a administração do quimioterápico e que a punção não se encontra em articulações e/ou acima da fossa antecubital.
- Realizar a dupla checagem com um segundo profissional de enfermagem. Conferir os seguintes itens: identificação do paciente, medicamento certo, dose certa, via certa, horário certo, intervalo certo, ordem certa, estabilidade, tempo de infusão (conferir programação da bomba de infusão, se aplicável).
- Colocar a *bag* do antineoplásico em suporte de soro.
- Verificar a permeabilidade do acesso venoso avaliando o retorno venoso (refluxo) e infusão franca de SF 0,9% (fluxo), bem como sinais flogísticos na área peripunção, conforme protocolo institucional de prevenção de extravasamento.
- Se houver acesso venoso pérvio e sem sinais flogísticos, realizar a antissepsia do conector valvulado com 2 *swabs* de álcool, um por vez, por 10 segundos.
- Conectar o equipo do antineoplásico ao dispositivo venoso.
- Iniciar infusão.
- Orientar paciente a acionar a campainha caso haja qualquer alteração no local de punção e/ou mal-estar.
- Deixar o paciente confortável.
- Desparamentar-se.
- Desprezar o material em lixo tóxico, conforme Plano de Gerenciamento de Resíduos em Serviços de Saúde (PGRSS).
- Desprezar o restante do material em lixo infectante, conforme Plano de Gerenciamento de Resíduos em Serviços de Saúde (PGRSS).
- Higienizar as mãos conforme política institucional.
- Checar a administração do medicamento na prescrição médica de acordo com o aprazamento e rubricar. O enfermeiro que realizou a dupla checagem deverá assinar e carimbar no verso da prescrição de quimioterapia e realizar anotação de enfermagem em prontuário.
- Manter observação contínua enquanto o paciente estiver recebendo a medicação.

Nota

- Durante a infusão do antineoplásico, o paciente deverá permanecer sob a vigilância do enfermeiro. Ao mínimo sinal de reação adversa medicamentosa, a infusão deverá ser interrompida, e o médico deverá ser acionado.
- Fornecer ao paciente, com as devidas orientações, o Termo de Esclarecimento e Responsabilidade conforme Portaria MS n. 420, de 25 de agosto de 2010.
- Se houver sinais de extravasamento, interromper a infusão e proceder de acordo com o protocolo institucional.

RESULTADO ESPERADO

- Administração correta do antineoplásico prescrito, garantindo a segurança na administração e evitando a ocorrência de danos ao paciente.

PONTOS CRÍTICOS

- Contraindicação da via oral (por irritação da mucosa gástrica pelo fármaco; interferência do medicamento na digestão; impossibilidade de deglutição pela patologia).
- Paciente com vômito persistente, na administração VO.
- Interação medicamentosa e alimentar.
- Intervalo mínimo entre as doses.
- Incorreto aprazamento.
- Necessidade de cooperação por parte do paciente.
- Reação alérgica ao medicamento.
- Paciente com fragilidade venosa, aumentando o risco de extravasamento.
- Vasoconstrição e dor no local da punção.
- Prescrição médica ilegível ou que promova dúvida no entendimento.

BIBLIOGRAFIA CONSULTADA

ASHP – Guidelines on Preventing Medication Errors with Chemotherapy and Biotherapy. Medication Misadventures – Guidelines 2002. Am J Health-Syst Pharm, v. 72. 2015 [acesso em 7 set. 2018]. Disponível em: http://www.ajhp.org/content/72/8/e6.long?sso-checked=true.

Bonassa EM, Santana TR. Enfermagem em terapêutica oncológica. Rio de Janeiro: Atheneu; 2012.

Conselho Federal de Enfermagem. Resolução Cofen n. 210/1998. Dispõe sobre a atuação dos profissionais de enfermagem que trabalham com quimioterápicos antineoplásicos. Brasília; 1998-2017 [acesso em 20 fev. 2018]. Disponível em: http://www.cofen.gov.br/resoluo-cofen-2101998_4257.html.

Lech J. Manual de procedimentos de enfermagem. São Paulo: Martinari; 2006.

Ribeiro TS, Santos VO. Segurança do paciente na administração de quimioterapia antineoplásica: uma revisão de literatura. Rev Brasileira de Cancerologia. 2015;61(2):145-153 [acesso em 20 set. 2018]. Disponível em: http://www.inca.gov.br/rbc/n_61/v02/pdf/09-revisao-de-literatura-seguranca-do-paciente-na-administracao-de-quimioterapia-antineoplasica-uma-revisao-integrativa.pdf.

21

Infusão de Rituximabe

Regiane de Oliveira Proença
Andreia Silveira Medeiros Santos
Priscila Rangel de Souza

CONCEITO

O rituximabe foi o primeiro anticorpo monoclonal a ter a aprovação do FDA, no início para o tratamento de recidiva de linfomas indolentes; contudo, demonstrou atividade em uma ampla variedade de contextos clínicos. É um anticorpo monoclonal quimérico (murino/humano) dirigido contra antígeno de células B CD20. Esse antígeno é encontrado em células desde o estágio pré-B até sua diferenciação final em plasmócitos, e é expresso em 90% das neoplasias de células B. Indicada para o tratamento de linfomas não Hodgkin de células B de baixo grau ou folicular, CD20 positivo, recidivado ou resistente a quimioterapia, e linfomas não Hodgkin difusos de grandes células, de CD20 positivo, associados à quimioterapia.

O rituximabe ocasiona reações adversas em cerca de 50% dos pacientes que recebem a primeira aplicação da droga. São manifestações resultantes de hipersensibilidade e/ou provocadas pela síndrome de liberação de citocinas, que é mais frequente e evidenciada em pacientes portadores de grande número de células malignas circulantes ou com tumores volumosos. As reações adversas mais comuns são febre, calafrios e tremores; também podem ocorrer náusea, *rash*, hiperemia cutânea, angioedema, fadiga, cefaleia, prurido, dispneia, irritação na garganta, rinite, vômito, dor tumoral, e aproximadamente 10% dos pacientes podem ainda apresentar hipotensão e broncoespasmos.

OBJETIVO

- Estabelecer um padrão de administração de rituximabe a fim de minimizar os riscos de reação infusional, favorecendo no tratamento proposto e na segurança do paciente.

COMPETÊNCIA PROFISSIONAL

- Enfermeiro.

DESCRIÇÃO DO PROTOCOLO

- Realizar checagem da prescrição da terapia antineoplásica, conforme protocolo institucional.
- Avaliar exames laboratoriais, conforme protocolo institucional.
- Conferir identificação do paciente, utilizando os identificadores (nome e data de nascimento), conforme política institucional.
- Higienizar as mãos conforme política institucional.
- Realizar consulta de enfermagem, avaliando as condições clínicas do paciente (toxicidades, *performance status*, estado geral e sinais vitais).
- Checar antecedentes de saúde (alergias, reações infusionais anteriores, comorbidades, tratamentos prévios).
- Checar ciclo e intervalo correto do anticorpo monoclonal.
- Solicitar o medicamento à farmácia de quimioterapia.
- Receber o medicamento já manipulado pela farmácia, confrontá-lo com os dados da prescrição médica (nome, registro, medicamento, dose, diluição e estabilidade).
- Disponibilizar uma bomba de infusão contínua calibrada.
- Higienizar as mãos conforme política institucional.
- Paramentar-se com avental impermeável de mangas longas com punhos ajustados, máscara PFF2, óculos de proteção e luvas de procedimentos.
- Verificar se o paciente foi pré-medicado 30 a 60 minutos antes da administração do rituximabe com paracetamol VO, corticoides EV (dexametasona) e/ou anti-histamínicos EV (difenidramina e ranitidina).
- Colocar em uma bandeja a medicação prescrita, *swab* de álcool e gaze não estéril.

- Orientar o paciente ou acompanhante sobre procedimento.
- Realizar inspeção visual e tátil do acesso venoso, a fim de verificar sinais flogísticos e validade do acesso, conforme protocolo institucional.
- Certificar-se de que o acesso venoso é exclusivo para a administração do medicamento e que a punção não se encontra em articulações e/ou acima da fossa antecubital.
- Realizar a dupla checagem com um segundo profissional de enfermagem. Conferir os seguintes itens: identificação do paciente, medicamento correto, dose certa, via certa, horário certo, ordem certa, intervalo certo, estabilidade, tempo de infusão (conferir programação da bomba de infusão).
- Colocar a *bag* do anticorpo monoclonal em suporte de soro.
- Realizar a antissepsia do conector valvulado com dois *swabs* de álcool, um por vez, por 10 segundos.
- Se houver acesso venoso pérvio e sem sinais flogísticos, acoplar o equipo ao conector valvulado.
- Iniciar infusão.
- Orientar o paciente a acionar a enfermagem no caso de haver qualquer alteração no local de punção e/ou mal-estar.
- Monitorar parâmetros vitais (pressão arterial, temperatura corpórea axilar, saturação de oxigênio e pulso arterial) conforme procedimentos institucionais.
- Primeira infusão:
  - Verificar os parâmetros vitais:
    - Antes de instalar o rituximabe.
    - A cada 15 minutos na primeira hora.
    - Duas horas após o término.
- Para infusões posteriores:
  - Os parâmetros vitais devem ser mensurados antes e ao término da infusão.
- Descartar as luvas de procedimento em lixo tóxico conforme Programa de Gerenciamento de Resíduos em Serviços de Saúde (PGRSS).
- Lavar as mãos e/ou higienizá-las com álcool gel todas as vezes que manipular paciente, bomba de infusão e suporte, conforme política institucional.
- Fornecer ao paciente, com as devidas orientações, o Termo de Esclarecimento e Responsabilidade conforme Portaria MS n. 420, de 25 de agosto de 2010.

GERENCIAMENTO DO PROTOCOLO

- **Primeira infusão**
  - Iniciar com 50 mg/hora na primeira hora.
  - Se bem tolerado, aumentar 50 mg/hora a cada 30 minutos até o máximo de 400 mg/hora.
- **Segunda infusão**
  - Iniciar com 100 mg/hora na primeira hora.
  - Se bem tolerado, aumentar 100 mg/hora a cada 30 minutos até o máximo de 400 mg/hora.
- **Regime com outras quimioterapias**
  - Realizar 20% da dose por 30 minutos.
  - Reprogramar a infusão dos restantes 80% para 60 minutos.
    - No entanto, uma taxa de infusão mais rápida não é recomendada para doentes com doença cardiovascular clinicamente significativa ou contagem de linfócitos circulantes elevada.
- **Demais infusões**
  - Iniciar com 20% da dose para 30 minutos.
  - Findos os primeiros 30 minutos, reprogramar a bomba com o restante da dose (80%) para 60 minutos, desde que não ultrapasse a dose máxima de 400 mg/hora.
  - Se a dose referente aos 80% do restante da medicação ultrapassar os 400 mg/hora, reprogramar a bomba de infusão com o tempo necessário para 400 mg/hora.
- **Intervenções em caso de reação infusional**
  - Interromper infusão imediatamente.
  - Manter acesso com SF 0,9% aberto.
  - Aferir sinais vitais.
  - Comunicar ao médico plantonista.
  - Monitorar parâmetros vitais conforme procedimentos institucionais.
  - Medicar conforme prescrição médica, minimizando os sintomas.
  - Aguardar remissão do quadro.
  - Reiniciar com metade da taxa de infusão.
  - Instituir medidas de conforto até a resolução do quadro.

- o Monitorar frequência/ritmo cardíaco (após reiniciar a infusão e infusões posteriores).

Atenção

- o Administrar rituximabe sempre em mg/hora e **não** em ml/hora.

BIBLIOGRAFIA CONSULTADA

Bonassa EM, Gato MI. Terapêutica oncológica para enfermeiros e farmacêuticos. 4. ed. Rio de Janeiro: Atheneu; 2012.

Gato MIR et al. Manual de oncologia clínica do Brasil. 4. ed. Dentrix; 2015.

Mabthera®: Rituximabe. Produtos Roche Químicos e Farmacêuticos S.A. Farm. Resp.: Tatiana Tsiomis Diaz – CRF-RJ 6942. Bula de remédio [acesso em 23 ago. 2018]. Disponível em: http://www.anvisa.gov.br/datavisa/fila_bula/frmVisualizarBula.asp?pNuTransacao=19730032016&pIdAnexo=3645536.

Wendy H, Vogel MSN. Infusion Reactions. Clinical Journal of Oncology Nursing. CJON, 2010;14(2) [acesso em 20 jan. 2018]. Disponível em: https://cjon.ons.org/cjon/14/2/infusion-reactions.

22

Atuação do Enfermeiro Especialista em Quimioterapia

Carolina Aparecida Rodrigues de Araújo
Keren do Carmo Málaque
Andreia Silveira Medeiros Santos
Priscila Rangel de Souza

CONCEITO

A administração de antineoplásico é considerada complexa, levando em consideração que o "aspecto mais importante da quimioterapia está relacionado à estreita margem terapêutica, portanto, pequenas variações de dose podem levar a uma toxicidade intolerável". Sabendo-se disso, há a preocupação constante com a segurança do paciente em tratamento e a capacitação da equipe de enfermagem.

A *Oncology Nursing Society* (ONS) recomenda uma rigorosa rotina de aplicação e sugere um *checklist* para administração de quimioterapia.

Estima-se que aproximadamente 90% do tratamento quimioterápico sejam realizados em regime ambulatorial, onde se encontram profissionais de enfermagem especialistas, devidamente capacitados para assistir o paciente com segurança, estabelecendo, assim, condutas assistenciais direcionadas. No entanto, uma parcela dos pacientes realizam o tratamento sob regime de internação hospitalar, e, apesar da realização constante de treinamentos com a equipe de enfermagem atuante nessas unidades, o tratamento antineoplásico é complexo e exige do enfermeiro um conhecimento profundo sobre o assunto. Entende-se então que a atuação de um enfermeiro especialista nesse contexto contribui significativamente para a uniformidade das práticas assistenciais, bem como oferece aos profissionais atuantes nesse setor orientações e subsídios necessários para prestarem assistência segura a seu paciente.

À vista desse quadro, visando a garantir a segurança no processo de administração de antineoplásicos em pacientes sob regime de internação hospitalar, foi implementado o enfermeiro consultor em quimioterapia. O principal objetivo da atuação desse profissional é instruir a equipe de enfermagem das unidades de internação quanto ao processo de administração do agente quimioterápico, bem como orientá-la quanto ao planejamento do plano de cuidados antes e após a quimioterapia, sempre que houver um paciente com tal indicação em sua unidade. O enfermeiro especialista acompanha todos os pacientes em todas as unidades de internados (unidade de internação e UTI) que receberão e/ou receberam quimioterapia.

Tem como atribuições: realizar a segunda conferência de prescrição de antineoplásicos, fornecer orientação sobre ordem e tempo de infusão, cuidados de enfermagem, manejo de toxicidades, acompanhamento de eventos adversos, acidente ambiental e extravasamento, quando necessário. Com essa atuação, é possível um planejamento direcionado para ações de melhoria.

Além disso, auxilia a equipe de gerenciamento de leitos a planejar adequadamente a internação eletiva de pacientes que deverão internar exclusivamente para a realização da quimioterapia. Tal medida evita a internação em data equivocada do paciente, bem como a otimização do leito.

OBJETIVOS

- Oferecer ao enfermeiro da unidade de internação subsídios para a administração segura do agente antineoplásico, bem como o estabelecimento do plano de cuidados de enfermagem direcionado.
- Prestar uma assistência de enfermagem com qualidade e segurança.
- Centralizar processos com elevado potencial de indução a erros a fim de minimizá-los.
- Realizar planos de ação direcionados e estratificados por unidade de internação equiparada aos eventos.
- Garantir o período correto das internações eletivas aos pacientes que têm programada a realização de quimioterapia em unidade de internação.

COMPETÊNCIA PROFISSIONAL

- Enfermeiro especialista.

MATERIAIS

- Prescrição médica de terapia antineoplásica.
- Manual de conduta padronizado pela instituição.

- Calculadora.
- Prontuário do paciente.

DESCRIÇÃO DO PROCEDIMENTO

Agente	Ação
Enfermeiro da unidade de pacientes internados	1. Receber a prescrição médica de antineoplásicos e realizar a primeira conferência da tripla checagem, conforme dados do paciente e manual de conduta padronizado pela instituição. 2. Checar exames laboratoriais conforme solicitação médica; se houver alguma alteração, comunicar ao médico responsável, se quimioterapia liberada. 3. Acionar o enfermeiro especialista. 4. Após tripla checagem realizada, solicitar o quimioterápico à farmácia. 5. Administrar os quimioterápicos seguindo a prescrição médica e orientações realizadas pelo enfermeiro especialista e comunicá-los sobre quaisquer intercorrências. 6. Entregar ao paciente, com as devidas orientações, o Termo de Esclarecimento e Responsabilidade, conforme Portaria MS 420, de 25 de agosto de 2010.
Enfermeiro especialista	1. Realizar a conferência, em segunda checagem, da prescrição do antineoplásico, seguindo os mesmos critérios, e registrar na prescrição a ordem e tempo de infusão. 2. Orientar o enfermeiro quanto aos cuidados específicos da quimioterapia, assim como quanto à classificação do antineoplásico e manejo dos sintomas. 3. Esclarecer as dúvidas provenientes da equipe de enfermagem. 4. Realizar visita diária aos pacientes em tratamento com quimioterapia infusional para inspeção do acesso venoso periférico, e a paciente que apresentou extravasamento para conduta imediata; dar orientação ao paciente e à enfermagem quanto aos cuidados e aos que apresentaram reação infusional. 5. Monitorar as anotações de enfermagem no prontuário referente ao dia anterior para acompanhamento do paciente. 6. Fazer monitoramento dos pacientes que apresentaram evento de extravasamento após alta em domicílio. 7. Atentar para alta dos pacientes que têm continuidade do protocolo, a fim de orientar agendamento de quimioterapia ambulatorial. 8. Realizar indicadores padronizados pela instituição. Implementar possíveis planos de ação.
Internação eletiva	**Enfermeiro especialista** 1. Recebe da equipe de gerenciamento de leitos a indicação de internação para tratamento quimioterápico. 2. Confirma em prontuário a indicação da terapia antineoplásica. 3. Confere: protocolo, intervalo entre os ciclos, exames laboratoriais e concomitância (se aplicável). 4. Orienta a equipe de gerenciamento de leitos sobre a data correta para internação hospitalar.

Fonte: Elaborado pelas autoras.

RESULTADOS ESPERADOS

- Administração correta e segura do agente antineoplásico.
- Estabelecimento e implementação do adequado do plano de cuidados ao paciente antes e após a terapia antineoplásica.
- Favorecer a internação eletiva para quimioterapia em data adequada.

PONTOS CRÍTICOS

- Indisponibilidade do manual de conduta padronizado pela instituição.
- Indisponibilidade do prontuário do paciente.
- Ausência do enfermeiro consultor.

BIBLIOGRAFIA CONSULTADA

Boletim ISMP. Dispõe sobre prevenção de erro [acesso em ago. 2016]. Disponível em: http://www.ismp-brasil.org/site/wp-content/uploads/2016/09/Boletim_Agosto_Vol5_ISMP.pdf.

Bonassa EMA, Gato MIR. Terapêutica oncológica para enfermeiros e farmacêuticos. Rio de Janeiro: Atheneu; 2012.

23

Administração de Antineoplásico Infusional em Unidade de Internação

Carolina Aparecida Rodrigues de Araújo
Keren do Carmo Málaque
Andreia Silveira Medeiros Santos
Priscila Rangel de Souza
Mônica Nascimento Jacintho
Patrícia Andréa Crippa Marques

CONCEITO

A administração de antineoplásico infusional consiste na infusão contínua do quimioterápico, com o tempo de infusão igual ou maior que 24 horas. Por essa razão, não é possível realizar tais protocolos em regime ambulatorial, salvo quando administrados em infusor elastomérico. Para proteção e segurança do paciente, a enfermagem deve ser devidamente treinada quanto ao processo de administração de antineoplásico, prevenção e atuação mediante as possíveis intercorrências pertinentes à terapia prescrita. Diante disso, é imprescindível desenvolver planos de ação para o monitoramento contínuo do acesso venoso e controle do tempo de infusão.

OBJETIVOS

- Padronizar o procedimento visando à segurança do paciente e do colaborador.
- Minimizar possíveis riscos de extravasamento, reação infusional e acidente ambiental.
- Assegurar a administração no tempo correto do protocolo adotado de acordo com a prescrição médica.
- Garantir a segurança e qualidade assistencial do processo de administração do agente quimioterápico em suas diversas etapas.

COMPETÊNCIA PROFISSIONAL

- Enfermeiro.

MATERIAIS

- Prescrição médica.
- Medicação prescrita.
- Bandeja.
- *Swab* alcoólico.
- 1 máscara PFF-2 (N-95).
- 1 avental impermeável de mangas longas padronizado pela instituição.
- Óculos de proteção.
- 1 bomba de infusão contínua.
- 1 placa padronizada para aprazamento sistemático do acesso venoso.
- 1 par de luvas de procedimento.
- 1 cateter sobre agulha 22G ou 24G (a depender da droga e da qualidade de rede venosa).
- 1 equipo duas vias ou 1 dânula.
- 3 conectores valvulados de sistema fechado.
- 1 adesivo fixador para cateter.
- 1 bureta preenchida com SF 0,9%

DESCRIÇÃO DO PROCEDIMENTO

Enfermeiro da unidade de internação

- Receber a prescrição da terapia antineoplásica.
- Realizar a primeira checagem da prescrição de quimioterapia conforme protocolo institucional.
- Avaliar exames laboratoriais e intervalo de ciclo conforme protocolo institucional.
- Acionar o enfermeiro especialista consultor em terapia antineoplásica.

Enfermeiro consultor

- Realizar a segunda checagem da prescrição médica da terapia antineoplásica conforme protocolo institucional.

- Avaliar exames laboratoriais e intervalo de ciclo conforme protocolo institucional.
- **Enfermeiro consultor, orientar o enfermeiro da unidade quanto a:**
  - Ordem e tempo de infusão dos medicamentos.
  - Cuidados pertinentes quanto a prevenção do extravasamento, acidente ambiental e reação infusional.
  - Escolha adequada do acesso venoso e dispositivo.
  - Plano de cuidados específico do protocolo prescrito.
  - Cuidados quanto à utilização adequada dos EPIs.
  - Cuidados quanto à pausa do quimioterápico quando necessário (banho, encaminhamentos para exames e radioterapia).
  - Orientar que o banho deverá ser realizado na troca das bolsas dos quimioterápicos. Caso contrário, pausar a QT e encaminhar o paciente para o banho, que deverá ser realizado o mais breve possível.

Enfermeiro da unidade de internação

- Higienizar as mãos, conforme política institucional.
- Realizar avaliação clínica do paciente, atentar quanto a toxicidades, *performance status*, estado geral e sinais vitais. Ante a instabilidade clínica, acionar o médico prescritor.
- Solicitar o medicamento à farmácia de quimioterapia.
- Receber o medicamento já manipulado pela farmácia e confrontá-lo com os dados da prescrição médica (nome, registro, medicamento, dose, diluição e estabilidade).
- Reunir o material.
- Higienizar as mãos, conforme política institucional.
- Paramentar-se.
- Proceder com a identificação correta do paciente, utilizando os identificadores (nome e data de nascimento), conforme política institucional.
- Conferir se paciente já recebeu as medicações pré-quimioterápicas e/ou quimioterápico conforme ordem de infusão do protocolo.
- Colocar em uma bandeja a medicação prescrita, *swab* de álcool, gaze não estéril.
- Orientar o paciente ou acompanhante sobre procedimento.

- **Quanto ao acesso venoso:**
  - o Certificar-se de que o acesso venoso é exclusivo para a administração do quimioterápico e que a punção não se encontra em articulações e/ou acima da fossa antecubital.
  - o No caso de cateter totalmente implantado, certificar-se do posicionamento correto da agulha.
  - o Realizar inspeção visual e tátil do acesso venoso, a fim de verificar sinais flogísticos e validade.
  - o Testar fluxo e refluxo do acesso venoso periférico ou central.
  - o Realizar a dupla checagem com um segundo profissional de enfermagem. Conferir os seguintes itens: identificação do paciente, medicamento certo, dose certa, via certa, horário certo, ordem certa, intervalo certo, estabilidade, tempo de infusão (conferir programação da bomba de infusão, se aplicável).
  - o Colocar a *bag* do antineoplásico em suporte de soro e programar a bomba de infusão contínua conforme o tempo de infusão prescrito.
  - o Realizar a antissepsia do conector valvulado com dois *swabs* de álcool, um por vez, por 10 segundos.
  - o Acoplar o equipo ao conector valvulado.
  - o Iniciar infusão.
  - o Orientar paciente a acionar a campainha caso haja qualquer alteração no local de punção e/ou mal-estar.
  - o Deixar o paciente confortável.
  - o Desparamentar-se.
  - o Desprezar o material em lixo tóxico, conforme Plano de Gerenciamento de Resíduos em Serviços de Saúde (PGRSS).
  - o Desprezar o restante do material em lixo infectante, conforme Plano de Gerenciamento de Resíduos em Serviços de Saúde (PGRSS).
  - o Higienizar as mãos, conforme política institucional.
  - o Checar a administração do medicamento em prescrição médica, de acordo com o aprazamento, e rubricar. O enfermeiro que realizou a dupla checagem deverá assinar e carimbar no verso da prescrição de quimioterapia e realizar anotação de enfermagem em prontuário.

- o Aplicar, com as devidas orientações ao paciente, o Termo de Esclarecimento e Responsabilidade conforme Portaria n. 420, de 25 de agosto de 2010.
- o Manter a observação enquanto o paciente estiver recebendo a medicação.
- o Como medida de prevenção do extravasamento, o acesso venoso deverá ser checado sistematicamente quanto a sua permeabilidade e sinais flogísticos. Para viabilizar esse processo, o enfermeiro deverá realizar o aprazamento dos horários da checagem do acesso. Tal inspeção deverá ser realizada no mínimo a cada duas horas para as terapias infusionais. Diante disso, o enfermeiro deverá fixar no leito do paciente uma placa padronizada de alerta quanto a essa conduta. Nela deverão estar descritos os horários para a inspeção do acesso venoso.
- o Higienizar as mãos conforme política institucional.

Importante

- Na vigência de reação infusional, o quimioterápico deverá ser pausado, o paciente monitorado e o médico acionado imediatamente, além ser necessária notificação de reação adversa medicamentosa à farmacovigilância.
- O tempo total de pausa do quimioterápico não deve exceder 5% do tempo total de infusão da droga. Assim, com a necessidade de encaminhamento do paciente para outros setores, todos os tempos devem ser devidamente programados com o setor de destino a fim de que a pausa da administração do agente quimioterápico seja o mais breve possível.
- Não administrar droga vesicante infusional em acesso venoso periférico.

RESULTADO ESPERADO

- Administração correta do antineoplásico prescrito, garantindo a segurança na administração e evitando a ocorrência de danos ao paciente.

PONTOS CRÍTICOS

- Paciente com déficit cognitivo sem acompanhante.
- Paciente confuso.
- Paciente com fragilidade venosa, aumentando o risco de extravasamento.
- Interrupções constantes do quimioterápico para encaminhamento do paciente para realização de exames e/ou terapias.

BIBLIOGRAFIA CONSULTADA

ASHP – Guidelines on Preventing Medication Errors with Chemotherapy and Biotherapy. Medication Misadventures. Guidelines. 2002. Am J Health-Syst Pharm. v. 72. 2015 [acesso em 7 set. 2018]. Disponível em: http://www.ajhp.org/content/72/8/e6.long?sso-checked=true.

Bonassa EM, Santana TR. Enfermagem em terapêutica oncológica. Rio de Janeiro: Atheneu; 2012.

Lech J. Manual de procedimentos de enfermagem. São Paulo: Martinari; 2006.

Ribeiro TS, Santos VO. Segurança do paciente na administração de quimioterapia antineoplásica: uma revisão de literatura. Rev Brasileira de Cancerologia. 2015; 61(2):145-153 [acesso em 20 set. 2018]. Disponível em: http://www.inca.gov.br/rbc/n_61/v02/pdf/09-revisao-de-literatura-seguranca-do-paciente-na-administracao-de-quimioterapia-antineoplasica-uma-revisao-integrativa.pdf.

24

Assistência ao Paciente em Uso de Bomba Elastomérica

Andreia Silveira Medeiros Santos
Priscila Rangel de Souza

CONCEITO

Este capítulo descreve os cuidados na administração de agentes antineoplásicos em acesso venoso central de longa permanência e totalmente implantável ao paciente que utilizará bomba elastomérica (infusor ou bomba de infusão portátil) para administração de quimioterapia, bem como o manejo de possíveis intercorrências.

A administração de agentes biológicos e antineoplásicos deve ser iniciada após a prescrição e orientação médica segundo as regras e normas do Conselho Regional de Enfermagem (Coren). Todas as organizações devem ter políticas e guias do procedimento para orientação sobre a administração de quimioterapia.[1]

Quanto à administração, deve ser realizada por profissional de enfermagem qualificado que possa atender aos requisitos deste Regulamento Técnico, além de atender à Resolução Cofen n. 210, de 1 de julho de 1998, a suas atualizações ou outro instrumento legal que venha substituí-la.

A *Oncology Nursing Society* (ONS) também recomenda rigorosa rotina de aplicação e sugere um *checklist* para administração de quimioterapia.

A bomba elastomérica é um dispositivo descartável portátil, não elétrico, que infunde a solução a velocidade fixa. A apresentação é de um recipiente plástico rígido e transparente com um balão elastomérico (reservatório de silicone) em seu interior, onde é introduzida a medicação. Quando esse reservatório é preenchido, a membrana elastomérica se estende exercendo pressão constante sobre o medicamento em direção ao cateter do paciente. O funcionamento consiste na pressão constante sobre o reservatório, à velocidade ajustada por um tubo calibrado (tubo controlador de vazão), e a infusão termina quando a membrana estiver colapsada ao cilindro central. Há algumas condições que podem alterar o tempo de infusão, seja no adiantamento, seja no atraso do término da medicação, como o uso do dispositivo em ambiente refrigerado com ar-condicionado, a altura se abaixo ou acima do local de inserção do cateter.

O uso da bomba elastomérica permite a mobilidade do paciente, o que possibilita sua utilização em domicílio, diminuindo o tempo de hospitalização, melhorando a qualidade de vida e preservando o convívio com os familiares.

OBJETIVOS

- Padronizar e sistematizar a assistência de enfermagem aos pacientes em uso de bomba elastomérica.
- Garantir a segurança do paciente na infusão de quimioterapia em domicílio.
- Capacitar os enfermeiros para a administração, instalação e manejo da bomba elastomérica.
- Uniformizar as condutas diante de intercorrências em domicílio.
- Reconhecer e tratar precocemente as intercorrências.
- Reduzir o tempo de hospitalização do paciente, permitindo a administração de protocolos infusionais (acima de 24 horas) em regime ambulatorial.
- Educar o paciente quanto a cuidados domiciliares.

COMPETÊNCIA PROFISSIONAL

- Enfermeiros capacitados.

MATERIAIS

- Prescrição médica.
- Bandeja.
- *Swab* alcoólico.
- 1 máscara PFF-2 (N-95).
- 1 avental impermeável de mangas longas padronizado pela instituição.
- Óculos de proteção.
- 1 par de luvas de procedimento.

- Bomba elastomérica contendo o quimioterápico.

DESCRIÇÃO DO PROCEDIMENTO

- Higienizar as mãos, conforme política institucional.
- Paramentar-se: avental impermeável de mangas longas com punhos ajustados, máscara PFF2, óculos de proteção e luvas de procedimento.
- Receber a bomba elastomérica contendo o quimioterápico preparado pela farmácia e inspecionar: preenchimento do elastômero, integridade do recipiente e extensões (quanto a possíveis rachaduras ou vazamentos) e formação de gotejamento na abertura da pinça. Se encontrada qualquer não conformidade, o dispositivo deverá ser devolvido à farmácia.
- Orientar o paciente quanto ao procedimento a ser executado.
- Realizar, imediatamente antes de instalar o dispositivo, dupla checagem com outro profissional de enfermagem e conferir os seguintes itens: identificação do paciente conforme política institucional, medicamento certo, dose, ordem e tempo de infusão, ordem certa, estabilidade da droga após manipulação e via de administração.
- Instalar a bomba elastomérica portátil no paciente.
- Certificar-se de que a pinça está aberta.
- Orientar o paciente, juntamente com o acompanhante (se possível), quanto ao funcionamento sobre o tempo de infusão, a função e o manejo da pinça da agulha Huber, e entrega-lhe folheto explicativo.
- Orientar o paciente, juntamente com o acompanhante (se possível), para que entre em contato imediatamente com o hospital se houver intercorrências, tais como vazamento de medicação, fechamento da pinça, desconexão da bomba com a extensão da agulha Huber ou saída acidental da agulha conectada ao cateter central, entre outras.
- Registrar o horário da colocação do infusor.
- Solicitar agendamento do retorno para a retirada do infusor e atualizar os telefones do paciente para monitoramento telefônico.

Atenção

- Por medida de segurança, não é permitida a administração de antineoplásicos por infusão contínua por meio da bomba elastomérica em acesso venoso periférico.

- O enfermeiro deverá realizar o monitoramento telefônico de todo o paciente em administração de antineoplásico com o infusor. Tal monitoramento tem como objetivo identificar precocemente possíveis intercorrências, para se adotarem as condutas pertinentes, conforme descrito a seguir.

MONITORAMENTO

- Realizar a avaliação das condições da bomba elastomérica por meio de contato telefônico em que haja relato do paciente informando possíveis intercorrências. São levantadas as seguintes informações:
  - Questionar se o curativo está limpo e seco.
  - Questionar se a infusão está em pleno funcionamento (se a "bexiga" está mais vazia).
  - Questionar se há algum vazamento.
  - Questionar se a pinça da agulha Huber está aberta e se desloca na extensão do equipo.
  - Reforçar orientações quanto ao funcionamento do infusor e quanto a entrar em contato se houver qualquer intercorrência.

Condutas mediante as intercorrências

- **Desconexão do infusor com a extensão da agulha Huber:** Solicitar ao paciente que feche a pinça da agulha Huber e do infusor, que coloque a bomba em um saco plástico fechado e compareça preferencialmente no ambulatório de quimioterapia; se fora do horário de funcionamento do ambulatório, que compareça ao serviço de pronto atendimento do hospital. O enfermeiro que realiza o monitoramento deverá passar o caso para o enfermeiro do setor de destino e para a coordenação/supervisão.
- **Retirada acidental da agulha Huber:** Solicitar ao paciente que feche a pinça da agulha Huber e a do infusor; que comprima o local do cateter com uma toalha limpa, que coloque a bomba e a agulha em um saco plástico fechado e dentro de uma caixa de papelão; e que compareça no ambulatório de quimioterapia; se fora do horário de funcionamento do ambulatório, que compareça ao serviço de pronto atendimento do hospital. O enfermeiro deverá passar o caso para o enfermeiro do setor de destino e o coordenador de enfermagem de plantão.
- **Contaminação da roupa do paciente**: Se devido ao incidente houver contaminação da roupa com o quimioterápico, proceder de acordo com orientação acima conforme a ocorrência. Solicitar ao paciente para colocar a roupa em um

saco plástico fechado e não abri-lo até o processo de lavagem. Se houver contato com a pele, orientar para fazer banho de aspersão com água em temperatura ambiente, sabão neutro e não friccionar as áreas afetadas.

- **Sinais flogísticos no local do cateter:** Orientar para o fechamento da pinça da agulha Huber e a do infusor. Solicitar ao paciente que compareça imediatamente ao ambulatório de quimioterapia; se fora do horário de funcionamento do ambulatório, que compareça ao serviço de pronto atendimento do hospital.
- **Falha na infusão do medicamento (o elastômero não esvazia):** Questionar o paciente se há algum vazamento, se o infusor está desconectado da agulha Huber ou se a agulha saiu do lugar. Em caso afirmativo, seguir as orientações descritas anteriormente, conforme o problema apresentado. Caso o problema seja de outra ordem, solicitar ao paciente que compareça imediatamente ao ambulatório de quimioterapia; se fora do horário de funcionamento do ambulatório, que compareça ao serviço de pronto atendimento do hospital.

Observação

- o Sempre que for necessário orientar o paciente para se dirigir ao serviço de pronto atendimento do hospital, o enfermeiro deverá passar o plantão para o setor de destino e fazer registro em prontuário eletrônico.

Avaliação presencial

O enfermeiro deve checar contaminações (presença de sinais flogísticos e contaminação do sistema), extravasamento, acidente ambiental ou outras possíveis intercorrências e, de acordo com a detecção do problema, proceder à seguintes condutas:

- **Detecção de extravasamento:** Adotar conduta conforme procedimento institucional de extravasamento de drogas antineoplásicas. O cateter não deverá ser puncionado novamente até a alta do tratamento ambulatorial de extravasamento.
- **Detecção de acidente ambiental:** Consultar procedimento institucional sobre exposição ambiental ou derramamento acidental de quimioterápicos com vítima e obedecer as orientações a seguir:
  - o Comunicar o médico/oncologista e o farmacêutico de plantão para avaliar dose faltante e viabilidade de manipular outro infusor. Caso positivo proceder conforme descrito anteriormente no campo "Descrição do Procedimento".

- o Sacar todo o sistema, descartar em caixa de coleta de material perfurocortante tóxico (caixa laranja).
- o Em caso de roupa contaminada, fornecer EPI e saco plástico (de coleta de material tóxico) ao paciente ou familiar e orientar sobre como proceder com a roupa contaminada: no domicílio, paramentar-se com avental impermeável de punho longo, luvas de procedimento, máscara PFF-2 e óculos. Retirar a roupa do saco plástico dentro do tanque (**não misturar com nenhuma outra roupa**), enxaguar abundantemente em água corrente e lavar com água e sabão, e, no final, enxaguar novamente de forma abundante. Após o término, colocar o EPI no saco plástico (de coleta de material tóxico), fechá-lo e devolver ao hospital para o descarte.
- o Manter o paciente informado dos contatos telefônicos do hospital para qualquer ocorrência ou dúvida.

RESULTADO ESPERADO

- Administração e instalação segura da bomba elastomérica (infusor ou bomba de infusão portátil).
- Tempo de infusão correto.
- Uniformidade da assistência da enfermagem e condutas na vigência de intercorrências.

PONTOS CRÍTICOS

- Orientação inadequada ao paciente.
- Desconhecimento por parte dos profissionais.
- Falta de treinamento.
- Falha na comunicação com paciente.
- Disponibilidade para comparecimento rápido ao hospital após orientação telefônica.
- Falha na adesão do paciente às orientações propostas.

ANEXO

CUIDADOS EM DOMICÍLIO COM A BOMBA ELASTOMÉRICA (infusor ou bomba portátil)

___/___/___ Orientação ao paciente: **ETIQUETA PACIENTE**

A quimioterapia é uma das opções de tratamento para o combate do câncer e consiste na aplicação de medicação por meio de acesso venoso (veias), o que permite o combate às células doentes de forma geral no organismo. Entre as opções de tratamento, muitas vezes é necessário receber medicamentos por um período mais demorado, por isso a necessidade de se ficar internado. Mas muito se tem avançado nessa área e hoje em dia é possível, em alguns casos, que o paciente receba a medicação sem necessidade de internação.

A bomba elastomérica (infusor ou bomba de infusão portátil) é um equipamento destinado à administração de quimioterapia em domicílio que possui mecanismo semelhante ao de uma bexiga. Quando cheio, tende a se esvaziar por pressão, garantindo a infusão do medicamento.

A seguir, alguns cuidados necessários ao paciente que faz uso desse dispositivo:

- Mantenha o infusor dentro da bolsa protetora para o transporte. Não deixe o infusor nem muito acima nem muito abaixo da cintura.

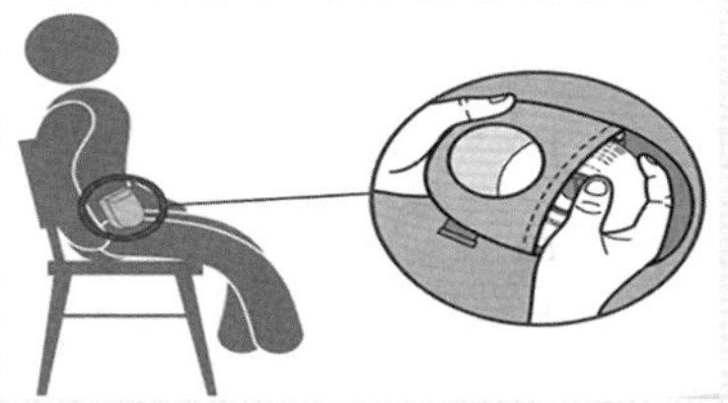

- Observe se o balão (elastômero) está esvaziando, a cada oito horas. Se o balão não estiver diminuindo de tamanho, comunique à equipe de enfermagem por meio do **Alô Enfermeiro**.

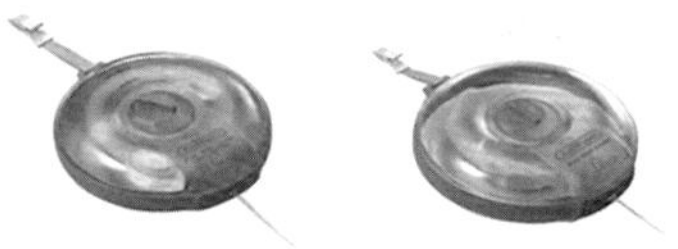

- Ao dormir, mantenha o infusor ao lado do travesseiro. Não deite sobre o infusor.
  Evite dormir sobre o cateter ou posicionado do lado em que ele se encontra.

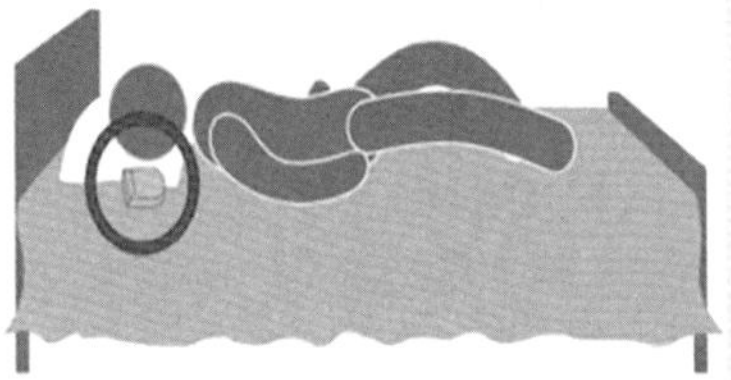

- Variações altas de temperatura podem alterar a velocidade de infusão do medicamento, portanto evite locais muito quentes ou frios.

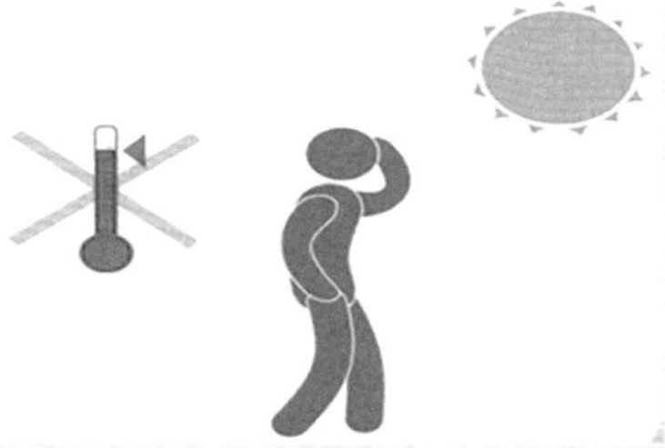

- Evite banhos muito quentes ou muito frios e demorados. Não molhe o local onde está a agulha e o infusor. Evite banhos de imersão, como em banheiras ou piscinas.

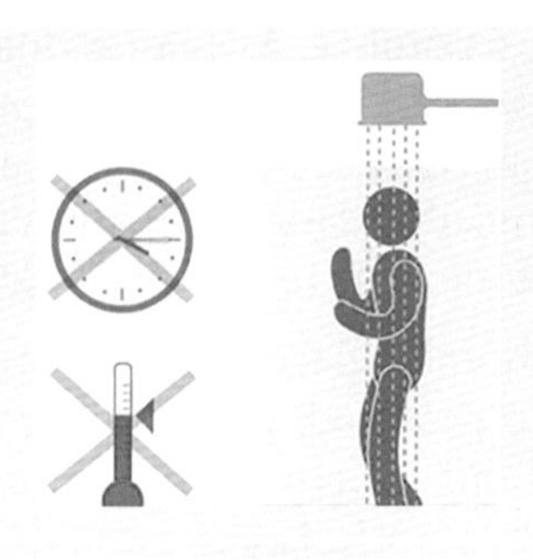

- É permitido dirigir, porém, deve-se ter cuidado com o posicionamento do cinto de segurança para não comprimir o local da punção do cateter nem do equipo do infusor.

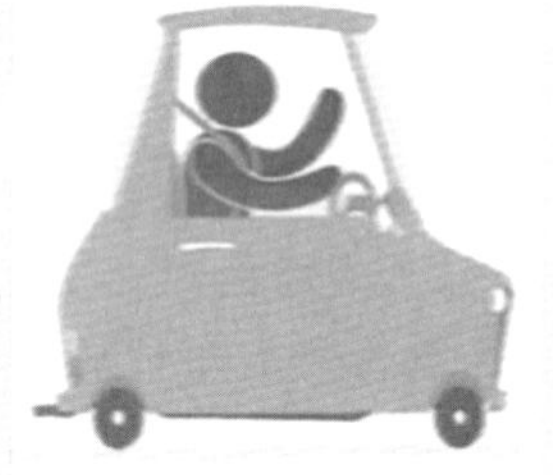

- Informe-se com a enfermeira sobre a data e o horário do término da aplicação para a retirada do infusor.

- Verifique a área do cateter e, na presença de dor, inchaço ou vermelhidão, comunique à equipe de enfermagem por meio do **Alô Enfermeiro**.

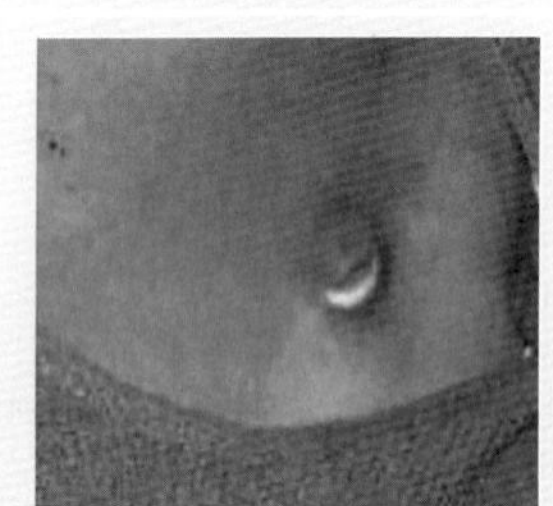

- Em caso de intercorrências (vazamento, fechamento da **pinça**, desconexão da bomba com a extensão da agulha ou saída acidental da agulha conectada ao cateter, entre outros), entre em contato imediatamente com a equipe de enfermagem, por meio do **Alô Enfermeiro**.

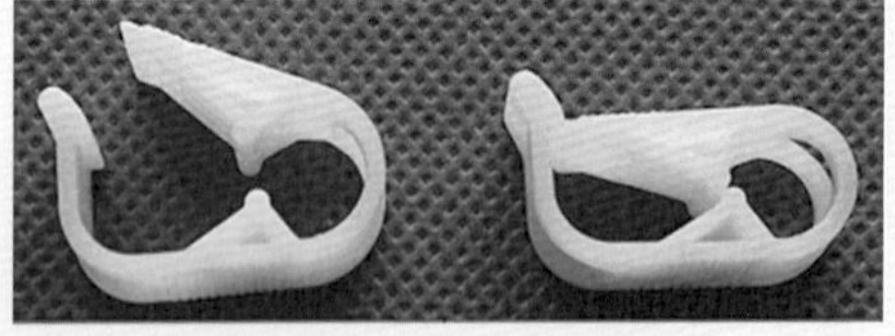

ABERTA **FECHADA**

____

Enfermeiro responsável pela orientação

Fonte: Adaptado de http://bmrmedical.com.br/produtos/autofuser.

BIBLIOGRAFIA CONSULTADA

ASHP - Guidelines on Preventing Medication Errors with Chemotherapy and Biotherapy. Medication Misadventures - Guidelines. 2002. Am J Health-Syst Pharm, v. 72. 2015 [acesso em 7 set. 2018]. Disponível em: http://www.ajhp.org/content/72/8/e6.long?sso-checked=true.

Bonassa EM; Santana TR. Enfermagem em terapêutica oncológica. Rio de Janeiro: Atheneu; 2012.

Lech J. Manual de procedimentos de enfermagem. São Paulo: Martinari; 2006.

Ribeiro TS, Santos VO. Segurança do paciente na administração de quimioterapia antineoplásica: uma revisão de literatura. Rev Brasileira de Cancerologia. 2015; 61(2):145-153 [acesso em 20 set. 2018]. Disponível em: http://www.inca.gov.br/rbc/n_61/v02/pdf/09-revisao-de-literatura-seguranca-do-paciente-na-administracao-de-quimioterapia-antineoplasica-uma-revisao-integrativa.pdf.

Samtronic. Bomba elastomérica. s/d. [acesso em 24 ago. 2018]. Disponível em: http://www.samtronic.com.br/PT_Br/bomba-elastomerica.html.

25

Prevenção, Tratamento e Monitoramento de Extravasamento de Drogas Antineoplásicas

Andrea de Paula Rabelo
Priscila Rangel de Souza
Andreia Silveira Medeiros Santos

CONCEITO

Dentre os principais eventos adversos relacionados à administração endovenosa da terapia antineoplásica, o extravasamento destaca-se como a complicação aguda mais severa, causando extremo desconforto ao paciente e exigindo dos profissionais, habilidades clínicas para prevenir, diagnosticar e intervir precocemente.

A *Oncology Nursing Society* (ONS) recomenda rigorosa rotina de aplicação e sugere um *checklist* para administração de quimioterapia.

O extravasamento de antineoplásicos é definido como o escape da droga do vaso sanguíneo aos tecidos circunjacentes. A ação das drogas antineoplásicas no tecido extravasado pode acarretar grave destruição tecidual. O grau de lesão tissular está diretamente relacionado ao potencial de lesão da droga, concentração e intervalo entre o reconhecimento e tratamento.

Classificação das drogas quimioterápicas segundo seu potencial de lesão

- **Drogas vesicantes:** Provocam irritação severa com formação de vesículas e destruição tecidual. Drogas vesicantes que não se unem ao DNA causam dano imediato, porém são rapidamente inativadas. Drogas vesicantes que se unem ao DNA causam dano imediato, permanecem ativas nos tecidos.

- **Drogas irritantes:** Causam reação inflamatória local, dor e queimação cutânea sem necrose tecidual e/ou formação de vesículas. No entanto, drogas irritantes podem apresentar características vesicantes, dependendo da concentração da medicação extravasada, bem como o tempo de exposição do tecido.
- **Drogas não vesicantes e/ou irritantes:** Causam desconforto local, mas não causam reação inflamatória e/ou lesão.

OBJETIVOS

- A equipe de enfermagem deve ser capacitada na prevenção e no gerenciamento do extravasamento.
- Quando há extravasamento de antineoplásico, a atuação do enfermeiro ocorre em diversas fases: no cuidado imediato, na orientação do cuidado após alta para domicílio e no monitoramento do paciente até o fechamento do evento. O grau do dano e sua classificação – se permanente ou não – dependerão da intervenção da enfermagem, adesão ao tratamento orientado, classificação da droga e quantidade extravasada. O desfecho do evento pode ocasionar a interrupção do esquema de quimioterapia proposto ao paciente.
- Nortear os profissionais assistenciais para atuar de maneira sistemática e assertiva no processo de prevenção, atuação e monitoramento do extravasamento.
- Realizar avaliação direcionada com foco na segurança da assistência do processo de administração de antineoplásicos.
- Estabelecer uma gestão adequada do evento adverso, minimizando os riscos e danos decorrentes do extravasamento de drogas antineoplásicas.

COMPETÊNCIA PROFISSIONAL

- Equipe de enfermagem.

MATERIAIS

Toda unidade onde há administração de agentes antineoplásicos deve dispor, com fácil acesso, de um *kit* de materiais para atuação em caso de extravasamento.

- *Kit* para extravasamento:
  - Régua numérica flexível para mensurar área extravasada.
  - 1 pacote de gaze estéril.
  - Máscara com filtro PFF2 – de carvão ativado.
  - Avental impermeável de mangas longas com punhos ajustados.

- o Seringa de 10 ml.
- o Seringa de 3 ml.
- o 4 agulhas de 13 × 0,45 mm.
- o 2 agulhas de 40 × 12 mm.
- o 1 par de luvas de procedimento.
- o 1 bolsa de borracha para compressa térmica.
- o 1 ampola de SF 0,9% 10 ml.
- o Antídoto específico conforme droga extravasada.

DESCRIÇÃO DO PROCEDIMENTO

Medidas de prevenção do extravasamento de drogas antineoplásicas

Acesso venoso periférico

- Higienizar as mãos, conforme política institucional.
- Proceder com a identificação do paciente, utilizando dois identificadores (nome e data de nascimento).
- Explicar o procedimento ao paciente e acompanhante.
- Colocar os EPIs: óculos de proteção e luvas para procedimentos.
- Proceder à procura do acesso venoso adequado a partir da região distal para a proximal.
- Avaliar as condições da rede venosa periférica e evitar punção de membros submetidos à irradiação, edemaciados, com lesões ou metástases, distúrbios motores ou sensoriais (plegia, paresia, parestesia) e membros excessivamente puncionados.
- Questionar se há contraindicação de punção em alguns dos membros, como mastectomia com esvaziamento axilar, cateterismo vascular superior recente, tumoração em região axilar, ou qualquer situação que dificulte o retorno venoso.
- Selecionar a veia que ofereça a melhor proteção às articulações, tendões e nervos e cause o menor prejuízo anatômico e funcional, como disfunção motora e sensorial permanente, caso ocorra extravasamento.
- Evitar acesso venoso de veias rígidas e endurecidas, com alterações de cor e doloridas.

- Evitar ao máximo a fossa antecubital, apesar de oferecer as veias mais calibrosas e acessíveis, pois no local existem estruturas importantes (artérias, nervos, tendões) que, quando lesadas, levam a comprometimento articular de difícil correção, ocasionando prejuízo funcional do membro (contratura, imobilidade), frequentemente irreparável, e também devido ao fato de o local retardar o diagnóstico de complacência.
- Se necessário, utilizar recursos para promover a dilatação dos vasos e facilitar sua visualização e punção como: compressa morna; solicitar ao paciente que abaixe o braço de forma a dificultar o retorno venoso e abra e feche a mão diversas vezes, favorecendo o enchimento capilar. Evitar dar "tapinhas" sobre a veia, pois são dolorosos e podem lesar o vaso.
- Após a escolha da veia adequada, realizar punção venosa periférica com o dispositivo venoso padronizado pela instituição. Não é recomendada a administração do agente quimioterápico com cateter agulhado tipo borboleta; utilizar cateter sobre agulha.
- Em caso de tentativa de punção sem êxito, puncionar o acesso venoso periférico preferencialmente distante do primeiro local escolhido.
- Fixar o dispositivo com filme adesivo transparente para administração de drogas vesicantes e fixador adesivo para drogas irritantes. A fixação deve ser segura, porém sem excesso, o que pode prejudicar a visibilidade da área.
- Solicitar ao paciente que evite movimentos bruscos e excesso de movimentação do membro puncionado durante a aplicação do quimioterápico.
- Manter vigilância contínua durante a infusão do quimioterápico.
- Solicitar ao paciente para comunicar quaisquer anormalidades como: dor, calor local, hiperemia, edema e diminuição do gotejamento.
- Solicitar que o paciente comunique à equipe se quiser ir ao banheiro para que a droga seja interrompida momentaneamente. O paciente não deve ser encaminhado ao banheiro recebendo a droga antineoplásica. Pausar o quimioterápico e instalar soro simples para manter a veia.
- No retorno do paciente do banheiro, antes de reinstalar o quimioterápico, verificar: sinais de infiltração como edema peripunção, inserção correta do dispositivo no vaso puncionado, integridade da fixação, retorno venoso, infusão franca da solução simples com a pinça aberta e queixas do paciente. Se houver acesso pérvio sem sinais de infiltração, reinstalar o quimioterápico; se houver infiltração da solução simples, retirar punção e puncionar novo acesso venoso.

Acesso venoso central

- Higienizar as mãos conforme política institucional.
- Explicar o procedimento ao paciente e acompanhante.
- Se o paciente for portador de cateter venoso central de longa permanência e totalmente implantável, promover a privacidade dele e realizar a punção de acordo com o procedimento institucional.
- Certificar-se do correto posicionamento do dispositivo antes de aplicar o quimioterápico (testar o acesso), por meio das seguintes manobras:
  - Administrar inicialmente solução parenteral simples (por exemplo, soro fisiológico 0,9%).
  - Abrir a pinça do equipo e certificar-se de que o fluxo está adequado (infusão franca à abertura da pinça).
  - Testar o retorno venoso.
  - Observar a área da punção: edema e hiperemia são sinais de extravasamento.
  - Observar as queixas do paciente; dor, queimação e "agulhadas" são sintomas de extravasamento.
  - Observar se há deslocamento ou dobradura do dispositivo no acesso venoso; se necessário, retirar cuidadosamente a fixação e inspecionar a área.
  - Puncionar outro acesso venoso, caso haja dúvida sobre as condições do atual (refluxo ausente e infusão lenta, dispositivo não inserido totalmente no reservatório etc.).
  - Não iniciar a terapia se não houver retorno venoso e/ou apresentar-se resistência à infusão.
  - Instalar o quimioterápico conforme procedimento descrito neste manual.
  - Manter a área puncionada sob observação constante durante o período de infusão do quimioterápico, especialmente quando for droga vesicante.
  - Instruir o paciente para comunicar imediatamente qualquer anormalidade: dor, queimação, formigamento, prurido ou "agulhadas".
  - Retirar as luvas de procedimento e descartá-las em lixo apropriado.
  - Realizar higienização das mãos conforme política institucional.

Observações

- Nunca puncionar membros correspondentes à mastectomia com esvaziamento axilar, membros inferiores e com comprometimento linfonodal.

- o Administrar quimioterápicos vesicantes somente em acesso venoso recém-puncionado (há menos de 24 horas).
- o Evitar administrar drogas vesicantes em infusão contínua prolongada (por mais de 20 minutos) por meio de veia periférica. Nesses casos, é recomendado acesso venoso central.
- o Administrar, se possível, quimioterápicos vesicantes antes dos não vesicantes, pois a veia está mais estável e menos irritada no início do tratamento e, por isso, menos suscetível a lesões, ruptura e espasmo – exceto quando o protocolo preconiza a ordem da administração das drogas começando pelas irritantes.
- o Administrar drogas vesicantes em sistema fechado com pouco volume (100 ml) para que não se ultrapasse o período de 15 minutos, tornando-a menos irritante ao endotélio venoso.
- o Checar o acesso também para a administração de drogas por meio de cateteres centrais.
- o Não é recomendado utilizar bomba de infusão contínua na administração de drogas vesicantes em acesso venoso periférico, pois, em caso de extravasamento, a bomba continuará infundindo a medicação, aumentando a área extravasada.

Atuação do enfermeiro na vigência do extravasamento

Extravasamento em acesso venoso periférico

O extravasamento de drogas antineoplásicas geralmente apresenta as seguintes características definidoras: dor (ardência, sensação de agulhadas) no local da punção, hiperemia, edema, ausência de retorno venoso, diminuição ou interrupção da infusão do quimioterápico. Vale ressaltar que muitos pacientes não apresentam queixa e, assim, é essencial a inspeção contínua da equipe de enfermagem durante a administração do agente quimioterápico. Mediante essas ocorrências, proceder da seguinte maneira:

- Interromper imediatamente a infusão e manter o dispositivo no local.
- Desconectar o equipo ou seringa que contém o agente antineoplásico.
- Conectar a seringa de 5 ml ao dispositivo, aspirar a medicação residual existente e, se possível, parte daquela extravasada para os tecidos.
- Remover o cateter e, com o auxílio de uma lâmina de gaze, aplicar leve pressão no local.
- Mensurar o local com a régua.

- Aplicar o antídoto recomendado a depender da droga extravasada, conforme recomendado em tabela anexa.
- Aplicar compressas térmicas a depender do quimioterápico extravasado, conforme tabela em anexo.
- Manter o membro afetado elevado acima do nível cardíaco.
- No caso de extravasamento de drogas irritantes e vesicantes, realizar o registro fotográfico do local, para acompanhamento. Aplicar junto ao paciente o termo de autorização de imagem padronizado pela instituição.
- Notificar o médico responsável pelo paciente e/ou médico plantonista.
- Avaliar, juntamente com a equipe médica, a necessidade de encaminhamento para outros profissionais como: estomaterapia, cirurgião plástico, equipe de reabilitação.
- Fornecer orientações por escrito ao paciente para cuidados em domicilio.
- Preencher impresso de notificação do extravasamento padronizado pela instituição.

Extravasamento em acesso venoso central

- Parar imediatamente a infusão do quimioterápico se o paciente apresentar dor, rubor, edema, diminuição da infusão ou qualquer desconforto no local ou trajeto do acesso venoso central.
- Desconectar o equipo ou seringa que contém o agente antineoplásico.
- Realizar inspeção visual para verificar se houve deslocamento da agulha, caso o paciente use cateter venoso central de longa permanência e totalmente implantado.
- Aspirar a droga do reservatório do cateter venoso central de longa permanência e totalmente implantado ou do local de saída do cateter tunelizado. Se a causa do extravasamento é o deslocamento da agulha, tentar aspirar o fármaco do tecido subcutâneo.
- Mensurar o local com a régua.
- Aplicar o antídoto recomendado a depender da droga extravasada, conforme recomendado em tabela anexa.
- Aplicar compressas térmicas a depender do quimioterápico extravasado, conforme tabela em anexo.
- Notificar o médico responsável pelo paciente e/ou médico plantonista. Se necessário, solicitar confirmação radiológica de deslocamento/fratura do cateter.

- Preencher impresso de notificação do extravasamento padronizado pela instituição.
- Fornecer orientações por escrito ao paciente.

Observação

- Para melhor acompanhamento do extravasamento é recomendável realizar o registro fotográfico do local no dia do evento e nas avaliações subsequentes. Aplicar junto ao paciente, o termo de autorização de imagem padronizado pela instituição.

Monitoramento

Dependendo da droga extravasada, a destruição tecidual pode evoluir durante semanas ou meses. Por esse motivo, a suspeita ou ocorrência de extravasamento deve ser acompanhada.

Avaliação presencial

- Avaliar região extravasada: mensurar área, presença de sinais flogísticos, dificuldade de mobilidade, parestesias do membro afetado, queixas do paciente. Se droga vesicante ou irritante, realizar o registro fotográfico do local e comparar os dados com as informações anteriores para avaliar a evolução do quadro do paciente. Aplicar junto ao paciente o termo de autorização de imagem padronizado pela instituição.
- Avaliar, juntamente com a equipe médica, a necessidade de encaminhamento para cirurgia plástica, prescrição de analgésicos e anti-inflamatórios.
- Avaliar a necessidade de acompanhamento da estomaterapia, fisioterapia e psicologia.
- Realizar monitoramento telefônico conforme descrito abaixo e reconvocar paciente para reavaliação se necessário. Na vigência do desaparecimento dos sinais e sintomas locais após o monitoramento, registrar alta do paciente.

Monitoramento telefônico

- Entrar em contato telefônico com o paciente de acordo com o tipo de droga extravasada:
  - **Neutros:** Seguimento D1 e D5, e S/N até ALTA.
  - **Irritantes:** Seguimento D1 a D3, D5, D7, e S/N até ALTA.

- **Vesicantes:** Seguimento D1 a D3, D5, D7 a D10 e S/N até ALTA. Nesses casos o monitoramento, preferencialmente, deverá ser presencial.

- Questionar paciente quanto a sinais flogísticos, déficits sensoriais e de mobilidade do membro afetado, bem como lesão de continuidade.
- Anotar evolução do paciente no prontuário.
- Se positivos os sintomas descritos, convocar o paciente para avaliação presencial. No caso de acompanhamento telefônico sem intercorrências, estabelecer alta conforme descrito no seguimento e reforçar o contato telefônico se houver alterações locais após esse período.

RESULTADOS ESPERADOS

- Prevenção e detecção precoce do extravasamento de drogas antineoplásicas.
- Ausência de extravasamento.
- Administração drogas vesicantes e irritantes de forma segura.
- Aplicar rapidamente as medidas terapêuticas no extravasamento de quimioterápicos.
- Acompanhamento conjunto dos especialistas necessários.
- Notificação adequada para o planejamento de ações preventivas e corretivas.
- Minimizar danos decorrentes do extravasamento de quimioterápicos.

PONTOS CRÍTICOS

- Escolha inadequada do acesso venoso e dispositivo venoso.
- Orientação inadequada ao paciente.
- Condições de rede venosa periférica precária.
- Comunicação inadequada entre a equipe.
- Desconhecimento do procedimento por parte do profissional.
- Falta de treinamento.
- Falha de comunicação com paciente.
- Falha na adesão do paciente ao tratamento proposto.
- Falha no seguimento do paciente.
- Indisponibilidade de materiais.

ANEXO

Quadro de classificação dos quimioterápicos, antídotos e conduta.

Classificação das drogas antineoplásicas e recomendações de antídotos			
Vesicantes			
Droga	**Compressa**	**Antídoto**	**Procedimento**
Carmustina-Dactinomicina Daunomicina Doxorrubicina Idarrubicina Mitomicina Epirrubicina	Fria	Dexametasona 4 mg/1 ml e hidrocortisona 1% creme	Administrar dexametasona 4 mg/1 ml SC dividida em quatro aplicações subcutâneas no sentido da borda para o centro do edema. Aplicar uma fina camada da pomada de hidrocortisona 1% e em seguida colocar compressa gelada no local onde ocorreu o extravasamento cinco vezes ao dia, durante 60 minutos, por dez dias.
Docetaxel	Fria	Hidrocortisona 1% creme	Aplicar uma fina camada da pomada de hidrocortisona 1% e compressa gelada durante 60 minutos no local onde ocorreu o extravasamento cinco vezes ao dia, por dez dias.
Paclitaxel	Morna	Hialuronidase 1.500 UI e hidrocortisona 1% creme	Se extravasamento > 5 cm: Administrar hialuronidase 150 UI SC dividida em quatro aplicações subcutâneas no sentido da borda para o centro do edema. Se extravasamento < 5 cm: não é necessário administrar medicação subcutânea. Aplicar uma fina camada da pomada de hidrocortisona 1% e em seguida colocar compressa morna no local onde ocorreu o extravasamento cinco vezes ao dia durante 60 minutos, por dez dias.
Vimblastina Vincristina Vinorelbine	Morna	Hialuronidase 1.500 UI	Administrar hialuronidase 150 UI SC dividida em quatro aplicações subcutâneas no sentido da borda para o centro do edema. Colocar compressa morna no local onde ocorreu o extravasamento cinco vezes ao dia durante 60 minutos, por dez dias.
Neutros			
Ácido Zoledrônico Asparaginase Bevacizumabe Bleomicina Carboplatina Cetuximabe Ciclofosfamida Citarabina Cladribina Fludarabina Gencitabina Metotrexato	Fria	Hidrocortisona 1% creme	Aplicar uma fina camada da pomada de hidrocortisona 1% e compressa fria durante 60 minutos no local onde ocorreu o extravasamento cinco vezes ao dia, por sete dias.

Continua

Continuação

Classificação das drogas antineoplásicas e recomendações de antídotos			
Neutros			
Droga	**Compressa**	**Antídoto**	**Procedimento**
Pamidronato Panitumumabe Pemetrexede Raltitrexede Rituximabe Tensirolimus Trastuzumabe			
Irinotecano Topotecano	Morna		Aplicar uma fina camada da pomada de hidrocortisona 1% e compressa morna durante 60 minutos no local onde ocorreu o extravasamento cinco vezes ao dia, por sete dias.
Irritantes			
Bortezomibe Oxaliplatina	Morna	Hidrocortisona 1% creme	Aplicar uma fina camada da pomada de hidrocortisona 1% e compressa morna durante 60 minutos no local onde ocorreu o extravasamento cinco vezes ao dia, por sete dias.
Cisplatina Dacarbazina Doxorrubina Lipossomal Fluoruracil Ifosfamida Mitoxantrona	Fria		Aplicar uma fina camada da pomada de hidrocortisona 1% e compressa fria durante 60 minutos no local onde ocorreu o extravasamento cinco vezes ao dia, por sete dias.
Etoposídeo	Morna	–	Compressa morna no local onde ocorreu o extravasamento cinco vezes ao dia, por 60 minutos, por sete dias.

Fonte: Extraído do procedimento "Prevenção, tratamento e monitoramento de extravasamento de drogas antineoplásicas". Elaborado por Rabelo AP, Souza PR, Diz MPE, Sabanai AH.

BIBLIOGRAFIA CONSULTADA

Adani NP et al. Extravasamento de drogas antineoplásicas: notificação e cuidados prestados. Rev Brasileira de Cancerologia. 2001;47(2):143-51 [acesso em 24 ago. 2018]. Disponível em: http://www.inca.gov.br/rbc/n_47/v02/pdf/artigo2.pdf.

Bonassa EMA. Toxicidade dermatológica. Enfermagem em terapêutica oncológica. 3. ed. Rio de Janeiro: Atheneu; 2012.

Boulanger J et al. Management of the extravasation of antineoplasic agents. Support Care Cancer. 2015.

British Columbia Cancer Agency. Extravasation of chemotherapy, prevention and management of. number III-20, 2016.

Brunherotti MR. Intervenções no extravasamento de quimioterápicos vesicantes: revisão integrativa da literatura. Tese [Doutorado]. Universidade de São Paulo Ribeirão Preto; 2007.

Chanes DC et al. Extravasamento de drogas antineoplásicas em pediatria: algoritmos para prevenção, tratamento e segmento. Rev Brasileira de Cancerologia. 2008;54(3):263-273 [acesso em 24 set. 2018]. Disponível em: http://www.saudedireta.com.br/docsupload/1340460202revisao_1_pag_263a273.pdf.

Children's Oncology Group. Extravasation Guidelines. 2007. Disponível em: http://www.extravasation.org.uk.

Ferreira KASL, Caponero R, Teixeira MJ. Dor induzida por quimioterapia antineoplásica: mecanismos, prevenção e tratamento. Prática Hospitalar. 2008;X(57).

Fidalgo JAP et al. Management of chemotherapy extravasation. ESMO-EONS Clinical Practice Guidelines. Annal of Onclology. 2012.

NECN – North of England Cancer Network. Guidelines for Management of Extravasation. v. 5. 5 nov 2016 [acesso em 7 set. 2018]. Disponível em: http://www.necn.nhs.uk/wp-content/uploads/2012/11/NECN-Guidelines-for-Management-of-Extravasation-v5.5-Nov-2016.pdf.

Surrey, West Sussex and Hampshire Cancer Network. Guidelines for prevention and management of Chemotherapy Extravasation. 2009.

Y. Wengström; A. Margulies. European Oncology Nursing Society. Extravasation Guidelines Implementation. European Journal of Oncology Nursing. 2008;12(4):357-361 [acesso em 23 set. 2018]. Disponível em: https://www.sciencedirect.com/science/article/pii/S1462388908001002?via%3Dihub.

26

Heparinização de Cateter Venoso Central de Longa e Curta Permanência

Juliana Ribeiro Gonçalves
Natasha de Lutiis Nedachi
Cecília Farhat Serrano
Luciana Benites Melero Souza
Anderson Soares Santos
Rosemeire Grosso

CONCEITO

Este protocolo descreve a utilização de um agente farmacológico anticoagulante com o intuito de manutenção de uma via de acesso venoso, prevenindo a obstrução e fenômenos tromboembolíticos no cateter venoso central semi-implantado por formação de coágulo.

OBJETIVOS

- Padronizar o protocolo de heparinização.
- Prevenir a oclusão da luz do cateter por depósitos de trombina e fibrina.
- Prevenir infecções relacionadas ao cateter ao evitar a formação de substrato – trombo e fibrina – para colonização microbiana.

COMPETÊNCIA PROFISSIONAL

- Enfermeiro.

MATERIAL

Cateter venoso central semi-implantado

Material necessário para cada via do cateter

Heparinização

- 1 bandeja de inox.

- 2 seringas de 10 ml.
- 1 seringa de 20 ml.
- 2 ampolas de solução fisiológica 0,9% de 10 ml.
- 1 par de luvas de procedimento.
- 2 agulhas 40 × 12.
- 1 ampola de heparina 100 UI/ml 5 ml.
- *Swab* alcoólico.
- Campo estéril impermeável.
- 2 máscaras cirúrgicas (1 para profissional e 1 para paciente).

Cateter venoso central totalmente implantado

Para pacientes com cateter não puncionado (heparinização eletiva)

- 1 mesa de apoio.
- Óculos de proteção individual.
- 1 bandeja de inox.
- 1 campo estéril impermeável.
- 1 agulha Huber com calibre adequado, conforme prévia avaliação do paciente.
- 2 pares de luvas estéreis.
- 2 ampolas de soro fisiológico 0,9% (10 ml).
- 1 ampola de heparina 100 UI/ml 5 ml.
- 1 agulha 1,20 × 25 ou 40 × 12.
- 1 seringa de 20 ml.
- 1 seringa de 10 ml.
- 2 pacotes de gaze estéril.
- 1 frasco de clorexidina alcoólica 2%.
- *Swabs* de álcool.
- 2 máscaras cirúrgicas (1 para profissional e 1 para paciente).

Para pacientes com cateter previamente puncionado:

- 1 mesa de apoio.
- 1 bandeja de inox.

- 1 par de luvas de procedimento.
- 2 ampolas de soro fisiológico 0,9% (10 ml).
- 1 ampola de heparina 100 UI/ml 5 ml.
- 2 agulhas 1,20 × 25 ou 40 × 12.
- 1 seringa de 20 ml.
- 1 seringa de 10 ml.
- *Swabs* de álcool.

DESCRIÇÃO DO PROCEDIMENTO

Cateter venoso central semi-implantado de curta e longa permanência

- Reunir o material.
- Realizar identificação do paciente utilizando dois identificadores (nome e data de nascimento), conforme protocolo institucional.
- Orientar o paciente e familiar quanto ao procedimento a ser realizado.
- Posicionar o paciente confortavelmente e em ambiente reservado.
- Higienizar as mãos, conforme política da instituição.
- Colocar a máscara cirúrgica (no profissional e no paciente).
- Com técnica asséptica rigorosa, realizar a desinfecção com dois *swabs* alcoólicos, friccionando por 10 segundos cada ampola de soro fisiológico 0,9%, e a ampola de heparina 100 UI/ml. Após a desinfecção, abrir e posicioná-las de maneira a não contaminar o conteúdo.
- Aspirar 20 ml da ampola de soro fisiológico 0,9% com a seringa de 20 ml.
- Aspirar 3 ml da ampola de heparina 100 UI/ml 5 ml, totalizando 300 UI, com a seringa de 10 ml para cateter venoso central semi-implantado de longa permanência para cada via do cateter.
- Aspirar 3 ml da ampola de heparina 100 UI/ml 5 ml, totalizando 300 UI, com a seringa de 10 ml para cateter venoso central semi-implantado de curta permanência para cada via do cateter.
- Higienizar as mãos, conforme política da instituição.
- Calçar as luvas de procedimento.
- Realizar a desinfecção do conector valvulado com dois *swabs* alcoólicos antes de cada acesso, friccionando por 10 segundos cada um.

- Conectar a seringa de 20 ml contendo a solução de soro fisiológico 0,9% no conector valvulado, testar o retorno venoso tracionando o êmbolo da seringa e proceder à infusão com soro fisiológico sob pressão tipo *bolus* ou *flush* em turbilhonamento.
- Desconectar a seringa do conector valvulado.
- Realizar novamente a desinfecção do sistema fechado, friccionando-o por 10 segundos com dois *swabs* alcoólicos.
- Conectar a seringa de 10 ml contendo a solução de heparina 100 UI/ml e proceder à infusão da solução sob pressão tipo *bolus* ou *flush* em turbilhonamento.
- Fechar o *clamp* do cateter.
- Desconectar a seringa do conector valvulado.
- Reunir o lixo e descartar perfurocortantes na caixa coletora de perfurocortantes e os demais resíduos em lixo infectante.
- Retirar as luvas de procedimento e descartar em lixo infectante.
- Ao término do procedimento, higienizar as mãos conforme protocolo institucional.

Se houver alta com o cateter, orientar o paciente quanto a:

Alta com cateter semi-implantado de longa permanência

- Agendar retorno ao serviço para realização de curativo e heparinização a cada sete dias ou conforme protocolo institucional.
- Evitar atividades que provoquem a tração do cateter.
- Evitar banhos de mar, piscina ou imersão, enquanto estiver com o cateter.
- Realizar o curativo a cada sete dias, ou sempre que ele estiver sujo ou se soltando.
- Cobrir o cateter com papel filme e fita adesiva antes do banho
- Ao término, o procedimento deve ser devidamente registrado em prontuário contemplando-se data, hora, volume de soro administrado, volume de UI de heparina, presença de fluxo e refluxo, local, presença de sinais flogísticos e aspecto do curativo.
- Orientar o paciente, em caso de hipertermia, hiperemia peri ou no trajeto da tunelização do cateter, a procurar atendimento médico de emergência.

Cateter venoso central totalmente implantado de longa permanência

Para pacientes com cateter não puncionado

- Reunir material em uma bandeja de inox.

- Realizar identificação do paciente com dois identificadores (nome e data de nascimento), conforme protocolo institucional.
- Orientar o paciente e acompanhante quanto ao procedimento que será executado.
- Higienizar as mãos conforme política institucional.
- Posicionar o paciente confortavelmente e em ambiente reservado.
- Utilizar máscara cirúrgica, oferecê-la ao paciente e auxiliá-lo na colocação.
- Realizar palpação na região do cateter para a localização dele.
- Abrir um pacote de gaze estéril na técnica estéril e embeber com solução de clorexidina alcoólica 2%.
- Paramentar-se com óculos de proteção individual.
- Calçar luva estéril com técnica apropriada.
- Realizar desinfecção da região de inserção do cateter conforme política institucional.
- Apoiar gaze embebida em solução de clorexidina alcoólica 2% na região de inserção.
- Retirar luvas e descartá-las em lixo infectante.
- Realizar higienização das mãos conforme política institucional.
- Abrir campo estéril impermeável em mesa de apoio.
- Com técnica asséptica rigorosa, realizar desinfecção com dois *swabs* de álcool (um de cada vez) em cada ampola de soro fisiológico 0,9% e na ampola de heparina de 100 UI/ml 5 ml e abri-las, posicionando-as de forma a não se contaminarem.
- Abrir e colocar sobre o campo estéril: seringa de 20 ml, seringa de 10 ml, agulha 1,20 × 25 ou 40 × 12 e agulha Huber.
- Abrir um pacote de gaze estéril na técnica apropriada e embeber com solução de clorexidina alcoólica 2%.
- Realizar higiene das mãos.
- Calçar luva estéril com técnica apropriada.
- Utilizar agulha 1,20 × 25 ou 40 × 12 e aspirar com uma seringa de 20 ml as duas ampolas de soro fisiológico 0,9% 10 ml.
- Retirar a agulha 1,20 × 25 ou 40 × 12, conectar em seringa de 10 ml e aspirar 3 ml de heparina solução totalizando 300 UI.

- Conectar a seringa de 20 ml, contendo 20 ml de soro fisiológico 0,9%, na agulha Huber e preencher o circuito.
- Retirar gaze colocada anteriormente na região de punção do cateter.
- Com a mão dominante, segurar a agulha Huber conectada em seringa de 20 ml com soro fisiológico 0,9%.
- Com a mão não dominante, segurar bordas do cateter.
- Comunicar paciente sobre momento da punção.
- Puncionar região central do cateter.
- Após punção, aspirar com a seringa a fim de obter retorno venoso, certificando-se da punção correta.
- Realizar *flush* com 20 ml de soro fisiológico 0,9%.
- Fechar o *clamp* do cateter e realizar a troca da seringa de 20 ml para a seringa de 10 ml contendo 3 ml de heparina solução.
- Abrir o *clamp* e realizar *flush* com 3 ml de heparina, totalizando 300 UI.
- Fechar o *clamp* do cateter.
- Orientar o paciente sobre o momento da retirada da agulha Huber.
- Realizar leve compressão no local com objetivo de diminuir o sangramento local.
- Ocluir com bandagem para hemostasia.
- Reunir o material utilizado, descartar resíduos perfurocortantes em caixa coletora e o restante dos resíduos em lixo infectante.
- Retirar luvas estéreis e descartá-las em lixo infectante.
- Higienizar as mãos conforme política institucional.
- Anotar em prontuário informações contendo local do cateter, número de tentativas de punção, presença de fluxo e refluxo e tipo de curativo utilizado.
- Orientar agendamento de heparinização para um período entre 28 e 30 dias em paciente com esquema de manutenção ou conforme política institucional.

Para pacientes em regime de internação – em cateter previamente puncionado:

- Reunir o material em bandeja de inox.
- Orientar o paciente e acompanhante quanto ao procedimento que será executado.
- Realizar higienização das mãos conforme política institucional.

- Realizar desinfecção com dois *swabs* de álcool em cada ampola de soro fisiológico 0,9% e na ampola de heparina 100 UI/ml 5 ml e abri-las, posicionando-as de forma a não contaminá-las.
- Calçar luvas de procedimento.
- Utilizar agulha 1,20 × 25 ou 40 × 12 e aspirar com seringa de 20 ml as duas ampolas de soro fisiológico 0,9% 10 ml.
- Utilizar agulha 1,20 × 25 ou 40 × 12, conectar em seringa de 10 ml e aspirar 3 ml de heparina solução totalizando 300 UI.
- Realizar limpeza do conector valvulado com dois *swabs* de álcool, em movimento rotacional.
- Retirar a agulha 1,20 × 25 ou 40 × 12 da seringa de 20 ml e conectar a seringa ao conector valvulado.
- Realizar aspiração verificando a presença de retorno venoso.
- Realizar *flush* com turbilhonamento com 20 ml da solução de soro fisiológico 0,9%.
- Fechar *clamp* do cateter e desconectar a seringa.
- Realizar limpeza do conector valvulado com dois *swabs* de álcool, em movimento rotacional.
- Retirar a agulha 1,20 × 25 ou 40 × 12 da seringa de 10 ml e conectar a seringa ao sistema conector valvulado do cateter.
- Conectar a seringa de 10 ml, abrir o *clamp* e realizar *flush* com 3 ml de heparina, totalizando 300 UI.
- Retirar a seringa, manter o *clamp* fechado.
- Reunir o material utilizado, descartando os resíduos perfurocortantes em caixa coletora e o restante dos resíduos em lixo infectante.
- Retirar luvas de procedimento e descartá-las em lixo infectante.
- Higienizar as mãos conforme política institucional.
- Anotar em prontuário informações como local do cateter, número de tentativas de punção, presença de fluxo e refluxo e tipo de curativo utilizado.
- Para pacientes em esquema de internação, realizar troca de agulha Huber a cada sete dias e do sistema fechado a cada 72 horas ou conforme protocolo institucional.

Observação

- Não utilizar a bureta ou frasco de soro para realizar o *flush* de 20 ml de soro fisiológico, pois é necessária a pressão exercida com seringa de 20 ml para limpar o reservatório.

RESULTADO ESPERADO

- Evitar o acúmulo de resíduos de sangue e medicamentos que possam obstruir o cateter, mantendo a permeabilidade da luz do acesso venoso.

PONTOS CRÍTICOS

- Má compreensão do paciente e do familiar em relação aos cuidados de manutenção do cateter.
- Obstrução do cateter.
- Risco de infecção.
- Risco de tração/rompimento.
- Hipertermia – acionar o médico responsável para avaliação do paciente.
- Infundir anticoagulante em volume superior ao *prime* do cateter.
- Verificar restrição ao uso de anticoagulante.
- Quebra de barreira durante procedimento.

Atenção

- Não se recomenda o uso de seringa inferior a 5 ml pelo risco de ruptura do cateter por pressão.

BIBLIOGRAFIA CONSULTADA

Archer E, Bell SD, Bocchino NL et al. Procedimentos e protocolos. Rio de Janeiro: Guanabara Koogan; 2005.

Ayuob AC et al. Planejando o cuidar na enfermagem oncológica. São Paulo: Lemar; 2000.

Banha F, Vivas P, Pires R. Heparinização de cateteres. Revista Científica de Enfermagem. Edição Portuguesa – Nursing. Portugal; 2009.

Bonassa EMA, Santana TR. Enfermagem em terapêutica oncológica. 3. ed. Rio de Janeiro: Atheneu; 2005.

Fonseca SM, Pereira SR. Enfermagem em oncologia. Rio de Janeiro: Atheneu; 2014.

Froehner IJ. Cateteres venosos centrais totalmente implantáveis para quimioterapia em 100 pacientes portadores de neoplasias malignas. Universidade Federal de Santa Catarina; 2005.

Guimarães JRQ. Manual de oncologia. 2. ed. São Paulo: BBS Editora; 2006.

Kowalski LP et al. Manual de condutas diagnósticas e terapêuticas em oncologia. 3. ed. São Paulo: Âmbito Editores; 2006.

Lech J. Manual de procedimentos de enfermagem. São Paulo: Martinari; 2006.

Lippincott WW. Nursing procedures. 6th ed. United States: Lippincott USA; 2012.

Mendes LMR. O doente com cateter venoso central. Revista Científica de Enfermagem. Edição Portuguesa – Nursing. Portugal; 2007.

Padilha KG, Vattimo MFF, Silva SC, Kimura M, Watanabe M. Enfermagem em UTI: cuidando do paciente crítico. 2. ed. São Paulo: Manole; 2016.

Santos AD, Pitta GBB. Acessos vasculares para quimioterapia. In: Pitta GBB, Castro AA, Burihan E. Guia Ilustrado, 2003. Disponível em: http://www.lava.med.br/livro.

Santos AE, Siqueira IL, Silva SC. Procedimentos especializados. 2. ed. Rio de Janeiro: Atheneu; 2009.

27

Atuação do Enfermeiro na Terapia com Selo Antimicrobiano (*Lock* Terapia) nos Cateteres de Longa Permanência Totalmente Implantados e Semi-implantados

Francine Fischer Martins
Maura Regina Tarifa
Paula Roberta Santana Coelho
Thais Nagy Rossetto
Gilnei Mira Santos
Ivone Rocha Matos Souto
Joelma da Silva
Rosemeire Grosso

CONCEITO

A terapia com selo antimicrobiano constitui-se na instilação de um antibiótico ou antimicrobiano, com ou sem anticoagulante, apenas no lúmen do cateter, numa concentração 100 a 1.000 vezes superior à concentração inibitória mínima usada habitualmente para terapia sistêmica com essa mesma substância. Essa solução concentrada permanece na luz durante o período de tempo em que o cateter não é usado.

OBJETIVOS

- Esse procedimento descreve a atuação do enfermeiro na terapia com selo antimicrobiano (*lock* terapia) nos cateteres de longa permanência totalmente implantados e semi-implantados, após prescrição pela equipe médica.
- Padronizar a técnica de administração e a atuação do enfermeiro mediante a prescrição da terapia com selo antimicrobiano (*lock* terapia).

COMPETÊNCIA PROFISSIONAL

- Enfermeiro.

MATERIAIS

Terapia com selo antimicrobiano no cateter totalmente implantado de longa permanência

- 2 máscaras cirúrgicas.
- 1 par de óculos de proteção.
- 1 par de luvas de procedimento.
- 2 seringas de 10 ml.
- 1 agulha 25 × 12G.
- *Swabs* de álcool a 70%.

Terapia com selo antimicrobiano no cateter semi-implantável de longa permanência tunelizado

- 2 máscaras cirúrgicas.
- 1 par de óculos de proteção.
- 1 par de luvas de procedimento.
- 4 seringas de 10 ml.
- 2 agulhas 25 × 12G.
- *Swabs* de álcool a 70%.

DESCRIÇÃO DO PROCEDIMENTO

Cateter venoso central totalmente implantado de longa permanência (descrição do procedimento com o cateter já puncionado)

- Reunir o material.
- Garantir a correta identificação do paciente, utilizando dois identificadores (nome e data de nascimento), conforme política institucional.
- Orientar o paciente e acompanhante quanto ao procedimento que será executado.
- Posicionar o paciente confortavelmente e em ambiente reservado.
- Solicitar que o paciente deixe a região do cateter a ser manipulada exposta ou, em casos de pacientes com limitações ou inconscientes, deixar a área do cateter exposta para realizar o procedimento.
- Colocar a máscara cirúrgica e auxiliar o paciente para a colocação da máscara cirúrgica.

- Colocar óculos de proteção.
- Higienizar as mãos.
- Calçar as luvas de procedimento.
- Preparar a diluição do antibiótico conforme protocolo institucional, de acordo com a prescrição médica e o protocolo de diluição para a terapia de selo (*lock* terapia) em anexo.

Observação

  - Em caso de dúvidas, consultar o farmacêutico de referência.

- Realizar desinfecção no dispositivo de sistema fechado, friccionando dois *swabs* de álcool a 70% por 10 segundos (um *swab* de cada vez).
- Conectar a seringa de 10 ml no dispositivo de sistema fechado da agulha Huber.
- Abrir o *clamp* localizado na extensão da agulha Huber e testar o retorno venoso, tracionando o êmbolo da seringa, e aspirar 3 ml de sangue.
- Fechar o *clamp*, desconectar a seringa e desprezá-la com o conteúdo aspirado.
- Realizar desinfecção no dispositivo de sistema fechado, friccionando dois *swabs* de álcool a 70% por 10 segundos (um *swab* de cada vez) conforme protocolo da instituição.
- Conectar a seringa de 10 ml contendo o antibiótico no dispositivo de sistema fechado, abrir o *clamp* e proceder à infusão sob pressão do tipo *flush* ou *bolus*.
- Fechar o *clamp* localizado na extensão da agulha do cateter.
- Realizar desinfecção no dispositivo de sistema fechado, friccionando dois *swabs* de álcool a 70% por 10 segundos (um *swab* de cada vez).
- Reunir o lixo e descartar os perfurocortantes em lixo apropriado.
- Retirar as luvas e descartar em lixo infectante.
- Retirar óculos e máscara.
- Auxiliar o paciente a retirar a máscara.
- Realizar a higienização das mãos.
- Realizar anotação de enfermagem em prontuário.

Cateter semi-implantado de longa permanência tunelizado

- Reunir o material para a realização do procedimento.

- Garantir a correta identificação do paciente.
- Orientar o paciente e acompanhante quanto ao procedimento a ser realizado.
- Posicionar o paciente confortavelmente e em ambiente reservado.
- Colocar a máscara cirúrgica e auxiliar o paciente na colocação da máscara cirúrgica.
- Colocar óculos de proteção.
- Solicitar que o paciente deixe a região do cateter a ser manipulada exposta ou em caso de paciente com limitações ou inconsciente.
- Deixar a área do cateter exposta para realizar o procedimento.
- Higienizar as mãos.
- Calçar as luvas de procedimento.
- Preparar a diluição do antibiótico para cada via do cateter, de acordo com a prescrição médica e o protocolo de diluição para a terapia de selo (*lock* terapia) em anexo.
- Realizar desinfecção no dispositivo de sistema fechado, friccionando dois *swabs* de álcool a 70% por 10 segundos (um *swab* de cada vez).
- Conectar a seringa de 10 ml no dispositivo de sistema fechado, aspirar e desprezar o antibiótico presente em cada via do cateter (uma seringa para cada via).
- Fechar o *clamp* da via que está sendo manipulada.
- Realizar desinfecção no dispositivo de sistema fechado, friccionando dois *swabs* de álcool a 70% por 10 segundos (um *swab* de cada vez) em cada via.
- Conectar a seringa de 10 ml contendo o antibiótico no dispositivo de sistema fechado.
- Abrir o *clamp* da via do cateter que será manipulada e realizar a infusão sob pressão do tipo *flush* ou *bolus* (uma seringa para cada via).
- Fechar o *clamp*.
- Realizar desinfecção no dispositivo de sistema fechado, friccionando dois *swabs* de álcool a 70% por 10 segundos (um *swab* de cada vez).
- Reunir o lixo e descartar os perfurocortantes em lixo apropriado.
- Retirar as luvas e descartar em lixo infectante.
- Retirar óculos e máscara.
- Auxiliar o paciente a retirar a máscara.
- Higienizar as mãos.
- Realizar anotação de enfermagem em prontuário.

Observações

- o Somente pacientes de hemodiálise fazem a diluição da *lock* terapia com heparina, porém é necessária a avaliação da equipe da diálise.
- o Atentar para retirar o antibiótico infundido na extensão do cateter nos dias consecutivos de antibioticoterapia.
- o A lavagem do cateter *flush* ou *bolus* com soro fisiológico é proibida, para evitar casos de bacteremia.
- o O uso do cateter fica proibido enquanto se realiza a *lock* terapia.
- o As soluções de antibiótico devem ser trocadas no máximo a cada 24 horas.
- o A troca da agulha Huber deve ser realizada a cada sete dias, no momento que antecede a administração da terapia com selo.
- o A terapia com selo de antibiótico deve ser usada como tentativa de preservar o cateter.
- o É padronizado o volume de 3 ml para preenchimento dos cateteres totalmente implantados e semi-implantáveis na terapia com selo antimicrobiano em cada via.

Contraindicações para a lock terapia

- Cateter central de longa permanência totalmente implantado e cateter central de longa permanência semi-implantado, com ausência de refluxo.
- Presença de instabilidade hemodinâmica devido à infecção do cateter venoso central (CVC) de longa permanência.
- Complicações da infecção do CVC de longa permanência (endocardite, tromboflebite séptica).
- Cateter não tunelizado para hemodiálise, cateter venoso central de curta permanência (com uma ou mais vias), cateter central de inserção periférica (PICC) entre outros.

RESULTADO ESPERADO

- Padronizar a técnica de administração de terapia com selo antimicrobiano pela enfermagem, conforme prescrição médica.

PONTOS CRÍTICOS

- Desconhecimento da técnica de administração da terapia de selo.
- Erro na diluição do antibiótico.

BIBLIOGRAFIA CONSULTADA

APECIH – Associação Paulista de Estudos e Controle de Infecção Hospitalar. São Paulo: APECIH; 2005.

Biernat JC, Santos F, Santos AMG, Raubach AA, Souza MEL, Demin MSS, Kochhann D, Biernat MS. Contaminação de lúmen de cateter de hemodiálise: prevenção e tratamento com M-EDTA. J Bras Nefrol. 2008;30(2):105-12.

Infusion Nurses Society – INS Brasil. Diretrizes Práticas para Terapia Infusional; 2018.

Justo JA, Bookstaver PB. Antibiotic lock therapy: review of technique and logistical challenges. Infect Drug Resist. 2014;7:343–363 [acesso em 7 set. 2018]. Disponível em: https://www.ncbi.nlm.nih.gov/pmc/articles/PMC4271721/.

28

Teste Intradérmico de Hipersensibilidade à Asparaginase

Mayumi Araujo Kuwano
Andreia Silveira Medeiros Santos
Priscila Rangel de Souza

CONCEITO

A asparaginase (Elspar, L-asparaginase) é uma enzima macromolecular, derivada da *Escherichia coli* ou de outras bactérias (*Erwinia carotovara* ou *Erwinia chrysanthemi*), que hidroliza o aminoácido asparagina, essencial para o ciclo celular das células leucêmicas. Suas vias de administração podem ser IM ou EV sob infusão (mais rara).

É indicada para o tratamento de leucemia linfocítica aguda e linfoma linfoblástico. Contraindicações: Para pacientes que apresentaram reações de hipersensibilidade prévias à asparaginase ou a qualquer componente da formulação; insuficiência hepática; paciente com pancreatite ou com histórico de pancreatite; uso recente da vacina contra febre amarela; e uso de fenitoína.

Recomenda-se que a asparaginase seja administrada em ambiente hospitalar, sob supervisão médica, com equipe qualificada e experiente na administração de quimioterápicos. Antes da administração, é essencial checar materiais de emergência, oxigênio e drogas para eventual hipersensibilidade. A incidência de complicações alérgicas aumenta de acordo com a dose, via e frequência da administração, além da duração do tratamento.

Os sinais e sintomas mais comuns de reações de hipersensibilidade são urticária e *rash* cutâneo, seguido de dispneia, hipotensão, edema facial, tremores, febre, calafrios, espasmo de laringe e perda de consciência. Devido ao risco de reações alérgicas muitas vezes graves, como anafilaxia ou até morte súbita, é realizado o teste intradérmico de hipersensibilidade à asparaginase antes da administração inicial, ou sempre que a dose for repetida com um intervalo maior do que uma semana.

Nos pacientes comprovadamente sensíveis à asparaginase, o tratamento somente poderá ser iniciado ou reiniciado depois se de realizar uma dessensibilização à medicação, que também pode acarretar riscos.

OBJETIVOS

- Prevenir reação de hipersensibilidade à asparaginase.
- Padronizar procedimento.
- Capacitar enfermeiros para a realização segura do teste intradérmico.

COMPETÊNCIA PROFISSIONAL

- Enfermeiro.

MATERIAIS

- *Swab* de álcool 70%.
- EPIs (avental impermeável de mangas longas com punhos ajustados, luvas de procedimento, óculos de proteção e máscara PFF2).
- Seringa de 1 ml com agulha de 13,0 × 4,5 mm, preenchida com 0,1 ml de asparaginase reconstituída para o teste intradérmico.
- Caneta para a marcação da área do teste.

DESCRIÇÃO DO PROCEDIMENTO

- Explicar ao paciente e acompanhante a finalidade do teste.
- Reunir o material.
- Higienizar as mãos, conforme política de higienização das mãos.
- Conferir identificação do paciente, utilizando dois identificadores (nome e data de nascimento), conforme política institucional.
- Calçar as luvas de procedimento.
- Fazer a antissepsia da pele com álcool 70%, na face anterior do antebraço.
- Com a mão dominante, segurar a seringa à superfície da pele (a um ângulo de 15°) e, com a outra mão, tensionar levemente a pele adjacente com o dedo

indicador e polegar; introduzir a agulha (13,0 × 4,5 mm) com o bisel voltado para cima e injetar o conteúdo da seringa (0,1 ml), formando uma "pequena bolha".

- Após a administração, retirar a agulha e fazer uma marcação em torno do local administrado.
- Retirar as luvas de procedimento e desprezá-las no lixo infectante conforme Programa de Gerenciamento de Resíduos em Serviços de Saúde (PGRSS).
- Higienizar as mãos, conforme política de higienização das mãos.
- Observar o local da administração por pelo menos 60 minutos, até o aparecimento de pápula, eritema, edema ou prurido, sendo que qualquer um dos sintomas indica uma reação positiva.
- Em caso de resultado negativo, a equipe de enfermagem poderá proceder à administração do quimioterápico.
- Em caso de reação positiva, comunicar ao médico.
- Registrar o procedimento e o resultado no prontuário do paciente.

RESULTADOS ESPERADOS

- Prevenir reação de hipersensibilidade à asparaginase.
- Administrar a asparaginase de forma segura.

PONTOS CRÍTICOS

- Pacientes muito sensibilizados podem apresentar reações alérgicas sistêmicas após o teste.
- O teste intradérmico pode apresentar resultado falso-negativo. Portanto, o teste não afasta a possibilidade de desenvolvimento de reações alérgicas durante a infusão da bolsa cheia, mesmo se, durante o período de observação de 60 minutos do teste, o paciente não tiver apresentado sinais e sintomas de reação alérgica. Desse modo, a equipe deve ser treinada e estar preparada para possíveis complicações.
- Equipe multiprofissional despreparada para realizar o procedimento.

BIBLIOGRAFIA CONSULTADA

Bonassa, EMA. Administração dos antineoplásicos. In: Bonassa, EMA (Org.). Enfermagem em terapêutica oncológica. 3. ed. Rio de Janeiro: Atheneu; 2012.

Bryant R. Use of a protocol to minimize hypersensitivity reactions with asparaginase administration. J Intraven Nurs. 2001;24(3):169-173.

CGF Pharmatec for EUSA Pharma. KIDROLASE® product monograph. Montreal, Quebec; 17 April 2008 [citado em 26 jan. 2017]. Disponível em: https://www.jazzpharma.com/wp-content/uploads/2015/12/kidrolase-ca-spc.pdf.

Elspar® (Asparaginase). West Point, PA: Merck and Co., Inc.; 1999. [acesso em 26 jan. 2018]. Disponível em: https://s3-us-west-2.amazonaws.com/drugbank/fda_labels/DB00023.pdf?1265922812.

Topic 8901 Version 119.0 Asparaginase (Escherichia coli). Drug information. In: UpToDate, Post TW (Ed), UpToDate, Waltham MA [acesso em 26 jan. 2018]. Disponível em: https://www.uptodate.com/contents/asparaginase-escherichia-coli-drug-information?source=preview&search=asparaginase&anchor=F136983#F136983.

29

Aplicação da Imuno BCG

Vanessa Tavolaro
Eronides Worton Duarte
Denise Cristina
Rita de Cassia de Assis Santos
Andreia Silveira Medeiros Santos
Rosemeire Grosso

CONCEITO

A imunoterapia intravesical para o câncer de bexiga é realizada com a administração do bacilo de Calmette-Guérin (BCG), uma cepa viva atenuada de *Mycobacterium bovis* utilizada na profilaxia de tuberculose. O mecanismo de ação na imunoterapia do câncer não é completamente conhecido, mas alguns estudos sugerem que ela atua como ajudante de células T, em especial a citocinas das células conhecidas como resposta Th1.

São três os tipos de câncer que se iniciam nas células que revestem a bexiga, em função do tipo de células que sofrem a alteração: carcinoma de células de transição, carcinoma de células escamosas e adenocarcinoma, que se inicia nas células glandulares. O câncer de bexiga pode se limitar somente ao tecido de revestimento e ser chamado de superficial. O câncer que começa nas células de transição pode se disseminar por meio do revestimento da bexiga, invadir a parede muscular e outros órgãos, transformando-se em invasivo.

O mecanismo de ação também não se encontra totalmente esclarecido, no entanto, muito já se descortinou sobre o modo como o BCG atua no carcinoma da bexiga. Sabe-se que a instilação de BCG de modo subcutâneo ou intravesical desencadeia uma cascata imunológica, com ativação do sistema reticulo-endotelial. O bacilo é absorvido pelas células uroteliais tanto neoplásicas como saudáveis, sabendo-se que as células pouco diferenciadas captam o bacilo com maior intensidade e são mais sensíveis à resposta por ele desencadeada.

Os efeitos antitumorais do BCG são mediados por meio da liberação do fator de necrose tumoral (TNF) por ativação dos macrófagos.

A administração é feita por via intravesical uma vez por semana, no período de seis a oito semanas, podendo variar de oito a 12 semanas, dependendo do esquema de escolha.

OBJETIVO

- Administrar a vacina bacilo de Calmette-Guérin (BCG) por via intravesical, seguindo técnica asséptica, com qualidade e segurança ao paciente.

COMPETÊNCIA PROFISSIONAL

- Enfermeiro.

MATERIAIS

- Máscara PFF2.
- Avental impermeável.
- Óculos de proteção.
- 1 clorexidina aquosa.
- 1 campo estéril fenestrado.
- 1 seringa de 10 ml tipo *slip*.
- 1 seringa de 20 ml tipo *slip*.
- 1 sonda uretral n. 6.
- 2 pares de luvas estéreis.
- 2 pacotes de gaze estéril.
- 1 bisnaga gel de anestésico.
- 1 agulha 40 × 12.
- *Swab* alcoólico.

DESCRIÇÃO DO PROCEDIMENTO

1. Garantir a correta identificação do paciente com dois identificadores (nome e data de nascimento), conforme protocolo institucional.
2. Acomodar paciente em maca.

3. Higienizar as mãos.
4. Verificar sinais vitais.

Enfermeiro

- Solicitar à farmácia a vacina BCG, conforme prescrição médica.
- Receber a medicação no setor, conferir identificação do paciente, dose prescrita e data de validade.
- Realizar consulta de enfermagem.
- Orientar o paciente sobre o procedimento.
- Orientar o paciente para esvaziar a bexiga antes do procedimento.
- Paramentar-se com avental, máscara, óculos.
- Realizar a higienização das mãos, conforme protocolo institucional.
- Calçar luvas estéreis.
- Realizar a passagem da sonda uretral, conforme protocolo institucional.
- Aspirar com a seringa de 10 ml para verificar o local adequado da sonda, pois o paciente realiza a diurese antes do procedimento.
- Injetar 50 ml da solução diluída de BCG lentamente, por meio da sonda uretral.
- Retirar a sonda após a infusão da medicação.
- Orientar sobre mudança de decúbito a cada 15 minutos durante 1 hora.
- Orientar o paciente quanto à micção após 1 hora da infusão.
- Liberar o paciente de alta, se houver micção espontânea, sem queixas e com sinais vitais estáveis.
- Orientar sobre efeitos adversos da medicação, que poderão ocorrer até 72 horas após a infusão; utilizar analgésicos e antitérmicos de uso habitual já prescritos pelo médico; caso os sintomas persistam após o período, o paciente deverá acionar o Alô Enfermeiro.

RESULTADO ESPERADO

- Proporcionar ao paciente que o procedimento seja realizado de forma privativa e segura.

PONTOS CRÍTICOS

- Lesões ou contaminação durante a passagem do cateter uretral.

- Reações adversas da medicação (febre, calafrios, disúria e hematúria).
- Profissional não capacitado ou habilitado para a realização do procedimento.
- Condições clínicas do paciente.

BIBLIOGRAFIA CONSULTADA

Bonassa EMA, Gato MIR. Terapêutica oncológica para enfermeiros e farmacêuticos. Rio de Janeiro: Atheneu; 2012.

Ministério da Saúde. Instituto Nacional do Câncer. Imunoterapia. 2018 [acesso em 19 ago. 2018]. Disponível em: http://www.inca.gov.br/conteudo_view.asp?id=104.

Ministério da Saúde. Instituto Nacional do Câncer. Inca. Câncer de bexiga 2018 [acesso em 19 ago. 2018]. Disponível em: http://www2.inca.gov.br/wps/wcm/connect/tiposdecancer/site/home/bexiga.

Palou J, Pignalosa GU. Bacillus Calmette-Guérin Therapy in Bladder Cancer. European Genito Urinary Disease. 2007;6(2):36-8 [acesso em 19 jan. 2018]. Disponível em: http://www.urologyhub.com/system/files/private/articles/2148/pdf/palou.pdf.

Santos JC, Rolim N, Rodrigues T, Lopes F, Mota RL, Covita A, Soares MJ, Monteiro P, Canhoto A, Nogueira R, Monteiro H. Terapêutica intravesical com bacilo de Calmette-Guérin no tratamento do carcinoma da bexiga/o que sabemos até agora. Acta urológica Portuguesa, Lisboa. 2014;31(3):75-81.

30

Acompanhamento da Coleta de Líquido Cefalorraquidiano e Administração de Quimioterapia Intratecal

Juliana de Cássia Belizário
Karina dos Santos Silva
Joelma Suares dos Santos
Emerson Manoel da Silva
Rosemeire Grosso

CONCEITO

Como a maioria dos quimioterápicos não ultrapassa a barreira hematoliquórica, a infusão intratecal visa a impedir a proliferação neoplásica no sistema nervoso central. A quimioterapia intratecal é baseada na afirmação de que a maioria dos agentes quimioterápicos tem pobre penetração na barreira hematoencefálica (BHE) e não alcança níveis terapêuticos no líquido cefalorraquidiano (LCR). Exceções são feitas ao metotrexato em altas doses, citarabina e tiotepa, que atingem níveis tóxicos no LCR, sendo estas as drogas mais comumente utilizadas.

A administração pela via intratecal consiste na infusão de medicamentos no líquido cefalorraquidiano (LCR) e é realizada pelo médico por meio de punção lombar, cabendo à enfermagem auxiliar no procedimento por meio do preparo do material, no posicionamento do paciente no leito e na identificação dos efeitos colaterais.

A técnica utilizada para a realização dessa punção consiste na localização do espaço entre as vértebras L3 e L4, criando-se uma linha imaginária entre as cristas ilíacas direita e esquerda, onde se introduz uma agulha específica para retirada do líquido cefalorraquidiano, em gotas. Após a coleta do líquido para análise de citologia oncótica, administrado o quimioterápico, lentamente, sempre testando o fluxo a cada milímetro injetado. Para o sucesso do procedimento, a imobilização e o posicionamento do paciente são fundamentais.

Após a administração do quimioterápico intratecal, o paciente deve ser orientado a manter repouso por duas horas, preferencialmente em decúbito ventral com a cabeceira a 0°, para prevenção de cefaleia, que é o efeito adverso mais comum. Recomenda-se o aumento da ingesta hídrica antes e após as aplicações. Também pode ocorrer outras reações, após a utilização da via intratecal, como, por exemplo, dor lombar, náuseas, vômitos, vertigem, sonolência, crise convulsiva, rigidez de nuca, irritabilidade e paresias.

O objetivo desse tratamento é expor o líquor, as meninges e o sistema nervoso central a uma concentração efetiva de antineoplásico. As aplicações podem ser diárias, a cada três dias, ou semanalmente, dependendo do protocolo adotado.

OBJETIVO

- Viabilizar o procedimento, fazendo com que ele ocorra de forma segura e tranquila, a fim de minimizar intercorrências.

COMPETÊNCIA PROFISSIONAL

- Equipe de enfermagem.
- Médico neurologista.
- Farmácia da quimioterapia.

MATERIAIS

- 1 almotolia de clorexidina alcoólica.
- 1 pacote de gaze estéril.
- 1 máscara.
- 1 par de óculos de proteção.
- 1 avental impermeável.
- 1 agulha de anestesia (tipo raquidiano 22 G).
- 1 seringa de 3 ml para aspiração de LCR quando necessário.
- 1 par de luvas estéril.
- 1 tubo Falcon.
- 1 campo fenestrado estéril.
- 1 bandagem para estancamento de sangue.
- Quimioterápico já preparado pela farmácia da quimioterapia.
- Pedido laboratorial para coleta do líquido cefalorraquidiano.

- Hemograma atualizado, ressonância magnética de crânio ou tomografia de crânio ou PET CT.

DESCRIÇÃO DO PROCEDIMENTO

Enfermeiro

- Solicitar o quimioterápico à farmácia da quimioterapia.
- Conferir o quimioterápico recebido.
- Acomodar o paciente em maca.
- Identificar-se.
- Realizar a identificação do paciente, utilizando dois identificadores (nome e data de nascimento), conforme protocolo institucional.
- Realizar a consulta de enfermagem, contemplando também avaliação de risco de queda (*vide* Capítulo 86).
- Checar a contagem de plaquetas pré-procedimentos, conforme protocolo institucional.
- Checar itens da prescrição de quimioterapia (nome, dose e via da medicação a ser administrada, no caso de administração de quimioterapia intratecal).
- Orientar o paciente quanto ao procedimento que será realizado.

Farmácia

- Receber as solicitações das prescrições do quimioterápico.
- Realizar o preparo do quimioterápico, conforme prescrição.
- Entregar os quimioterápicos no setor, realizando juntamente com o enfermeiro a correta identificação do paciente, dose prescrita, via de administração, ciclo e dia de tratamento.

Equipe de enfermagem

- Higienizar as mãos.
- Garantir a correta identificação do paciente, utilizando dois identificadores (nome e data de nascimento), conforme protocolo institucional.
- Acomodar o paciente em maca para o procedimento.
- Verificar sinais vitais.
- Auxiliar o médico durante o procedimento.

- Manter o paciente em repouso absoluto em maca por uma hora após a infusão da quimioterapia, em decúbito dorsal a zero grau.
- Orientar repouso relativo em domicílio por 24 horas.
- Verificar sinais vitais.
- Higienizar as mãos.
- Registrar o procedimento em prontuário.

RESULTADO ESPERADO

- Procedimento seguro, minimizando os efeitos adversos causados pela punção e infusão de quimioterápicos na via LCR.

PONTOS CRÍTICOS

- Ausência de exames de imagem e/ou laboratoriais recentes.
- Não realização do procedimento por plaquetopenia.
- Insucesso na punção devido a alterações anatômicas ou fisiológicas do paciente.
- Reações a infusão da quimioterapia intratecal.
- Não manter repouso absoluto em decúbito dorsal a zero grau por no mínimo 1 hora.

BIBLIOGRAFIA CONSULTADA

Baldotto CS, Reinert T, Cazzotto A, Silvestre AP. Meningite neoplásica associada a tumores sólidos. Revista Brasileira de Oncologia Clínica. jul.-set. 2013;9(33).

Lemos FA, Lima RAG, Mello DF. Assistência à criança e ao adolescente com câncer: a fase da quimioterapia intratecal. Revista Latino-Americana de Enfermagem, Ribeirão Preto. maio-jun. 2004;12(3).

Maia VR. Protocolos de enfermagem: administração de quimioterapia antineoplásicas no tratamento de hemopatias malignas. Hemorio. Rio de Janeiro, 2010. p. 21 [acesso em 7 set. 2018]. Disponível em: http://www.hemorio.rj.gov.br/Html/pdf/ccih.pdf.

31

Atuação da Enfermagem diante da Exposição Ambiental ou Derramamento Acidental de Quimioterápicos com Vítima

Andrea de Paula Rabelo
Andreia Silveira Medeiros Santos
Priscila Rangel de Souza

CONCEITO

Acidente ambiental é a contaminação do ambiente gerada pelo derramamento dos medicamentos da terapia antineoplásica. Acidente ambiental de quimioterápicos com vítimas trata-se de derramamento dos medicamentos da terapia antineoplásica no qual o colaborador ou paciente pode ser atingido na pele, mucosas ou olhos. Este documento descreve como são realizadas as ações de diversos profissionais na vigência de acidente ambiental de quimioterápicos com ou sem vítima (colaborador ou paciente), que envolva a contaminação de pele, mucosas ou olhos.

OBJETIVOS

- Tratar de forma adequada o derramamento acidental de quimioterápicos com vítimas.
- Proteger os profissionais da exposição desnecessária à quimioterapia.
- Oferecer segurança as pessoas expostas ou contaminadas por quimioterápicos.

COMPETÊNCIA PROFISSIONAL

- Enfermeiro.
- Técnico de enfermagem.

MATERIAIS

- *Kit* de derramamento composto por um par de luvas emborrachadas, um par de luvas de procedimento estéreis, avental impermeável, propé, compressa e/ou manta para cobertura da área de derramamento, máscara com filtro PFF2, óculos, detergente neutro, saco plástico (identificado como para material tóxico) para o descarte dos resíduos, descrição do procedimento, impresso para o registro do acidente, solução fisiológica de 500 ml, uma agulha 40 × 12.
- Impresso de notificação de acidente ambiental com quimioterápico padronizado pela instituição.

DESCRIÇÃO DO PROCEDIMENTO

Atendimento para o derramamento de quimioterapia com contaminação de pessoal envolvendo pele, mucosa ou olhos

- Higienizar as mãos conforme política institucional.
- Identificar a exposição envolvendo a contaminação de pele, mucosas ou olhos.
- Remover imediatamente os equipamentos de proteção individual (EPIs) que foram contaminados e descartá-los em lixo tóxico.
- Lavar imediatamente a área afetada (pele ou mucosas) com água e sabão neutro, sem esfregar, por 10 minutos.
- Encaminhar o paciente ao chuveiro para banho de aspersão quando a área contaminada for extensa, lavar com água ou sabão neutro, sem esfregar, por 15 minutos.

Se contaminação dos olhos

- Higienizar as mãos conforme política institucional.
- Retirar lentes de contato, se for o caso.
- Retirar o invólucro do SF 0,9% 500 ml.
- Com auxílio da agulha 40 × 12, perfurar a via do equipo.
- Retirar e desprezar a agulha em lixo rígido apropriado conforme PGRSS.
- Pressionar firmemente a *bag* do SF gerando um jato e irrigar a área por 10 minutos.
- Higienizar as mãos conforme política institucional.
- Seguir o fluxo de acidente de trabalho conforme protocolo institucional; abrir Comunicado de Acidente de Trabalho (CAT) para o profissional contaminado.
- Comunicar ao médico oncologista se o paciente for contaminado.

Atendimento para o derramamento de quimioterapia com contaminação do ambiente

- Cobrir imediatamente a área de derramamento com as compressas e/ou manta do *kit*.
- Solicitar que acompanhantes e outras pessoas que não sejam do setor deixem a área.
- Paramentar-se com a máscara PFF2, um par de luvas de procedimentos, avental impermeável, óculos, propé e por último a luva emborrachada (uma luva ficará por dentro do avental e a outra sobre a manga).
- Realizar a primeira descontaminação do local (enfermeiro ou técnico de enfermagem): as compressas e/ou manta serão utilizadas para absorver todo o líquido derramado, recolhendo-se, sempre da parte mais limpa para a mais suja, todo o líquido visível.
- Descartar todo o material usado na limpeza em lixo identificado como tóxico (saco laranja).
- Retirar os EPIs e descartá-los, conforme o Programa de Gerenciamento de Resíduos em Serviços de Saúde (PGRSS), exceto os óculos, que podem ser lavados com detergente neutro e reutilizados.
- Higienizar as mãos conforme política institucional.
- Acionar o profissional da higiene para complementar a limpeza com técnica específica.
- Registrar todo e qualquer acidente ambiental em impresso próprio.

Nota

- As ações para atendimento da vítima e o tratamento do local onde houve o derramamento devem acontecer simultaneamente.

RESULTADO ESPERADO

- Atender adequadamente e de forma segura e rápida o derramamento acidental de quimioterapia com ou sem vítimas.

PONTOS CRÍTICOS

- Desconhecimento do atendimento correto durante a exposição ambiental ou derramamento acidental de quimioterapia com vítima.
- Falta de materiais no *kit* de derramamento.
- Ausência de comunicação.

BIBLIOGRAFIA CONSULTADA

American Society of Hospital Pharmacistis (ASHP). Technical assitance bulletin on handling cytotoxic and hazardous drugs [acesso em 25 jan. 2017]. Disponível em: https://www.ashp.org/doclibrary/bestpractices/prepgdlhazdrugs.aspx.

Bonassa EMA. Terapêutica oncológica para enfermeiros e farmacêuticos. 4. ed. Rio de Janeiro: Atheneu; 2012.

Brasil. Ministério da Saúde. Instituto Nacional de Câncer José Alencar Gomes da Silva (Inca). Manual de boas práticas. Exposição ao risco químico na central de quimioterapia: conceitos e deveres. Rio de Janeiro: 2015. p. 23-25 [acesso em 26 jan. 2017]. Disponível em: http://www1.inca.gov.br/inca/Arquivos/manual_quimioterapia_2015.pdf.

Mahboob M. Monitoring of oxidative stress in nurses occupationally exposed to antineoplastic drugs. Toxicology International, Bareilly. 2012;19(1):20-24 [acesso em 27 set. 2018]. Disponível em: https://www.ncbi.nlm.nih.gov/pmc/articles/PMC3339240/.

OSHA – Occupational Safety and Health Administration. Seção VI. Cap. II [acesso em 7 set. 2018]. Disponível em: https://www.osha.gov/dts/osta/otm/otm_toc.html.

SEÇÃO III

RADIOTERAPIA

Apresentação

Adriana Marques da Silva

Dentre os principais tratamentos oncológicos, a radioterapia, de forma exclusiva ou combinada com outras modalidades terapêuticas, consiste em um método capaz de destruir células tumorais, empregando-se feixes de radiação ionizante que são aplicados a distância (teleterapia) ou diretamente (em contato) no tumor (braquiterapia).

Dada a sua complexidade e necessidade de precisão para a proteção dos órgãos adjacentes, a radioterapia possui diferentes etapas de tratamento, começando pela simulação (captação de imagem), planejamento e tratamento.

Ainda durante o tratamento, os efeitos da radiação ionizante podem aparecer e serão considerados agudos em até 90 dias após o término do tratamento. Há os efeitos adversos que aparecem após esse período e são considerados tardios.

Assim, a enfermagem na radioterapia atua no preparo do paciente para essa modalidade de tratamento, incluindo o processo educacional; no monitoramento das fases do tratamento e da adesão do paciente; na verificação da realização da quimioterapia concomitante; no manejo dos sinais e sintomas relativos aos efeitos adversos decorrentes do tratamento, a fim de evitar a suspensão das aplicações; bem como nas consultas de seguimento após a alta, quando necessário.

Considerando a segurança e qualidade da assistência prestada ao paciente em tratamento com radiação ionizante, esta seção destaca os principais procedimentos que norteiam a assistência de enfermagem ao paciente em radioterapia.

32

Assistência de Enfermagem em Radioterapia

Cinthia Greicim Oliveira
Dulce Yuka Nakamura
Josi Constantino de Lima
Laís Navarro Jorge
Patrícia Gêa Amaral Yong
Adriana Marques da Silva

CONCEITO

A radioterapia é um método capaz de destruir células tumorais, empregando-se feixes de radiação ionizante. A irradiação pode ser aplicada à distância (teleterapia) ou em contato com o tumor (braquiterapia). A radioterapia possui diferentes etapas de tratamento, começando pela simulação (captação de imagem), planejamento e tratamento.

A assistência de enfermagem na radioterapia consiste no atendimento prestado aos pacientes nas diferentes fases do tratamento com radiação ionizante, tendo em vista um atendimento personalizado e humanizado, minimizando a ansiedade, dúvidas e efeitos adversos que vão surgindo no decorrer do tratamento. Além disso, busca a promoção de um ambiente seguro e individualizado para atender às necessidades dos pacientes e seus familiares.

OBJETIVOS

- Descrever o atendimento de enfermagem na assistência ao paciente em radioterapia.
- Assegurar ao paciente apoio em suas dúvidas e/ou ansiedades.
- Orientar o paciente da importância na adesão ao tratamento.
- Garantir segurança e qualidade no atendimento.
- Assegurar os seguimentos com as equipes multidisciplinares.

COMPETÊNCIA PROFISSIONAL

- Equipe de enfermagem.

MATERIAIS

Para simulação

- Cateter sobre agulha 20, 22 e 24.
- Luvas de procedimento.
- Filme transparente para fixação.
- *Swab* de álcool.
- Bandeja.
- Seringa de 10 ml.
- SF 0,9% 10 ml.
- SF 0,9% 1.000 ml.
- Contraste não iodado.
- Seringa para injetora de contraste.
- Equipo para injetora de contraste.
- Injetora de contraste.

Ao longo do tratamento

- Curativos diversos conforme protocolo institucional de radiodermatite.
- Materiais necessários segundo cada demanda dos pacientes.

DESCRIÇÃO DO PROCEDIMENTO

A assistência da equipe de enfermagem nesse setor é ampla, pois envolve atividades e procedimentos como aferição de sinais vitais, dados antropométricos, punção venosa, acompanhamento na realização do exame de tomografia, bem como na administração de contraste; administração de medicamentos, realização de diferentes tipos de curativos, cuidados na higiene íntima do paciente e auxílio nas trocas de roupas de pacientes debilitados, suporte de oxigenoterapia quando necessário, cuidados com traqueostomia, cuidados com cateter nasogastroentereal, assistência ao paciente no procedimento de braquiterapia, auxílio no posicionamento do paciente para simulação e tratamento, além de cuidados com os materiais e organização geral do setor de radioterapia, entre outros.

Especificamente ao enfermeiro cabe planejar, coordenar, organizar, supervisionar, bem como executar e avaliar todas as atividades de enfermagem para os pacientes em tratamento, tomando por base a metodologia assistencial da enfermagem, sendo que os cuidados envolvendo alta complexidade e/ou de emergência oncológica, a consulta de enfermagem (com foco na prevenção, identificação e tratamento de complicações e efeitos colaterais) e alguns procedimentos específicos (passagem de sondas e aspiração orotraqueal de paciente crítico) são atividades privativas do enfermeiro, não podendo ser delegadas. A provisão, previsão e controle de materiais para o setor também é de competência do enfermeiro.

O enfermeiro atua ainda na identificação das necessidades de saúde do paciente em radioterapia e facilita o apoio assistencial da equipe interdisciplinar (serviço social, psicologia, odontologia, nutrição, fisioterapia, fonoaudiologia e estomaterapia) na construção do plano terapêutico individualizado.

Primeira etapa: Simulação

- Conferir pedido médico, termo de consentimento livre e esclarecido, e a identificação do paciente na pulseira (nome e data de nascimento) com a ficha de simulação/nome e data de nascimento.
- Encaminhar o paciente para troca de roupa e guarda de pertences.
- Avaliar risco de queda.
- Aferir sinais vitais.
- Realizar entrevista utilizando o instrumento-padrão.
- Checar resultado da última creatinina sérica e taxa de filtração glomerular para eventual necessidade de administração de contraste endovenoso.
- Realizar punção venosa periférica (quando indicado) conforme procedimento institucional.
- Realizar o duplo *check* (enfermeiro, técnico/auxiliar de enfermagem) da bomba de infusão para injeção de contraste.
- Avaliar o acesso venoso (teste com soro fisiológico) antes do início da infusão do contraste.
- Retirar acesso venoso após término do exame.
- Encaminhar o paciente para troca de roupa após realização do procedimento.
- Checar se há indicação de concomitância da radioterapia com a quimioterapia e estabelecer fluxo de comunicação efetiva para o início de ambas as terapias no mesmo dia (D1 – nome dado ao primeiro dia do tratamento).

- Em pacientes que realizarão tratamento na região da cabeça e pescoço, atentar para o agendamento de consultas de revisão semanais com odontologista durante o tratamento de radioterapia.
- Realizar encaminhamento para consulta semanal com nutricionista de pacientes que tratarão região da cabeça e pescoço e trato gastrointestinal.
- Realizar os registros em prontuário.
- Realizar a consulta de enfermagem pós-simulação (descrita a seguir).

Segunda etapa: Consulta de enfermagem pós-simulação

- Orientar sobre cuidados específicos da área a ser tratada e possíveis efeitos adversos.
- Orientar o paciente com relação aos agendamentos, tanto dos dias de tratamento quanto das consultas de revisão interdisciplinares, incluindo o radio-oncologista e enfermeiro da radioterapia.
- Orientar quanto ao tempo necessário para o planejamento (fase em que o paciente aguarda para retornar ao setor no dia D1 de tratamento).
- Realização da sistematização da assistência de enfermagem.
- Aplicação da avaliação de entendimento das orientações educativas realizadas (*learning back*).
- Fazer os registros em prontuário.

Terceira etapa: Consulta de enfermagem no D1 da radioterapia

- Reorientar paciente/familiar sobre cuidados específicos da área a ser tratada e possíveis efeitos adversos.
- Checar agendamento de consultas de revisão (médica, de enfermagem, nutrição e odontologia), segundo o plano terapêutico.
- Checar novamente se o agendamento de quimioterapia concomitante (quando indicado) foi realizado.
- Orientar quanto às rotinas do setor relativas ao tratamento.

Durante as aplicações de radioterapia

- Auxiliar no posicionamento, em trocas de curativos, administrar medicações e realizar os cuidados de enfermagem conforme a necessidade de cada paciente.
- Se for identificada alguma queixa clínica pela equipe assistencial, encaminhar para avaliação inicial a ser realizada pelo enfermeiro.

Quarta etapa: Consulta de enfermagem de revisão semanal

- Avaliar a área em tratamento.
- Identificar precocemente e acompanhar possíveis efeitos colaterais, como a radiodermatite e mucosite.
- Verificar se haverá a necessidade de realização de braquiterapia para as devidas orientações e agendamento.
- Fazer o registro da consulta de revisão semanal específica por área irradiada em prontuário.
- Realizar procedimentos de enfermagem quando aplicáveis.

Quinta etapa: Consulta de enfermagem de alta de tratamento

- Realizar orientação de alta pertinente ao tratamento e sobre possíveis efeitos adversos agudos e tardios.
- Agendar seguimento com a enfermagem (retorno) se aplicável.
- Orientar o paciente quanto à importância da avaliação médica de alta.

Sexta etapa: Consulta de enfermagem após alta de tratamento

- Realizar orientação de alta pertinente ao tratamento e sobre possíveis efeitos adversos.
- Agendar seguimento (retorno) se aplicável.
- Encaminhar o paciente para avaliação médica diante de queixa clínica.

RESULTADOS ESPERADOS

- Garantia da qualidade e segurança da assistência ao paciente.
- Promoção da interação do profissional com paciente e familiar/cuidador.
- Esclarecimento das dúvidas do paciente que possam surgir durante o tratamento da radioterapia.
- Minimização dos casos de descontinuidade de tratamento (falta de adesão).

PONTOS CRÍTICOS

- Paciente não preparado adequadamente para a simulação e tratamento.
- Baixa adesão do paciente às orientações.
- Dificuldades de comunicação.
- Dificuldades sociais e/ou psicológicas do paciente.

BIBLIOGRAFIA CONSULTADA

Araújo CRG, Rosas AMMTF. O papel da equipe de enfermagem no setor de radioterapia: uma contribuição para a equipe multidisciplinar. Rev Bras de Cancerologia. 2008;54(3):231-237 [acesso em 1 jul. 2018]. Disponível em: http://www1.inca.gov.br/rbc/n_54/v03/pdf/artigo_4_pag_231a237.pdf.

Coren - Conselho Regional de Enfermagem de São Paulo. Resolução Cofen 211/1998. Dispõe sobre a atuação dos profissionais de Enfermagem que trabalham com radiação ionizante [acesso em 1 jul. 2018]. Disponível em: http://www.cofen.gov.br/resoluo-cofen-2111998_4258.html.

Parecer Coren-SP 030/2014 - CT. Administração de meios de contraste em setor de imagem e diagnóstico [acesso em 1 jul. 2018]. Disponível em: http://portal.coren-sp.gov.br/sites/default/files/parecer_coren_sp_2014_030.pdf.

Rosa LM, Misiak M, Marinho MM, Ilha P, Radunz V, Fermo VC. Radioterapia e braquiterapia na enfermagem: uma revisão bilbiométrica. Cogitare Enferm. 2015;20(2):408-16 [acesso em 1 jul. 2018]. Disponível em: http://docs.bvsalud.org/biblioref/2016/08/1453/38866-157247-1-pb.pdf.

Silva AM, Santos DV, Baia WRM. Princípios de enfermagem em radioterapia. In: Salvajoli JV, Souhami L, Faria SL. Radioterapia em oncologia. 2. ed. São Paulo: Atheneu; 2013. p. 321-334.

33

Assistência de Enfermagem no Tratamento de Braquiterapia Ginecológica

Vivian Teodoro dos Santos
Cicera Sheila Baffini da Palma
Cinthia Greicim Oliveira
Claudia de Jesus Santos
Ederson Sanchez Gonzales
Adriana Marques da Silva

CONCEITO

A braquiterapia é uma modalidade de radioterapia em que a fonte de radiação é colocada diretamente ou a uma distância muito próxima do tecido tumoral e permite dessa forma que uma dose elevada de radiação seja aplicada no tumor com melhor proteção das células adjacentes.

Na braquiterapia, o elemento radioativo fica contido em fitas, sementes, agulhas ou cápsulas (fonte selada), sendo colocado próximo ou dentro dos órgãos a ser tratados, por meio de moldes, cateteres, aplicadores, cilindros vaginais ou implantes.

Existem duas modalidades de tratamento de braquiterapia, a de alta taxa de dose HDR (*high dose rate*), realizada em ambulatório por ser aplicada em um tempo curto e a de baixa taxa de dose e a LDR (*low dose rate*), que necessita de internação porque o tempo de exposição à fonte radioativa é bem maior.

A braquiterapia de alta taxa de dose é mais comumente realizada em colo uterino e/ou endométrio (chamada de completa), fundo vaginal (em mulheres histerectomizadas), pulmão, esôfago e próstata.

Vias de aplicação da braquiterapia

- **Intracavitária:** O material radioativo é colocado dentro de cavidades (por exemplo, útero e canal vaginal).

- **Endoluminal:** O material radioativo é colocado dentro do órgão (por exemplo, brônquios, ductos biliares e esôfago).
- **Intersticial:** Colocação do material radioativo no interstício da estrutura afetada (por exemplo, mama, sarcoma de partes moles, língua, próstata).
- **Superficial:** No qual a aplicação é realizada por meio de moldes ou placas de superfície (por exemplo, tumores oculares, lesões de pele e queloides).

OBJETIVOS

- Padronizar o atendimento em braquiterapia.
- Promover a segurança e qualidade na assistência de enfermagem.
- Prestar assistência integrada em conjunto com a equipe multidisciplinar.

COMPETÊNCIA PROFISSIONAL

- Equipe de enfermagem.

MATERIAIS

Para a braquiterapia completa (colo de útero e endométrio)

- Mesa auxiliar.
- Suporte de soro.
- Monitor cardíaco.
- *Kit* psicotrópico de braquiterapia.
- Luvas de procedimento.
- Espéculos vaginais P, M, G.
- Álcool 70%.
- Micropore.
- Touca e propé descartáveis.
- Bandeja.
- Cateter sobre agulha 22 e 24.
- Luvas estéreis P, M, G.
- Dispositivo venoso fechado.
- Fixador de cateter periférico.
- *Swabs* de álcool.

- Polifix.
- Seringas de 20 ml *slip*.
- 4 seringas de 60 ml *slip*.
- 1 SF 0,9% – frasco de 100 ml.
- 2 SF 0,9% – frasco de 250 ml.
- 3 SF 0,9% – ampola de 10 ml.
- 3 ampolas de água destilada – 10 ml.
- 5 agulhas 40 × 12.
- 1 agulha raquidiana 22 × 90.
- 2 preservativos.
- 1 sonda vesical n. 12 30cc.
- 1 tubo de gel de contato (ultrassom).
- 1 tubo de lidocaína 2% geleia.
- 1 frasco de lidocaína 2% sem vasoconstritor (uso segundo prescrição médica).
- 1 ampola de Nausedron 8 mg/ml (uso segundo prescrição médica).
- 3 ampolas de Profenid 100 mg (uso segundo prescrição médica).
- 1 cateter de oxigênio.
- 1 equipo de macrogotas.
- 1 frasco de clorexidina degermante.
- 1 campo cirúrgico de mesa.
- 4 campos cirúrgicos para paciente.
- 2 aventais estéreis.
- Aplicadores ginecológicos.

Para fundo vaginal

- Mesa auxiliar.
- Espéculos vaginais P, M, G.
- 1 preservativo.
- Luvas de procedimento.
- 1 tubo de lidocaína 2% geleia.

- Clorexidina degermante.
- 1 gaze estéril.
- Aplicadores ginecológicos.

DESCRIÇÃO DO PROCEDIMENTO

Braquiterapia completa (colo de útero)

- O procedimento é realizado sob sedação ou anestesia a depender do estado clínico da paciente. Os aplicadores ginecológicos são introduzidos por via vaginal até o colo do útero pelo profissional médico. Alguns aplicadores são feitos de aço inoxidável com angulações diferentes que acompanham a curvatura do útero.

Antes do procedimento

- Chamar o paciente na recepção pelo nome completo.
- Conferir termo de consentimento livre e esclarecido e a identificação da pulseira com dois identificadores, nome completo, data de nascimento.
- O enfermeiro deverá checar o resultado do hemograma antes de cada aplicação da braquiterapia completa (colo de útero) e, em caso de alterações dos resultados laboratoriais, comunicar ao médico para definição de conduta.
- Reforçar orientações relacionadas ao procedimento e confirmar jejum de 4 a 6 horas com a paciente e acompanhante e sobre a duração do procedimento.
- No momento da aplicação da braquiterapia, acompanhar e observar a paciente pela câmera; em caso de intercorrências, o procedimento poderá ser interrompido para atendimento.
- Aferir sinais vitais (pressão arterial, frequência cardíaca, saturação de oxigênio e temperatura corpórea axilar) e fazer registro em prontuário.
- Higienizar as mãos.
- Calçar luvas de procedimento.
- Realizar punção venosa periférica.
- Instalar soroterapia e medicações conforme prescrição médica.
- Realizar montagem da mesa estéril com os materiais para o início do procedimento.
- Identificar paciente com a pulseira específica para risco de para queda, devido a procedimento com sedação ou anestesia.

- Identificar paciente com pulseira específica de alergia, quando necessário.
- Encaminhar paciente à sala de tratamento.
- Retirar luvas de procedimento e descartá-las em lixo infectante.
- Higienizar as mãos.

Durante o procedimento

- Higienizar as mãos.
- Posicionar a paciente na mesa ginecológica.
- Realizar *time out* antes do procedimento junto com o médico que fará o procedimento.
- Instalar monitor cardíaco e cateter de oxigênio.
- Higienizar as mãos.
- Calçar luvas de procedimento.
- Administrar sedativo conforme prescrição médica.
- Disponibilizar instrumentais e aplicadores para cada tipo de procedimento à equipe médica.
- Desprezar as luvas de procedimento em lixo infectante.
- Monitorar a paciente por meio da câmera durante a aplicação de braquiterapia, a fim de detectar quaisquer intercorrências.

Após o procedimento

- Encaminhar paciente em cadeira de rodas ou em maca à sala de repouso para recuperação pós-procedimento.
- Solicitar lanche ao setor de nutrição e oferecê-lo à paciente após liberação da dieta pelo médico responsável.
- **Aferir sinais vitais:** Pressão arterial, frequência cardíaca, saturação de oxigênio e temperatura corpórea axilar; registrar em prontuário eletrônico e físico, conforme procedimentos de enfermagem institucional:
- Alta hospitalar após avaliação clínica do enfermeiro e confirmação da alta médica.

Enfermeiro

- Aplicar escala de avaliação da dor e registrar em prontuário.

- Aplicar escala de Aldrete e Kroulic (avaliação do paciente após procedimento com sedação ou anestesia) e registrar em prontuário.
- Realizar as orientações de enfermagem, reforçar os cuidados em domicílio, efeitos adversos relacionados e datas das próximas aplicações. Realizar anotação em prontuário.
- Encaminhar a paciente para troca de roupa.
- Orientar sobre cuidados específicos da área tratada e possíveis efeitos adversos agudos e tardios como (disúria, diarreia, cólica, sangramento e mucosite vaginal, radiodermatite).
- Disponibilizar um canal de comunicação da paciente com o serviço de radioterapia, para esclarecimentos de eventuais dúvidas que possam surgir no domicílio.

Braquiterapia de fundo

- Procedimento realizado sem sedação, a depender do estado clínico da paciente. Aplicadores ginecológicos são introduzidos por via vaginal pelo profissional médico.

Antes do procedimento

- Chamar a paciente na recepção pelo nome completo.
- Conferir termo de consentimento livre e esclarecido e a identificação da pulseira com dois identificadores, nome completo, data de nascimento.
- Explicar o procedimento à paciente e acompanhante.
- Informar a paciente sobre a duração do procedimento.
- Durante a aplicação de braquiterapia, realizar a observação da paciente pela câmera. Em caso de intercorrências, o procedimento poderá ser interrompido para atendimento.

Durante o procedimento

- Posicionar a paciente na mesa ginecológica.
- Realizar *checklist* de segurança de procedimento invasivo.
- Higienizar as mãos.
- Calçar luvas de procedimento.
- Disponibilizar instrumentais para cada tipo de procedimento à equipe médica.

- Retirar as luvas de procedimento e desprezar em lixo infectante.
- Higienizar as mãos.
- Monitorar paciente por meio da câmera durante todo o procedimento, a fim de detectar qualquer intercorrência.
- Para diminuir o contato do aplicador cilíndrico com a mucosa vaginal e viabilizar a limpeza do aparelho, o profissional de enfermagem deverá ser orientado sobre como protegê-lo com o uso de preservativo e aplicar xilocaína gel durante a colocação do aplicador ginecológico.

Após o procedimento

Enfermeiro

- Reforçar orientação de cuidados em domicílio e datas das próximas aplicações.
- Encaminhar a paciente para troca de roupa.
- Realizar anotação em prontuário.
- Orientar sobre cuidados específicos da área tratada e possíveis efeitos adversos agudos e tardios como (disúria, diarreia, cólica, sangramento e mucosite vaginal, radiodermatite).
- Disponibilizar um canal de comunicação da paciente com o serviço de radioterapia, para esclarecimentos de eventuais dúvidas que possam surgir no domicílio.

Organização da sala ao final de cada sessão de braquiterapia

- Higienizar as mãos.
- Calçar luvas de procedimento.
- Retirar acesso venoso periférico e as luvas e descartá-los em lixo infectante.
- Encaminhar materiais ao Central de Material e Esterilização (CME).

No final de todo o tratamento da braquiterapia ginecológica

- Agendar seguimento clínico conforme solicitação médica ou da enfermeira na alta da braquiterapia.
- Verificar se o médico realizou encaminhamento para a fisioterapia e psicologia para início da reabilitação pélvica como prevenção ou minimização da estenose vaginal.

RESULTADOS ESPERADOS

- Promoção da segurança da paciente.
- Facilitação da interação do profissional com pacientes e familiares.

PONTOS CRÍTICOS

- Paciente sem preparo adequado.
- Difícil adesão da paciente as orientações.
- Dificuldades de comunicação e sociais da paciente.
- Alterações de exames laboratoriais.

ANEXO

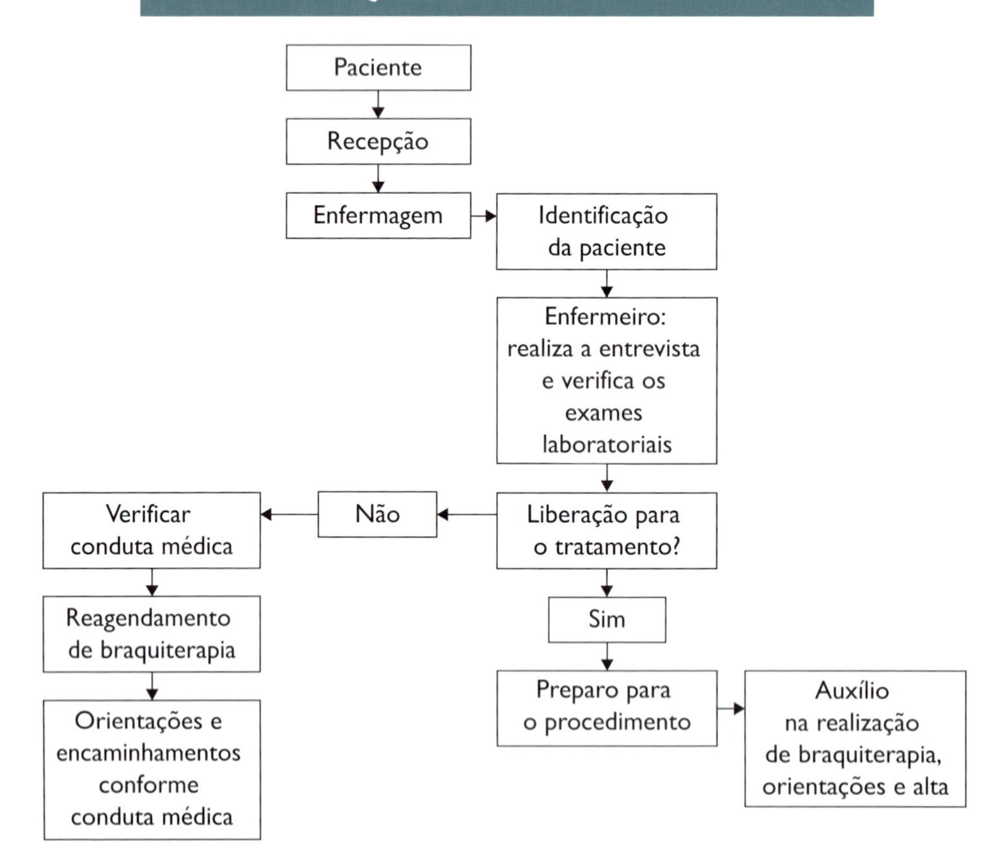

Fonte: Elaborado pelos autores.

BIBLIOGRAFIA CONSULTADA

Frigato S, Hoga LAK. Assistência à mulher com câncer de colo uterino: o papel da enfermagem. Revista Brasileira de Cancerologia. 2003;49(4):209-214.

Mohallem AGC, Suzuki CS, Pereira SBA. Princípios da oncologia. In: Mohallen AGC, Rodrigues B, editores. Enfermagem oncológica. São Paulo: Manole; 2007. p. 91.

Salvajoli JV et al. Radioterapia em oncologia. 2. ed. São Paulo; Atheneu; 2013.

34

Assistência de Enfermagem no Tratamento de Braquiterapia Pulmonar

Laís Navarro Jorge
Cicera Sheila Baffini da Palma
Cinthia Greicim Oliveira
Adriana Marques da Silva

CONCEITO

A braquiterapia pulmonar é uma modalidade de radioterapia de alta taxa de dose em que a fonte de radiação é colocada diretamente ou a uma distância muito próxima da localização do tumor, por via endoluminal, na qual o material radioativo é colocado dentro do órgão (nos brônquios). Essa via também é utilizada para tratamento dos tumores localizados nos ductos biliares e esôfago.

OBJETIVOS

- Padronizar o atendimento em braquiterapia.
- Promover a segurança e qualidade na assistência de enfermagem.
- Prestar assistência integrada em conjunto com a equipe multidisciplinar.

COMPETÊNCIA PROFISSIONAL

- Equipe de enfermagem.

MATERIAIS

- 1 mesa auxiliar.
- 1 suporte de soro.

- 1 *kit* psicotrópico para braquiterapia.
- Maca.
- 1 maleta de transporte de monitor cardíaco.
- 1 torpedo de O_2.
- 1 faixa de contenção.
- 1 aspirador portátil.
- 1 sonda de aspiração.
- 1 frasco de aspiração descartável.
- 1 par de luvas estéreis.
- Luvas de procedimento.
- 1 avental descartável.
- 1 máscara descartável.
- 2 seringas de 10 ml.
- 5 agulhas 40 × 12.
- 3 ampolas de SF 0,9% 10 ml.

DESCRIÇÃO DO PROCEDIMENTO

Admissão do paciente para procedimento

No dia da aplicação de braquiterapia pulmonar, o paciente dá entrada no setor de broncoscopia para a passagem dos cateteres de braquiterapia via broncoscopia. Na admissão do paciente a enfermagem do setor de broncoscopia faz a checagem do pedido médico, termo de consentimento livre e esclarecido, bem como a conferência da identificação da pulseira com dois identificadores (nome completo e data de nascimento).

As equipes médica e física da radioterapia acompanham o procedimento para o posicionamento correto dos cateteres.

Após liberação do paciente no setor de broncoscopia

- A equipe de enfermagem da radioterapia busca o paciente no setor de broncoscopia, levando a maca, ambu/maleta de transporte, monitor cardíaco e torpedo de O_2.

Ao chegar ao setor de radioterapia (braquiterapia)

- Explicar o procedimento ao paciente e acompanhante (após, o acompanhante é encaminhado à sala de espera).
- Higienizar as mãos.

- Calçar luvas de procedimento.
- Posicionar paciente em sala (acompanhado pela equipe assistencial médica, física e tecnólogo) e garantir sua correta identificação com dois identificadores.
- Realizar *checklist* de segurança de procedimento minimamente invasivo.
- **Aferir sinais vitais:** Oximetria de pulso, pressão arterial, pulso arterial e temperatura corpórea axilar.

Durante o procedimento

- Manter instalado monitor cardíaco e cateter de oxigênio.
- Higienizar as mãos.
- Colocar luvas de procedimento.
- Auxiliar/administrar sedativo conforme prescrição médica.
- Desprezar as luvas de procedimento em lixo infectante.
- Higienizar as mãos, conforme política institucional.
- Monitorar o paciente por meio da câmera durante todo o procedimento, a fim de detectar qualquer intercorrência.

Atenção

- Se houver necessidade de realização de tomografia, o enfermeiro, a equipe médica, o tecnólogo e a equipe de enfermagem deverão acompanhar o paciente até o setor de simulação.

Após o procedimento

- Higienizar as mãos.
- Colocar luvas de procedimento.
- Encaminhar paciente à sala de repouso para recuperação pós-procedimento.
- Retirar luvas de procedimento.
- Higienizar as mãos.
- Aferir sinais vitais: pressão arterial, frequência cardíaca, saturação de oxigênio e temperatura corpórea axilar, fazer registro em prontuário eletrônico e físico.

Enfermeiro

- Avaliar o paciente.

- Aplicar escala de Aldrete e Kroulic e de dor e registrar em prontuário.
- Solicitar lanche ao setor de nutrição e oferecê-lo ao paciente após liberação do médico responsável.

Equipe de enfermagem

- Após avaliação clínica, o enfermeiro responsável realiza as orientações de alta e comunica ao técnico de enfermagem para auxiliar o paciente a se preparar para ir para casa.
- Higienizar as mãos.
- Colocar luvas de procedimento.
- Retirar acesso venoso periférico e as luvas de descartá-los em lixo infectante.
- Higienizar as mãos.

Na liberação para casa

Enfermeiro

- Realizar orientações de enfermagem.
- Reforçar orientação sobre cuidados em domicílio, efeitos adversos relacionados e as datas das próximas aplicações. Entregar o agendamento e o folheto de orientações ao paciente/familiar.
- Orientar sobre os esclarecimentos de dúvidas pelo contato telefônico Alô Enfermeiro.
- Encaminhar o paciente para troca de roupa.

Equipe de enfermagem

- Colocar luvas de procedimento.
- Descartar os materiais utilizados em lixo infectante.
- Organizar a sala.
- Retirar luvas de procedimento.
- Higienizar as mãos.
- Encaminhar materiais ao centro de material esterilizado.
- Realizar registro de enfermagem em prontuário do paciente.

Enfermeiro

- Orientar sobre cuidados específicos da área tratada e possíveis efeitos adversos agudos e tardios. Os mais frequentes são piora da tosse, saída de secreção com presença ou não de sangramento discreto e febre por um dia.
- Agendar seguimento clínico conforme solicitação médica ou da enfermeira.
- Reforçar a disponibilização do contato telefônico Alô Enfermeiro em caso de eventualidades ou dúvidas.

RESULTADOS ESPERADOS

- Promoção da segurança do paciente.
- Facilitação da interação do profissional com pacientes e familiares.
- Minimização dos casos de descontinuidade de tratamento (falta de adesão).

PONTOS CRÍTICOS

- Baixa *performance* clínica e/ou obstrução de vias aéreas.
- Difícil adesão do paciente às orientações.
- Dificuldades de comunicação.

BIBLIOGRAFIA CONSULTADA

Araújo CRG, Rosas AMMTF. O papel da equipe de enfermagem no setor de radioterapia: uma contribuição para a equipe multidisciplinar. Rev Bras de Cancerologia. 2008;54(3):231-237. Disponível em: http://www1.inca.gov.br/rbc/n_54/v03/pdf/artigo_4_pag_231a237.pdf.

Mohallem AGC, Suzuki CS, Pereira SBA. Princípios da oncologia. In: Mohallen AGC, Rodrigues B, Rosa LM, Misiak M, Marinho MM, Ilha P, Radunz V, Fermo VC. Radioterapia e braquiterapia na enfermagem: uma revisão bilbiométrica. Cogitare Enferm. 2015;20(2):408-16. Disponível em: http://docs.bvsalud.org/biblioref/2016/08/1453/38866-157247-1-pb.pdf.

Silva AM, Santos DV, Baia WRM. Princípios de enfermagem em radioterapia. In: Salvajoli JV, Souhami L, Faria SL. Radioterapia em oncologia. 2. ed. São Paulo: Atheneu; 2013. p. 321-334.

35

Assistência de Enfermagem em Radiodermatite

Vivian Teodoro dos Santos
Cicera Sheila Baffini da Palma
Claudia de Jesus Santos
Cinthia Greicim Oliveira
Josi Constantino de Lima
Adriana Marques da Silva

CONCEITO

A radioterapia é uma modalidade de tratamento que pode ser aplicada de forma local ou regional, utilizada no tratamento oncológico. Tem por objetivo a cura, remissão, profilaxia ou paliação do tumor, podendo ser indicada de forma exclusiva ou associada à quimioterapia ou cirurgia.

Dentre os efeitos adversos relacionados ao tratamento está o efeito colateral na pele denominado radiodermatite.

A radiodermatite pode ocorrer de forma aguda ou tardia, causando, dessa forma, um desconforto ao paciente. Caracterizada como lesão cutânea provocada por exposição à radiação ionizante, é considerada uma lesão complexa que ocorre nas estruturas internas e externas, podendo causar complicações secundárias ou iatrogênicas pós-tratamento.

Sendo a pele um órgão caracterizado por possuir células com ciclo de rápida divisão celular, explica-se ser esse um fator importante da radiossensibilidade e, assim, o primeiro órgão (tecido) a apresentar reações durante a radioterapia.

A radiodermatite provoca sensibilidade local, dor, infecções por quebra da barreira de proteção do organismo e outras infecções oportunistas, que causam desconforto, alterações da imagem corporal e piora da qualidade de vida. Os fatores relacionados aos pacientes, como idade, fumo, doenças crônicas preexistentes e tratamentos antineoplásicos concomitantes, potencializam essas reações de pele. É sabido que, geralmente, a partir da terceira semana do tratamento de radioterapia os danos à pele tendem a agravar-se. Isso ocorre porque, além de a pele ser radiossensível, a aplicação diária altera a integridade da pele que está no campo de tratamento.

CLASSIFICAÇÃO DA MORBIDADE POR RADIAÇÃO

Em 1982, o grupo de radioterapia e oncologia – *Radiation Therapy Oncology Group* (RTOG) – desenvolveu uma classificação para morbidade aguda da pele por radiação, o *Acute Radiation Morbidity Scoring Criteria*, para distinguir os efeitos da radioterapia descritos a seguir:

- Grau 0: Sem reação.
- Grau I: Eritema leve, descamação seca, epilação, sudorese diminuída.
- Grau II: Eritema moderado e brilhante, dermatite exsudativa em placas e edema moderado.
- Grau III: Dermatite exsudativa, pregas cutâneas, edema intenso.
- Grau IV: Ulceração, hemorragia e necrose.

A classificação do RTOG é empregada há mais de 25 anos e é aceita e reconhecida pelas comunidades médicas e de enfermagem.

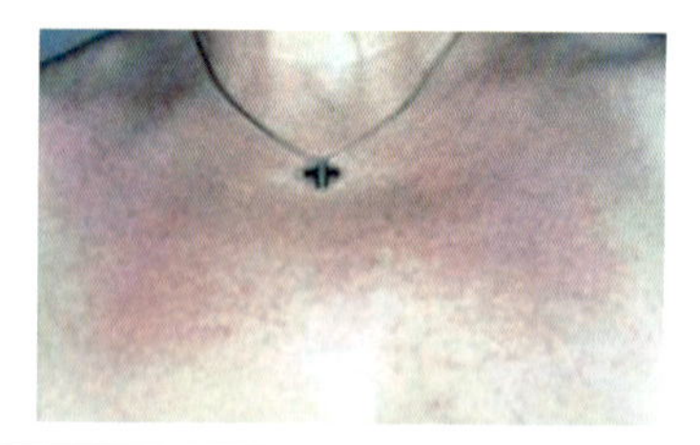

Figura 36.1 Radiodermatite G I.

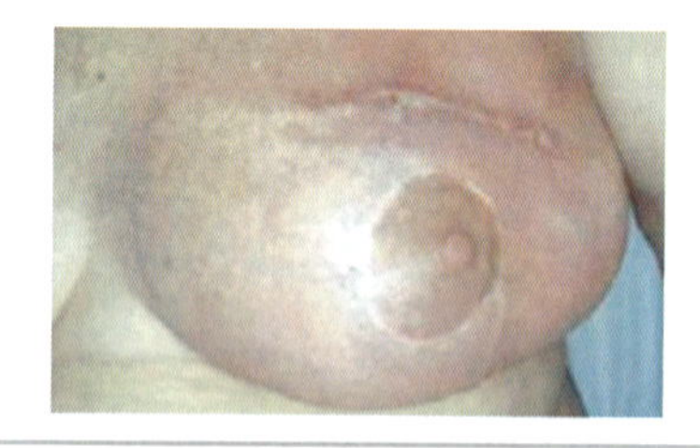

Figura 36.2 Radiodermatite G II.

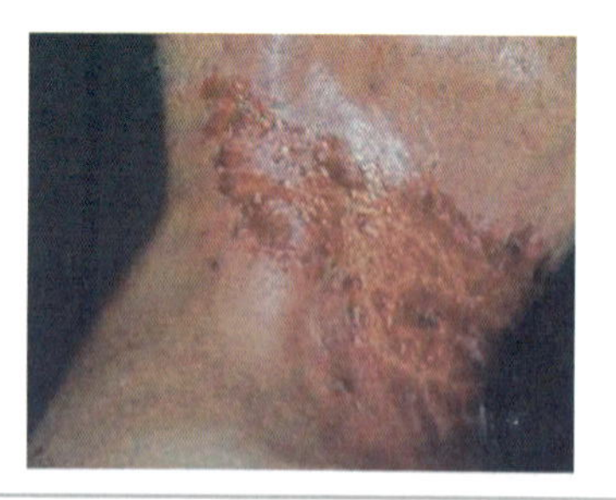

Figura 36.3 Radiodermatite G III.

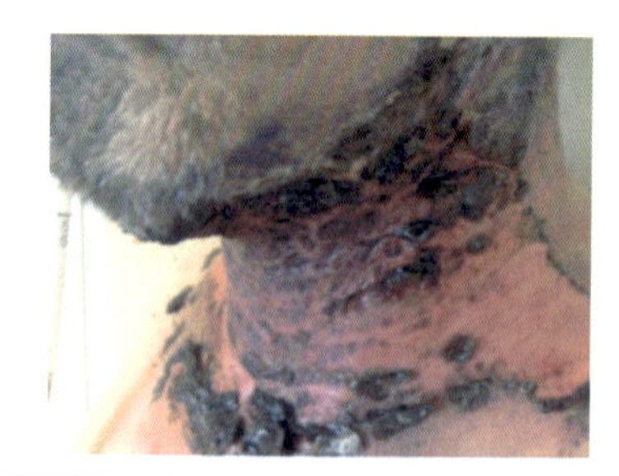

Figura 36.4 Radiodermatite G IV.

Fontes: http://www.jim.fr/e-docs/00/01/C7/A2/carac_photo_1.jpg e <http://www.oncoprof.net/Generale2000/08_Radiotherapie/Images/EpidermiteExsudative.jpg>.

OBJETIVOS

- Minimizar riscos e os efeitos adversos da radiação na pele.
- Padronizar o atendimento.
- Evitar interrupção do tratamento.
- Promover a qualidade de vida relacionada ao tratamento.
- Promover a segurança.

COMPETÊNCIA PROFISSIONAL

- Enfermeiro.

DESCRIÇÃO DO PROCEDIMENTO

- Realizar consulta de enfermagem de revisão semanal durante o tratamento de radioterapia a fim de detectar precocemente os efeitos adversos da radiação ionizante e realizar o reforço de orientação sobre os cuidados com a pele na região de tratamento.
- Executar o exame físico para avaliação clínica e avaliação da pele no local de tratamento. Quando identificada a radiodermatite, o enfermeiro procede conforme o protocolo institucional para intervenção na radiodermatite e o paciente segue em acompanhamento semanal.
- Os cuidados de enfermagem segundo cada gradação são sugeridos a seguir:

Fluxo de prevenção e intervenção na radiodermatite
Grau 0
• Cuidados para minimizar a reação da pele. • Higiene adequada (sabonete neutro, banho morno). • Para a prevenção da radiodermatite, usar hidratante local (evitar hidratantes a base de óleo e vaselina). • Não aplicar nada tópico duas horas antes da radioterapia. • Nutrição (para pacientes de cabeça e pescoço, trato gastrointestinal e, se necessário, para outros pacientes: atentar para o encaminhamento à nutricionista e orientar sobre a importância da assiduidade nas consultas). • Hidratação: estimular ingestão hídrica. • Banho de assento com água filtrada ou chá de camomila* para pacientes de tratamento em região perineal. Compressas com chá de camomila ou água filtrada também podem ser realizadas sobre a pele do local de tratamento, com o cuidado de não remover as marcações feitas na pele.
Grau I
• Manter cuidados para minimizar as reações da pele descritas no grau 0. • Reforçar esses cuidados.

Continua

Continuação

Fluxo de prevenção e intervenção na radiodermatite
Grau II
• Manter cuidados para minimizar as reações da pele descritas no grau 0. • Uso de creme barreira (manter o uso do creme barreira de maneira intercalada, caso seja necessária a associação com outras medidas farmacológicas). • Betametasona tópica 0,5% a critério médico.
Grau III
• Avaliação de enfermagem e médica. • Antibioticoterapia tópica e/ou via oral, a critério médico. • Em caso de suspensão do tratamento, notificar as áreas assistenciais envolvidas no tratamento oncológico. • Recomenda-se o uso de placa de hidrocoloide (na presença de exsudato) ou AGE (ácidos graxos essenciais), segundo localização anatômica. • Quando suspenso o tratamento, o paciente deverá ser avaliado previamente pelas equipes de enfermagem e médica.
Grau IV
• Seguir orientações do grau III. • Suspensão do tratamento a critério médico e encaminhamento para a estomaterapia pela enfermagem. • No retorno, antes da aplicação, passar em consulta para reavaliação com as equipes de enfermagem, médica e de estomaterapia, se necessário.
Alta do tratamento
• Se na avaliação da consulta de alta for identificada a presença de radiodermatite graus III ou IV, o enfermeiro deve agendar e orientar sobre consulta de retorno em sete a dez dias, para reavaliação da pele. Se o paciente mantiver toxicidade graus III ou IV, requisitar avaliação médica ao assistente. • Na alta médica, orientar sobre a suspensão do corticoide após 14 dias após o tratamento. • Em pacientes submetidos a esquemas hipofracionados, deve haver retorno em sete dias com a enfermagem. • Ao término do tratamento de radioterapia (alta), na consulta de enfermagem, além das orientações pertinentes a essa fase, é realizada a avaliação da pele do local irradiado e solicita-se retorno do paciente em sete dias, na evidência de radiodermatite, para avaliação e monitoramento das lesões de pele provocadas pela exposição à radiação. Os retornos de consultas com o enfermeiro vão se realizar até a reepitelização total do local lesionado.

* Chá de camomila: utilizar um sachê para meio litro de água três a cinco vezes ao dia, em temperatura ambiente (a camomila possui ação anti-inflamatória natural, porém há a necessidade de realização de estudos de avaliação de efetividade).

Fonte: Elaborado pelas autoras.

Notas

1. Na identificação da radiodermatite recomenda-se a abertura de notificação de evento adverso, pois esse instrumento auxiliará no monitoramento do indicador de radiodermatite na adoção de condutas e no processo de monitoramento.

2. No decorrer do tratamento de radioterapia, mesmo com intervenções, medicamentos e orientações de cuidados com a pele, o paciente pode evoluir com a progressão da lesão de pele (radiodermatite), pois esse agravamento dependerá do local de tratamento, do tamanho do tumor e da técnica de tratamento utilizada. Ao verificar o aumento da graduação deste efeito adverso, o médico é acionado pelo enfermeiro e, em conjunto, avaliam as condutas a serem tomadas, considerando a possibilidade de suspensão do tratamento até que o paciente tenha condições de retomá-lo.

RESULTADOS ESPERADOS

- Minimização do risco de evolução (aumento do grau) da alteração da pele.
- Promoção da segurança do paciente.
- Facilitação da interação do profissional com o paciente.
- Esclarecimento das possíveis dúvidas e reforçar as orientações ao paciente e família relacionadas ao efeito da radiação sobre a pele.

PONTOS CRÍTICOS

- Falta de adesão do paciente às orientações.
- Dificuldade de comunicação.
- Subnotificação dos casos de radiodermatite.
- Suspensão da radioterapia.

BIBLIOGRAFIA CONSULTADA

Acute Radiation Morbidity Scoring Criteria. Radiation Therapy Oncology Group [on line]. Disponível em: http://www.rtog.org/members/toxicity/acute.html.

Andrade MA, Clapis MJ, Nascimento TG, Gozzo TO, Almeida AM. Prevenção de reações de pele devido à teleterapia em mulheres com câncer de mama: revisão integrativa. Rev Latino-Am Enfermagem. maio-jun. 2012;20(3).

Blecha FP, Guedes MTS. Tratamento de radiodermite no cliente oncológico: subsídios para intervenção de enfermagem. Revista Brasileira de Cancerologia. 2006;52(2):151-163.

Chan RJ, Webster J, Chung B, Marquart L, Ahmed M. Prevention and treatment of acute radiation-induced skin reactions: a systematic review and meta-analysis of randomized controlled trials. Chan et al. BMC cancer. 2014;14:53.

Gomes PBBS. Uso de aloe vera na profilaxia de radiodermite em pacientes portadoras do câncer de mama submetidas à cirurgia e tratadas com radioterapia adjuvante. Dissertação [Mestrado] – Fortaleza; 2010.

Instituto Nacional de Câncer José Alencar Gomes da Silva. Estimativa 2012: incidência de câncer no Brasil. Rio de Janeiro: Inca; 2011 [acesso em 10 jul. 2015]. Disponível em: http://www.inca.gov.br.

Lenhani BE, Gonzaga AKLL, Padilha RA, Silva VS, Bay EOS. Intervenção de enfermagem a paciente com radiodermite grau IV: relato de caso. Rev Enferm UFPE online, Recife. jul. 2014;8(7):2089-94.

Manfredini LL, Camargos MG, Maldi CLR, Luize PB. Tratamento da radiodermite aguda em paciente oncológica: relato de caso. In: XV Encontro Latino Americano de iniciação Cientifica e XI Encontro Latino Americano de Pós-Graduação-Universidade Vale do Paraíba, 2011.

Salvajoli JV et al. Radioterapia em oncologia. 2. ed. São Paulo: Atheneu; 2013.

Scheider F, Pedrolo E, Lind J, Schulanke AA, Danski MTR. Prevenção e tratamento de radiodermatite: uma revisão integrativa. Cogitare Enferm. 2013;18(3)579-86.

36

Assistência de Enfermagem no Manejo da Mucosite Induzida por Radiação Ionizante

Ederson Sanchez Gonzales
Vivian Teodoro dos Santos
Claudia de Jesus Santos
Patrícia Gêa Amaral Yong
Cinthia Greicim Oliveira
Adriana Marques da Silva

CONCEITO

A mucosite é definida como uma inflamação da mucosa oral que se manifesta por meio de eritema, ulceração, hemorragia, edema e dor. A mucosite oral induzida por radioterapia acomete a maioria dos pacientes submetidos à radiação ionizante para tratamento oncológico em campos cervicofaciais.

Altas doses de radiação associadas à terapia como quimioterapia para tumores de cabeça e pescoço aumentam a incidência da mucosite oral já a partir da segunda semana de tratamento.

A evolução clínica da mucosite varia de acordo com a resposta individual do paciente, condição clínica e com a dose de radiação acumulada, podendo ser classificadas conforme sua gradação.

A assistência de enfermagem no manejo da mucosite induzida por radiação consiste no atendimento prestado aos pacientes em teleterapia para tratamento de câncer na região de cabeça e pescoço. Como se trata de um paciente de uma maior complexidade assistencial, ele requer maior atenção do enfermeiro na minimização da mucosite e do seu manejo quando identificada. Além disso, a interface com a equipe interdisciplinar, com destaque para a odontologia e nutrição, é essencial no sucesso do tratamento e deve ser contemplada no plano de cuidados da assistência de enfermagem.

OBJETIVOS

- Atenuar as complicações orais durante e após a radioterapia.
- Padronizar o atendimento.
- Evitar interrupção do tratamento sempre que possível.
- Promover a qualidade de vida relacionada ao tratamento.

COMPETÊNCIA PROFISSIONAL

- Enfermeiro.
- Odontologista.
- Médico radio-oncologista.

DESCRIÇÃO DO PROCEDIMENTO

No decorrer do tratamento são realizadas avaliações semanais pelo enfermeiro, médico radio-oncologista e odontologista, visando à minimização e/ou à identificação precoce de alterações relacionadas à mucosa bucal provocadas pela radioterapia, sendo elas classificadas segundo sua gradação, pelo *Radiation Therapy Oncology Group* (RTOG), conforme segue:

- **Grau 0:** Sem alterações.
- **Grau I:** Sensibilidade e dor que não requerem uso de analgésicos e presença de eritema da mucosa.
- **Grau II:** Mucosite parcial, com possível produção de exsudato inflamatório serossanguinolento. Reação pseudomembranosa focal (placas geralmente < 1,5 cm de diâmetro) e não contíguas. Presença de eritema, úlcera, o paciente consegue deglutir alimentos sólidos. Pode haver dor moderada que requer analgesia.
- **Grau III:** Mucosite fibrinosa confluente. Pode incluir dor severa que requer uso de opioides. Reação pseudomembranosa focal (placas geralmente > 1,5 cm de diâmetro). Úlcera, eritema extenso, o paciente não consegue deglutir alimentos sólidos.

Observação

- A conduta terapêutica instituída deve ser reavaliada semanalmente, a fim de monitorar a evolução clínica e/ou modificar a conduta. Solicitar avaliação da odontologia e nutrição sempre que for necessária uma avaliação conjunta da conduta a ser tomada.

Assistência de enfermagem segundo a classificação do grau da mucosite

- **Grau 0:** Os cuidados iniciais principais dizem respeito basicamente à hidratação, nutrição e higienização da mucosa bucal. Essas medidas auxiliam no retardamento do aparecimento da mucosite radioinduzida e na consequente suspensão do tratamento. Assim, recomenda-se: orientar sobre a realização da higiene oral com uso de escova com cerdas macias e utilizar preferencialmente creme dental à base de flúor para evitar possíveis irritações; a realização de bochechos farmacológicos (clorexidine 0,12% sem álcool) segundo prescrição da odontologia; orientar sobre cuidados com a alimentação: evitar alimentos ácidos, muito quentes ou gelados, condimentados, álcool e tabaco, para impedir a presença de mais agentes agressivos à mucosa bucal; evitar o uso de próteses dentárias mal adaptadas, pelo risco de lesões bucais. E encaminhar para avaliação e acompanhamento ambulatorial aos serviços de nutrição e odontologia, caso o paciente ainda não esteja sendo atendido por essas especialidades.
- **Grau I:** Acrescentar às recomendações anteriores a suspensão temporária de prótese dentária, quando houver indicação; atentar para a hipossalivação e orientar o paciente a sempre umedecer a mucosa oral tomando líquidos e/ou usar chicletes sem açúcar; e reforçar a importância do seguimento das orientações da nutrição e odontologia.
- **Grau II:** Manter os principais cuidados acima descritos, estimular a ingesta hídrica e alimentar; e orientar sobre o uso de medicações conforme prescrição médica (como antifúngicos e outros medicamentos).
- **Grau III:** Acrescentar aos cuidados de orientação o uso de medicações conforme prescrição médica e da odontologia, como antifúngicos e/ou anestésico tópico antes das refeições e anti-inflamatórios não hormonais; avaliar a necessidade de interrupção das sessões com a equipe médica e orientar sobre a data da nova avaliação médica e de enfermagem para a possibilidade de retorno às sessões.
- **Grau IV:** Avaliar a necessidade de interrupção das sessões com a equipe médica e reforçar as orientações sobre o manejo farmacológico prescrito para o controle álgico e infeccioso. Retomar o tratamento quando liberado pelo médico radio-oncologista.
- **Observação 1:** A conduta terapêutica instituída deve ser reavaliada semanalmente, a fim de monitorar a evolução clínica e/ou modificar a conduta. A avaliação do odontólogo estomatologista deve ser solicitada sempre que o manejo instituído não estiver apresentando resultados positivos e/ou for necessária uma avaliação conjunta da conduta a ser tomada.

- **Observação 2:** Atentar para as quimioterapias concomitantes, pois há protocolos que favorecem o desenvolvimento de mucosite mais precoce e mais intensa. Nesse caso, o manejo deve ser compartilhado com o setor de quimioterapia.

RESULTADOS ESPERADOS

- Promoção da segurança do paciente.
- Facilitação da interação do profissional com o paciente.
- Evitar interrupção do tratamento.
- Esclarecimento das possíveis dúvidas do paciente relacionadas ao efeito da radiação ionizante sobre a mucosa bucal.

PONTOS CRÍTICOS

- Baixa adesão do paciente às orientações.
- Dificuldade de comunicação.
- Suspensão da radioterapia.

BIBLIOGRAFIA CONSULTADA

Acute Radiation Morbidity Scoring Criteria. Radiation Therapy Oncology Group [on line] [acesso de 1 jul. 2018]. Disponível em: http://www.rtog.org/members/toxicity/acute.html.

Albuquerque ILS, Camargo TC. Prevenção e tratamento da mucosite oral induzida por radioterapia: revisão de literatura. Revista Brasileira de Cancerologia. 2007;53(2):195-209 [acesso em 1 jul. 2018]. Disponível em: http://www.inca.gov.br/rbc/index.asp?conteudo=n_53/v02/sumario.asp&volume=53&numero=2.

Araújo CRG, Rosas AMMTF. O papel da equipe de enfermagem no setor de radioterapia: uma contribuição para a equipe multidisciplinar. Rev Bras de Cancerologia. 2008;54(3):231-237. Disponível em: http://www1.inca.gov.br/rbc/n_54/v03/pdf/artigo_4_pag_231a237.pdf.

Aspectos clínicos, biológicos, histopatológicos e tratamentos propostos para a mucosite oral induzida por radioterapia: revisão da literatura. Revista Brasileira de Cancerologia. 2005; 51(3):235-242 [acesso em 1 jul. 2018]. Disponível em: http://www.inca.gov.br/rbc/n_51/v03/pdf/revisao2.pdf.

Rosa LM, Misiak M, Marinho MM, Ilha P, Radunz V, Fermo VC. Radioterapia e braquiterapia na enfermagem: uma revisão bilbiométrica. Cogitare Enferm. 2015;20(2):408-16 [acesso em 1 jul. 2018]. Disponível em: http://docs.bvsalud.org/biblioref/2016/08/1453/38866-157247-1-pb.pdf.

Saad ED et al. Critérios comuns de toxicidade do Instituto Nacional de Câncer dos Estados Unidos. Rev Bras Cancerologia. 2002;48(1):63-96 [acesso em 1 jul. 2018]. Disponível em http://www.inca.gov.br/rbc/n_48/v01/sumario.html.

Silva AM, Santos DV, Baia WRM. Princípios de enfermagem em radioterapia. In: Salvajoli JV, Souhami L, Faria SL. Radioterapia em oncologia. 2. ed. São Paulo: Atheneu; 2013. p. 321-334.

37

Busca Ativa para Ausências no Tratamento de Radioterapia

Patrícia Gêa Amaral Yong
Cinthia Greicim Oliveira
Ederson Sanchez Gonzales
Laís Navarro Jorge
Dulce Yuka Nakamura
Adriana Marques da Silva

CONCEITO

A busca ativa diária de pacientes ausentes às aplicações (por diferentes motivos) é uma ação implantada no serviço de radioterapia que visa a monitorar os pacientes com baixa adesão ao tratamento.

Por se tratar de um tratamento extenso e diário e que pode provocar efeitos adversos de diferentes intensidades, observa-se que alguns pacientes não comparecem à radioterapia.

Por meio da busca ativa diária, torna-se possível identificar as principais causas que contribuem para o absenteísmo e buscar estratégias para a resolução do problema identificado.

OBJETIVOS

- Identificar a causa que leva ao absenteísmo no tratamento diário de radioterapia.
- Reforçar a orientação ao paciente sobre a importância em manter a frequência diária no tratamento proposto.
- Auxiliar o paciente/familiares a solucionar questões que possam influenciar na adesão diária ao tratamento.
- Minimizar os impactos sobre as agendas da teleterapia e de braquiterapia.

COMPETÊNCIA PROFISSIONAL

- Enfermeiro.

MATERIAIS

- Telefone.
- Telegrama.
- Sistema de agendamento interno.
- Prontuário.
- Planilha de controle.

DESCRIÇÃO DO PROCEDIMENTO

- O enfermeiro do setor de radioterapia emite um relatório dos pacientes que não compareceram ao tratamento de radioterapia no dia anterior.
- Por meio do relatório, faz-se o contato telefônico com o paciente ou familiar para checar o motivo que o levou ao não comparecimento ao tratamento.
- Quando não se obtém sucesso no contato telefônico, encaminha-se um telegrama ao paciente solicitando seu comparecimento em caráter de urgência ao setor de radioterapia.
- Após levantar o motivo da falta relatada pelo paciente e/ou familiar, promove-se uma ação sobre essa falta. Dentre os diversos motivos observados estão: fatores clínicos decorrentes do próprio tratamento, fatores sociais como dificuldade com transportes e necessidade de acompanhante, bem como os aspectos emocionais decorrentes da doença, entre outros.
- A busca ativa envolve a atuação da equipe multidisciplinar que, também, contribui no processo de adesão e continuidade do tratamento, promovendo um acolhimento individual e humanizado, otimizando dessa forma a conclusão do tratamento.
- Durante todo o período de tratamento o paciente é acompanhado pelos enfermeiros do setor de radioterapia por meio das consultas de enfermagem, que acontecem após a simulação do tratamento, no primeiro dia de tratamento e nas consultas de revisão semanal. Em todos esses momentos, o paciente é orientado quanto à importância em manter a adesão diária ao tratamento, evitando a perda do benefício do tratamento que as ausências podem acarretar.

RESULTADOS ESPERADOS

- Maior adesão ao tratamento diário, minimizando as ausências.
- Término do tratamento dentro do período proposto.

PONTOS CRÍTICOS

- Dados cadastrais dos pacientes desatualizados no sistema.
- Falha de comunicação entre equipes envolvidas.

BIBLIOGRAFIA CONSULTADA

Dias H. Busca ativa de pacientes faltosos reduziu abandono de tratamento. Escola de Enfermagem de Ribeirão Preto. Redação. Editora: Saúde; 2014.

Silva RLDT, Barreto MS, Arruda GO, Marcon SS. Avaliação da implantação do programa de assistência às pessoas com hipertensão arterial. Rev Enferm. 2016;691:71-8 [acesso em 13 jan. 2017]. Disponível em: http://dx.doi.org/10.1590/0034-7167.201669111i.

SEÇÃO IV

CIRURGIA ONCOLÓGICA

Apresentação

João Francisco Possari

A cirurgia oncológica, um dos mais importantes tripés do tratamento do câncer ao lado da quimioterapia e radioterapia, é utilizada no diagnóstico, estadiamento e tratamento de quase todos os tumores sólidos. Ela passou por progressos consideráveis nas últimas três décadas, deixando de ser tão agressiva como era até a década de 1980 para ser mais minimamente invasiva, conservadora e, consequentemente, passou a ser mais complexa, oferendo assim melhor qualidade de vida ao paciente oncológico.

Para minimizar as complicações decorrentes das cirurgias, tem se trabalhado com foco na cirurgia segura, que é uma das metas internacionais de segurança em saúde da *Joint Commission International* (JCI), como também um dos Macros Objetivos da Organização Mundial da Saúde (OMS) na Aliança Mundial de Segurança do Paciente, da qual o Brasil faz parte formalmente desde 2007. Nesse sentido, a segurança do paciente na cirurgia oncológica é obtida pela redução e eliminação de atos não seguros dentro do sistema de assistência à saúde, assim como pela utilização de boas práticas para alcançar resultados ótimos para o paciente, seus familiares e a sociedade.

Visando à qualidade e segurança da assistência prestada ao paciente na cirurgia oncológica nas etapas de pré-operatório, transoperatório e pós-operatório, na presente edição se destacam-se neste capítulo os procedimentos que norteiam as atividades desenvolvidas no Centro Cirúrgico do ICESP. Destacam-se, também, os procedimentos que direcionam no Centro de Material Esterilizado (CME) os principais cuidados com o instrumental cirúrgico e materiais diversos, como, por exemplo, os de assistência ventilatória, desde a retirada da sala de operação (SO), a limpeza manual e automatizada, o acondicionamento em embalagens validadas, a esterilização por diversos processos qualificados, o armazenamento em local adequado até, finalmente, o controle com utilização de sistema de rastreabilidade em todas as etapas do processamento.

38

Conferência Multidisciplinar do Mapa Cirúrgico

Priscila Peres dos Santos
Michele Estevanatto Tose
Camila Cristina Cortiço de Abreu
João Francisco Possari

CONCEITO

A conferência multidisciplinar do mapa cirúrgico é um procedimento realizado na véspera da realização das cirurgias agendadas, para a confirmação da necessidade de materiais, equipamentos, reserva de leitos de unidade de internação ou unidade de terapia intensiva (UTI), de caixa de instrumentais, materiais especiais como OPME (órteses, próteses e consignados), reserva de hemoderivados e de serviços de apoio como imagem, hemoterapia, perfusionista, anatomopatológico e radiologia.

OBJETIVOS

- Possibilitar a realização da cirurgia, no dia seguinte ao ser programada, com segurança.
- O gerenciamento do mapa cirúrgico visa assegurar assistência a cada paciente e procedimento cirúrgico específico.

COMPETÊNCIA PROFISSIONAL

- Enfermeiro do centro cirúrgico (CC).
- Enfermeiro da central de material e esterilização (CME).
- Representante do centro de abastecimento de materiais (CAM).
- Representante da engenharia clínica.
- Representante do gerenciamento de leitos.

MATERIAIS

- Mapa cirúrgico.
- Avisos de cirurgias.
- Computador.
- *Data show.*

DESCRIÇÃO DO PROCEDIMENTO

Os representantes de cada área participam da conferência do mapa cirúrgico na sala de reunião do CC e com a ajuda de *data show* verificam os detalhes de cada cirurgia.

Agente	Ação
Representante da gerenciamento interno de leitos, agenda cirúrgica e relacionamento	• Realizar a conferência por cirurgia, na gestão da agenda cirúrgica informatizada, dos seguintes detalhes: 1. Número da sala de operação. 2. Nome completo do paciente e data de nascimento. 3. Solicitação de OPME como grampeadores. 4. Solicitação de caixa de instrumental especial. 5. Necessidade de equipamentos como *ultracision.* 6. Tipo de cirurgia aberta ou fechada (vídeo). 7. Se o paciente possui algum tipo de isolamento como contato. 8. Se o paciente tem alergia ao látex. 9. Necessidade de aparelhos específicos, como eletrofisiologia, neuronavegador, sistema NIM. 10. Necessidade de caixa de instrumental cirúrgico especifico para especialidades como coluna ou ortopedia. 11. Se o paciente é testemunha de Jeová. 12. Observações feitas pelo médico no aviso de cirurgia e transcrito na gestão da agenda.
Enfermeiro do centro cirúrgico	• Conferir o mapa com o aviso cirúrgico, o nome do procedimento e se está indicada a lateralidade. • Conferir a necessidade de aparelhos de ultrassom intraoperatório, radioscopia, neuronavegador, NIM, materiais consignados e vídeos.
Enfermeiro do centro de material e esterilização	• Conferir materiais solicitados no aviso e mapa cirúrgico. • Observar se a cirurgia será aberta ou fechada e a disponibilidade de material.
Representante do centro de abastecimento de materiais	• Confirmar os materiais, como, tipos de grampeador, medicações específicas a ser utilizadas, materiais específicos, como pericárdio bovino.
Representante da engenharia clínica	• Equipamentos necessários e sua disponibilidade. Montagem. Vídeos de quais salas de operação. Atenção com aparelhos de fora do hospital para controle de entrada, como neuronavegador.
Representante do gerenciamento de leitos e agenda cirúrgica	• Realizar a conferência por meio do mapa aberto em tempo real de materiais, confirmação de *e-mail.*

Fonte: Elaborado pelos autores.

RESULTADO ESPERADO

- Atender a programação cirúrgica da melhor forma possível.

PONTOS CRÍTICOS

- Falta de material.
- Falta de equipamento.
- Falta de instrumental cirúrgico.
- Falta de *rack* de vídeo.

BIBLIOGRAFIA CONSULTADA

Possari JF. Centro cirúrgico: planejamento, organização e gestão. São Paulo: Iátria; 2011.

Diretrizes de práticas em enfermagem em cirúrgica e processamento de produtos para a saúde. 7. ed. rev. e atual. SOBECC – Associação Brasileira de Enfermeiros de Centro Cirúrgico, Recuperação anestésica e Centro de Material e Esterilização. São Paulo: Manole; 2018.

Padrões de Acreditação da Joint Commission Internacional para hospitais [editado por] Consórcio Brasileiro de Acreditação de Sistemas e Serviços de Saúde – Rio de Janeiro: CBA. 6. ed.; 2018.

39

Admissão do Paciente na Sala Pré-operatória

Michele Estevanatto Tose
João Francisco Possari
Claudinéia Félix Caetano de Melo
Luzia Bispo Dias Costa

CONCEITO

O processo de admissão do paciente oncológico na sala pré-operatória é uma etapa primordial para a segurança do paciente na cirurgia. A chegada ao CC geralmente é precedida da sensação de medo, pela incerteza dos desfechos, entre outras angústias que cercam o paciente oncológico a respeito de seu tratamento. O paciente tem medo do desconhecido, do ambiente estranho, da cirurgia e de seu resultado, da anestesia, das alterações da imagem corporal e muitas vezes da morte. A sala pré-operatória localiza-se na entrada do CC e próxima das salas de operação.

OBJETIVOS

- Receber o paciente; verificar se a documentação está em ordem e completa; reduzir os agentes estressores que podem ocorrer nesse momento proporcionando o conforto, a ajuda, o apoio e a manutenção de um ambiente seguro.

COMPETÊNCIA PROFISSIONAL

- Técnico de enfermagem.
- Enfermeiro.

MATERIAIS

- Eletrodos.

- Termômetro.
- *Swab* de álcool.
- Monitor multiparâmetros.
- Placa para alergias.
- Placa para lateralidade.
- Caneta para quadro branco.

DESCRIÇÃO DO PROCEDIMENTO

- Higienizar as mãos, conforme política institucional.
- Receber cordialmente o paciente, apresentar-se a ele dizendo seu nome e função.
- Realizar a identificação positiva do paciente e checar dados com o prontuário.
- Encaminhar o paciente à sala pré-operatória.

Na sala pré-operatória

- Conferir em voz alta:
  - Identificação do paciente, dados da pulseira de identificação, do procedimento a ser realizado e local da cirurgia; em caso de dúvida, é solicitado ao cirurgião comparecer à sala de admissão para esclarecer o paciente.
  - Checar em prontuário do paciente se a etapa A do *checklist* (a seguir) de cirurgia segura foi realizada pela unidade de origem do paciente.

Atenção

- **Etapa A do *checklist***
  - Na unidade de internação, o enfermeiro do paciente deve checar, antes de encaminhar o paciente ao centro cirúrgico: presença dos termos de consentimento devidamente assinados e preenchidos, retirada de adornos do paciente, realização de tricotomia, banho com produtos especiais, como clorexedina, se necessário, presença de implantes, retirada de próteses dentárias, permeabilidade de vias aéreas, presença de alergia, coleta de tipagem sanguínea, integridade da pele e tempo de jejum e registrar essas informações em prontuário de itens checados.
- O profissional da sala pré-operatória deve conferir o prontuário verificando a presença de:
  - Consentimento cirúrgico.
  - Consentimento anestésico.
  - Consentimento transfusional.
  - Consentimento de amputação (quando se aplica).
  - Consentimento de destino final de membros (quando se aplica).

- Verificar o tipo de cirurgia programada no prontuário eletrônico, no aviso de cirurgia e no sistema de agendamento cirúrgico.
- Separar e identificar, com nome do paciente, nome do órgão a ser operado e lateralidade, as placas de sinalização de acordo com as informações colhidas a placa de sinalização (Placa Amarela – para lateralidade) de acordo com informações e mantê-las visivelmente na maca do paciente.
- Separar e identificar com nome do paciente a Placa Vermelha com nome do paciente, as alergias, registrando o nome do medicamento e material.
- Solicitar ao cirurgião para realizar a demarcação, caso seja necessário.
- Aferir sinais vitais (pressão arterial, pulso, saturação e temperatura).
- Realizar o registro da admissão, sinais vitais e *checklist* de cirurgia segura do paciente no prontuário eletrônico.
- Aguardar o circulante de sala comunicar para encaminhar o paciente até a sala de operação.

RESULTADO ESPERADO

- Oferecer conforto e segurança ao paciente que será submetido ao procedimento cirúrgico.

PONTOS CRÍTICOS

- Falta de consentimentos (cirúrgico, anestésico, hemocomponente e de amputação).
- Falta de prontuário.
- Falta de jejum.

BIBLIOGRAFIA CONSULTADA

Lopez MA, Cruz MJRL. Centro cirúrgico: guia prático de enfermagem. Rio de Janeiro: McGraw-Hill; 1996.

Carvalho R, Bianchi ERF. Enfermagem em centro cirúrgico e recuperação. São Paulo: Manole; 2007.

Diretrizes de práticas em enfermagem em cirúrgica e processamento de produtos para a saúde. 7. ed. rev. e atual. SOBECC – Associação Brasileira de Enfermeiros de Centro Cirúrgico, Recuperação anestésica e Centro de Material e Esterilização. São Paulo: Manole; 2018.

Padrões de Acreditação da Joint Commission Internacional para Hospitais. [editado por] Consórcio Brasileiro de Acreditação de Sistemas e Serviços de Saúde – Rio de Janeiro: CBA, 6. ed.; 2018.

Possari JF. Centro cirúrgico: planejamento, organização e gestão. São Paulo: Iátria; 2009.

40

Checklist de Segurança Cirúrgica

Michele Estevanatto Tose
João Francisco Possari
Meiry Lucy Vettorazzo
Luciana Nascimento
Camila Cristina Cortiço de Abreu

CONCEITO

O *checklist* de cirurgia segura é constituído de um conjunto de perguntas, feitas ao paciente, anestesiologista e cirurgião, antes da indução anestésica e da incisão cirúrgica. Trata-se de uma "pausa" cirúrgica, com a presença de todos os membros da equipe na SO, antes da incisão cirúrgica e antes de o paciente sair da sala de operação, para identificar os itens mais significativos de risco à segurança do paciente e reduzir as ocorrências de danos a ele.

OBJETIVOS

- Prevenir riscos de cirurgia e procedimentos invasivos ou minimamente invasivos errados, em local errado ou no paciente errado.
- Melhorar a segurança no processo de trabalho.
- Facilitar a comunicação entre os membros da equipe cirúrgica.
- Garantir a excelência na assistência à saúde.

COMPETÊNCIA PROFISSIONAL

- Enfermeiro.
- Técnico de enfermagem.
- Anestesiologista.
- Cirurgião.

MATERIAIS

- Quadro para *checklist* de segurança cirúrgica (no interior da sala de operação).
- Placa norteadora de verificação de segurança (salas de exames e procedimentos) *time out* (faça agora).
- Caneta hidrográfica para marcação no quadro.
- Prontuário físico e eletrônico.

DESCRIÇÃO DO PROCEDIMENTO

Etapas do *checklist* de segurança cirúrgica

Checklist A

Unidade de origem do paciente

- Antes do encaminhamento do paciente ao CC, a equipe de enfermagem deverá verificar os seguintes itens ("documentação certa"):
  - Anamnese e exame físico.
  - Avaliação pré-anestésica.
  - Consentimento cirúrgico.
  - Consentimento anestésico.
  - Consentimento transfusional.
  - Consentimento de amputação (quando se aplica).
  - Exames complementares e imagens relevantes para a cirurgia.
  - Verificar a identificação e o uso de pulseira, conforme o procedimento Uso de Pulseira para Identificação do Paciente.

Observação

- A enfermagem da unidade deverá atentar para os cuidados pré-operatórios pertinentes à cirurgia programada, como tipagem sanguínea, tricotomia, prótese dentária, adornos, pulseira de identificação legível e outros.

Checklist A (reconferência)

Unidade de centro cirúrgico

Na sala de admissão pré-operatória

- Higienizar as mãos, conforme Política de Higienização das Mãos.
- Na entrada do CC, o enfermeiro ou técnico de enfermagem recebe o paciente, apresenta-se e em seguida o encaminha à sala de admissão pré-operatória.

- Na sala de admissão pré-operatória, a enfermagem confere em voz alta, perguntando ao paciente acordado:
  - O nome completo do paciente e a data de nascimento, conferindo com a pulseira de identificação.
  - O procedimento a ser realizado.
  - O local da cirurgia.

Importante

  - Em caso de dúvidas, é solicitado ao cirurgião comparecer à sala de admissão pré-operatória para esclarecimentos.
- Conferir o prontuário verificando consentimento cirúrgico, consentimento anestésico, consentimento transfusional, consentimento de destino final de membros (quando se aplica).
- A enfermagem acrescenta no prontuário informatizado a reconferência do *checklist* de segurança cirúrgica que foi realizado pela unidade de origem do paciente.
- A identificação do local da intervenção cirúrgica é uma atividade de inteira responsabilidade do médico executor do procedimento cirúrgico e/ou do procedimento terapêutico invasivo no ICESP.
- Com a caneta dermatológica, marcar o desenho de um alvo (dois círculos circunscritos) no membro, região, lado ou nível de localização onde será realizado o procedimento cirúrgico/invasivo (Figura 40.1). Portanto, o alvo será feito próximo do local de abordagem cirúrgica de forma a não deixar dúvidas e suficientemente permanente para continuar visível após preparação da pele do paciente. Em cirurgias com abordagem bilateral, deve ser feita a demarcação em ambos os lados.

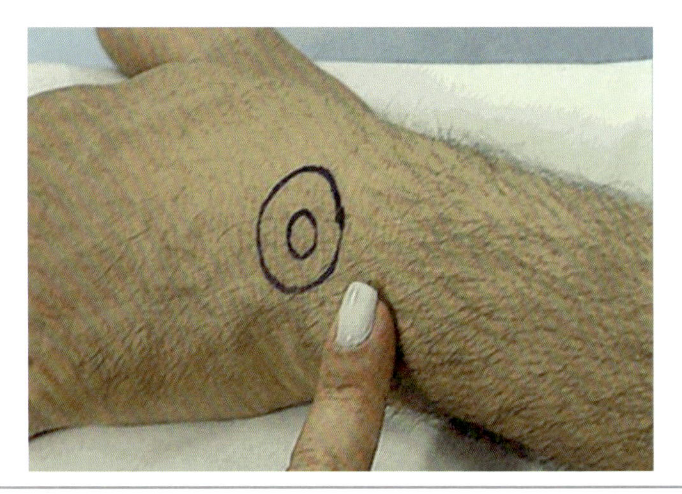

Figura 40.1 Marcação da lateralidade.

Fonte: Elaborada pelos autores.

- Separar e identificar com nome do paciente, nome do órgão e lateralidade as placas de sinalização de acordo com as informações colhidas (placa vermelha para alergias e placa amarela para lateralidade) e mantê-las visíveis na maca do paciente (Figura 40.2).

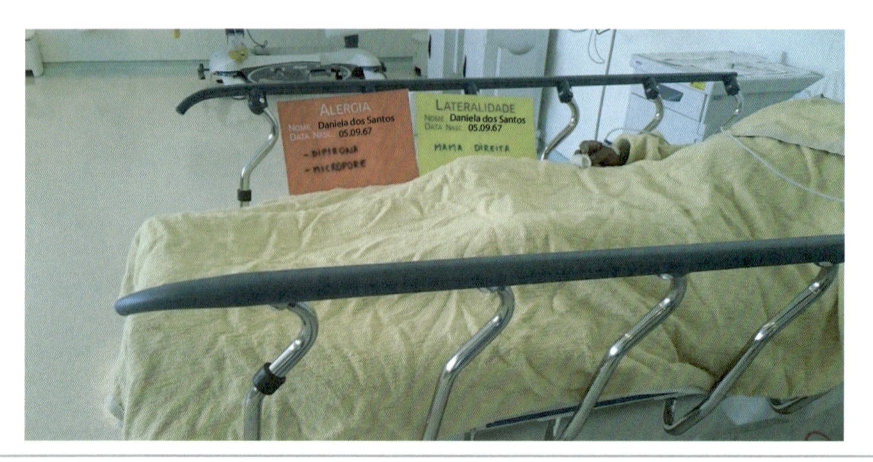

Figura 40.2 Placas identificadoras de alergia e lateralidade.

Fonte: Elaborada pelos autores.

- O técnico de enfermagem da sala de operação encaminhará o paciente, juntamente com o prontuário e as identificações, à sala de operação.

Observação

- É imprescindível a interação do anestesiologista e cirurgião nos processos de *checklist* de segurança cirúrgica.

Na sala de operação

1. *Checklist* A (*sign in*):

- O enfermeiro ou técnico de enfermagem preenche com caneta própria o quadro do *checklist* de segurança cirúrgica localizado dentro da sala de operação com os dados: paciente, cirurgia, procedimento, registro, consentimentos e local da cirurgia.
- Em salas de procedimentos ou exames, o enfermeiro e/ou técnico de enfermagem devem nortear as perguntas por meio do roteiro padronizado.
- Dentro da sala de operação, antes da indução anestésica (*sign in*), com a presença do anestesiologista e no mínimo um integrante da equipe cirúrgica, o enfermeiro ou técnico de enfermagem, orientando-se pela lousa de *checklist* de segurança cirúrgica (afixada na parede da sala de operação – Figura 42.3), **em voz alta,**

questiona o paciente acordado quanto a: **seu nome completo, data de nascimento, termos de consentimento** (anestésico, cirúrgico e transfusão de hemocomponentes) **presentes e assinados, nome do procedimento cirúrgico, local do procedimento cirúrgico** (por exemplo, mama, membro inferior, membro superior) e **lateralidade/demarcação se foi feita** (lado direito, esquerdo, bilateral, dedo polegar, costela cervical, ou não se aplica); **se possui alergia**; e pode também acrescentar se o paciente tem alguma **comorbidade** (hipertensão ou diabetes); verifica com o anestesiologista **se existe via aérea difícil** (dificuldade para intubação) e **se aparelho de anestesia está funcionando**; com o cirurgião, se existe risco de **perda sanguínea** (perda superior a 500 ml) e, finalizando a checagem, se existe **indicação de antibiótico** profilático ou terapêutico, e qual o tipo e a dosagem.

- Após essa checagem, regista os dados na lousa existente dentro da sala de operação (Figura 40.3).

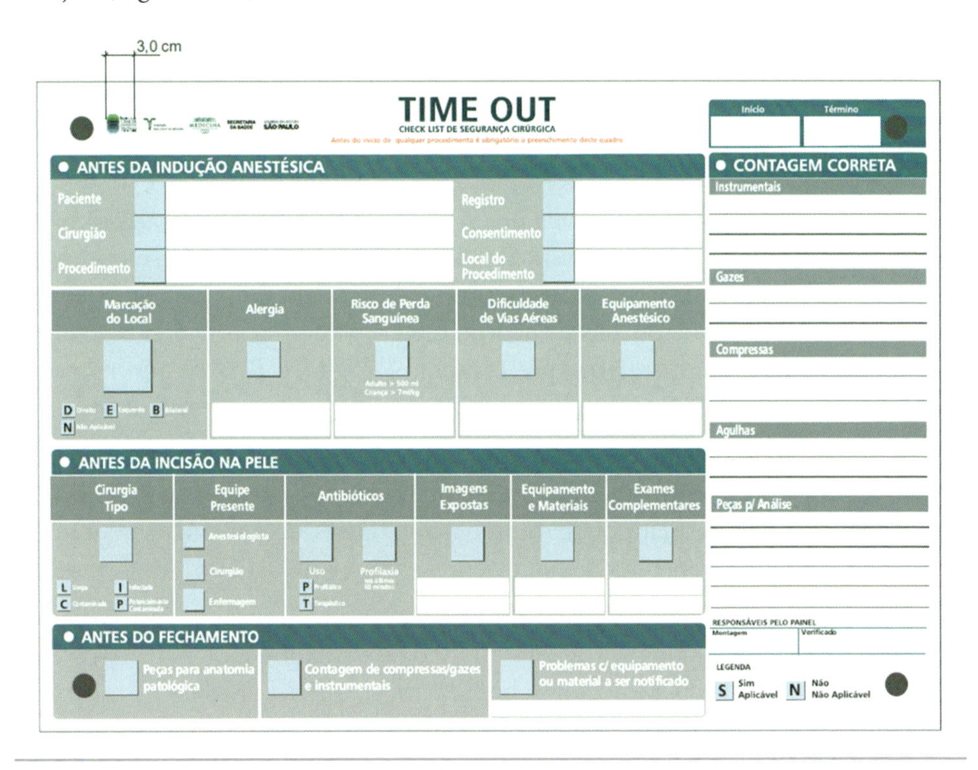
3,0 cm

TIME OUT
CHECK LIST DE SEGURANÇA CIRÚRGICA

Início | Término

• ANTES DA INDUÇÃO ANESTÉSICA
Paciente
Cirurgião
Procedimento
Registro
Consentimento
Local do Procedimento
Marcação do Local
Alergia
Risco de Perda Sanguínea
Dificuldade de Vias Aéreas
Equipamento Anestésico
D E B N

• ANTES DA INCISÃO NA PELE
Cirurgia Tipo
Equipe Presente
Antibióticos
Imagens Expostas
Equipamento e Materiais
Exames Complementares
Anestesiologista
Cirurgião
Enfermagem
Uso
Profilaxia
L I C P
P T

• ANTES DO FECHAMENTO
Peças para anatomia patológica
Contagem de compressas/gazes e instrumentais
Problemas c/ equipamento ou material a ser notificado

• CONTAGEM CORRETA
Instrumentais
Gazes
Compressas
Agulhas
Peças p/ Análise

RESPONSÁVEIS PELO PAINEL
Montagem | Verificado

LEGENDA
S Sim Aplicável
N Não Não Aplicável

Figura 40.3 Quadro de *checklist* de segurança cirúrgica.

Fonte: Elaborada pelos autores.

2. ***Checklist* C (*time out*)**:

- Dentro da sala de operação, imediatamente antes da incisão da pele do paciente, faz-se uma **pausa** (*time out*), com a presença de todos os membros da equipe cirúrgica e anestésica, e novamente é realizada pelo enfermeiro ou técnico de enfermagem, em voz alta, a checagem, com o médico assistente, do **nome completo do paciente e data de nascimento, nome da cirurgia, lateralidade** (direito, esquerdo, bilateral, dedo polegar, costela cervical, ou não se aplica), **tipo de cirurgia** (limpa, contaminada, potencialmente contaminada ou infectada), **se as equipes de enfermagem, cirúrgica e anestésica estão presentes, exames complementares** (se estão à disposição), **imagens** (se estão expostas, ou não se aplica), **instrumental cirúrgico e materiais necessários** presentes e dentro do prazo de validade, **equipamentos** necessários, presentes e em perfeito funcionamento. Com o anestesiologista é confirmado se o **antibiótico** prescrito de acordo com o protocolo padronizado pela Comissão de Controle de Infecção Hospitalar foi administrado.

- Após a checagem, registram-se os dados complementares na lousa afixada dentro da sala de operação (Figura 42.3).
- O *time out* é um meio de assegurar a comunicação efetiva entre os membros da equipe cirúrgica e evitar erros como "paciente errado" ou "local errado".

3. ***Checklist* D (*sign out*)**:

- Antes da saída do paciente da sala de operação (*sign out*), é realizada a checagem, verificando-se se o procedimento cirúrgico realizado é o mesmo proposto no agendamento cirúrgico, se existem peças para anatomopatológico (estão identificadas e acondicionadas de acordo com o preconizado), se existe algum problema com equipamento que precisa ser notificado, e, finalizando, se a contagem de compressas/gazes/agulhas e instrumental cirúrgico está correta.
- Havendo discrepância na contagem de compressas, gases e instrumental cirúrgico, realiza-se raio X imediatamente, se imagem suspeita abertura da cavidade e imagem não suspeita realiza tomografia, antes do encaminhamento do paciente para a recuperação pós-anestésica e/ou unidade de origem, ou ainda para a UTI.
- Para facilitar a operacionalização do trabalho do instrumentador cirúrgico e do circulante de sala de operação, foi elaborada uma classificação das cirurgias pelo risco de retenção de peça de instrumental cirúrgico, conforme descrito a seguir:
  - **Pequeno risco**: Cirurgias minimamente invasivas e exéreses cutâneas.
  - **Médio risco:** Cirurgias abertas em cavidades (abdominais, torácicas etc.) sem a presença do instrumentador cirúrgico na equipe cirúrgica.
  - **Alto risco**: Cirurgias abertas em cavidades (abdominais, torácicas etc.) com participação de mais de uma especialidade cirúrgica, com ou sem a presença do instrumentador cirúrgico na equipe cirúrgica.

Observação

- o No dia do atendimento do programa cirúrgico, o enfermeiro identificará no mapa cirúrgico com cor amarela (marca-texto) no nome da cirurgia, aquela com médio e alto risco de retenção de peça de instrumental cirúrgico, para o cuidado especial da equipe de enfermagem na contagem e retirada do instrumental cirúrgico da sala de operação, após o término da cirurgia.

4. *Checklist* de segurança cirúrgica nas áreas externas ao centro cirúrgico

- Em caso de procedimentos invasivos ou minimamente invasivos, a equipe de enfermagem utilizará o quadro sinalizador como instrumento norteador do roteiro de segurança (Figura 40.4).
  - o As áreas externas ao CC são classificadas em áreas de pacientes internos (pacientes internados) e de paciente externos (pacientes não internados – ambulatoriais). São consideradas áreas de pacientes internos, a Unidade de Emergência, a UTI e as unidades de internação. As áreas de pacientes externos são os ambulatórios, imagem, radiologia intervencionista, endoscopia, Hospital Dia, ressonância magnética e odontologia.

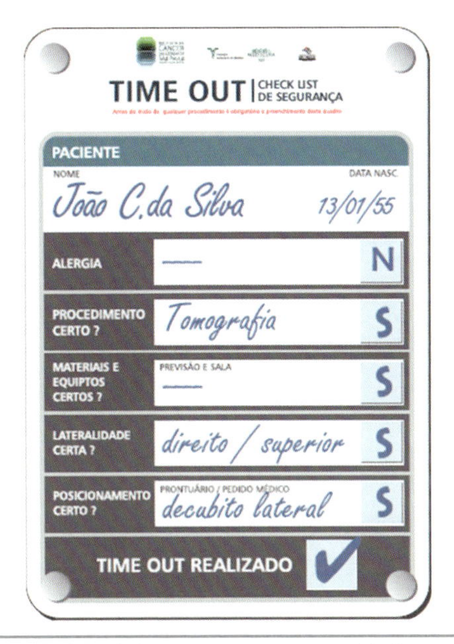
TIME OUT
CHECK LIST DE SEGURANÇA
PACIENTE
NOME
DATA NASC.
João C. da Silva
13/01/55
ALERGIA
N
PROCEDIMENTO CERTO ?
Tomografia
S
MATERIAIS E EQUIPTOS CERTOS ?
PREVISÃO E SALA
S
LATERALIDADE CERTA ?
direito / superior
S
POSICIONAMENTO CERTO ?
PRONTUÁRIO / PEDIDO MÉDICO
decubito lateral
S
TIME OUT REALIZADO

Figura 40.4 *Checklist* de segurança nas unidades externas ao centro cirúrgico.

Fonte: Elaborada pelos autores.

Como realizar o checklist de cirurgia segura

A equipe de enfermagem que irá receber o paciente deverá proceder às seguintes etapas:

- Realizar o *checklist* de segurança cirúrgica na admissão, em voz alta, com o paciente acordado: confirmar o nome completo e a data de nascimento com a pulseira de identificação e se o prontuário e o nome do procedimento estão corretos.
- Revisar verbalmente em voz alta com o próprio paciente, na presença do médico, que sua identificação tenha sido confirmada, com nome completo e data de nascimento, alergias, procedimento certo, material e equipamentos certos, lateralidade certa e posicionamento correto, utilizando carimbo padronizado para o preenchimento do *checklist* de segurança cirúrgica nas prescrições médicas (Figura 40.5).

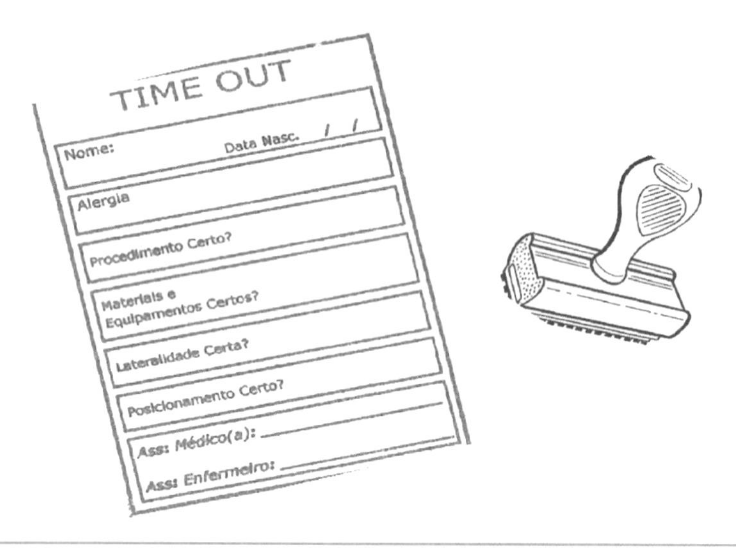

Figura 40.5 Carimbo para registro do time out na prescrição médica.
Fonte: Elaborada pelos autores.

RESULTADOS ESPERADOS

- Identificação correta do paciente a ser operado, do procedimento a ser realizado e do local da intervenção cirúrgica.
- Garantir segurança e qualidade na assistência prestada ao paciente.
- Comunicação efetiva entre os membros da equipe cirúrgica.
- Reduzir riscos perioperatórios.

PONTOS CRÍTICOS

- Realização inadequada do *checklist* de segurança cirúrgica.

- Falta de atenção da equipe na confirmação e no preenchimento do quadro de verificação cirúrgica.

BIBLIOGRAFIA CONSULTADA

Associação Nacional de Hospitais Privados. Observatório ANAHP. Gestão de risco e segurança evidenciam governança clínica nos hospitais da ANAHP. Edição 03/2011. p. 12-17.

Diretrizes de práticas em enfermagem em cirúrgica e processamento de produtos para a saúde. 7. ed. rev. e atual. SOBECC – Associação Brasileira de Enfermeiros de Centro Cirúrgico, Recuperação anestésica e Centro de Material e Esterilização. São Paulo: Manole; 2018.

Kizer KW, Stegun MB. Serious Reportable Adverse Events in Health Care. Rockville, MD: Agency for Healthcare Research and Quality Publication Nos; 2005. Available from: http://www.ncbi.nlm.nih.gov/books/bv.fcgi?rid=aps.part.1.

Padrões de Acreditação da Joint Commission Internacional para hospitais [editado por] Consórcio Brasileiro de Acreditação de Sistemas e Serviços de Saúde. 6. ed. Rio de Janeiro: CBA; 2018.

Pan-Americana da Saúde, ANVISA – Ministério da Saúde, organização. Manual de cirurgia segura salva vida; 2010 [acesso em 24 ago. 2018]. Disponível em: https://www20.anvisa.gov.br/segurancadopaciente/index.php/publicacoes/item/manual-cirurgias-seguras-salvam-vidas.

Vendramni RC et al. Segurança do paciente em cirurgia oncológica: experiência do Instituto do Câncer do Estado de São Paulo. Rev Esc Enferm USP. 2010; 44(3):827-832. Available from: http://www.scielo.br/scielo.php?script=sci_arttext&pid=S0080-62342010000300039&lng=en&nrm=iso.

41

Atuação da Enfermagem no Procedimento de Paciente Alérgico ao Látex

Clarice Aparecida Cardoso
Michele Estevanatto Tose
Elizete Calo Tsuzuki
João Francisco Possari

CONCEITO

A alergia ao látex é qualquer reação imunológica à proteína do látex, associada a sintomas clínicos. A alergia pode manifestar-se por diferentes formas, desde urticária ou dermatite de contato até quadros de anafilaxia. Essas reações podem ser fatais.

OBJETIVOS

- Descrever a atuação de enfermagem no atendimento ao paciente alérgico ao látex, proporcionando condições adequadas a seu atendimento no centro cirúrgico, estabelecendo prevenção e cuidados adequados ao tratamento, na presença de reações graves com risco de vida.

COMPETÊNCIA PROFISSIONAL

- Enfermeiro.
- Técnico de enfermagem.
- Instrumentador cirúrgico.
- Anestesiologista.
- Cirurgião.

MATERIAIS

- *Kit* padronizado.
- Placas de identificação.

DESCRIÇÃO DO PROCEDIMENTO

- Receber o aviso cirúrgico, no dia anterior ao procedimento.
- Agendar o procedimento eletivo para o primeiro horário, pois é quando encontramos os mais baixos níveis de antígenos dispersos no ar, diminuindo assim a exposição às proteínas do látex. Caso a cirurgia do paciente alérgico a látex não seja a primeira do dia, temos de ter a sala de operação parada no mínimo por duas horas e meia antes do horário do procedimento.
- Comunicar ao centro de abastecimento de material (CAM) o dia e horário do procedimento.
- Solicitar que SE prepare o carrinho de acordo com os materiais já padronizados.
- Solicitar para que seja realizada limpeza terminal (centro e enfermagem).

No dia do procedimento

- Identificar a porta da sala cirúrgica com a placa “Sala Isenta de Látex”.

Importante

  - Faz-se necessária, pois dessa forma todos os envolvidos no procedimento anestésico-cirúrgico estarão atentos aos cuidados a serem dispensados ao paciente de risco.

- Solicitar os materiais e medicamentos ao CAM, identificar o carrinho com a placa de “Látex *Free*”.
- Montar a sala de operação tomando cuidado para não deixar nela materiais que contêm látex.
- Receber o paciente cordialmente, apresentando-se e dizendo a sua função.
- Encaminhá-lo à sala pré-operatória.
- Colocar a placa de identificação “Alergia a Látex” junto com o prontuário do paciente.
- Higienizar as mãos conforme política de higienização das mãos.
- Monitorizar o paciente.
- Higienizar as mãos, conforme política de higienização das mãos.

- Admiti-lo no sistema informatizado, registrando todos os procedimentos realizados.
- Aguardar o circulante de sala solicitar o encaminhamento do paciente à sala de operação.

RESULTADOS ESPERADOS

- Realizar as atividades reduzindo os riscos de reações adversas ao paciente.
- Garantir a segurança e a qualidade no atendimento.
- Equipe treinada e capacitada para assistir esse paciente.
- Todos os profissionais deverão estar envolvidos no atendimento desse paciente durante o período de internação.

PONTOS CRÍTICOS

- Falha na comunicação.
- Falta de materiais látex *free*.

BIBLIOGRAFIA CONSULTADA

Allarcon JB, Malito M, Linde H, Brito MEM. Alergia ao látex. Rev Bras Anestesiol. 2003;53(1):89-96.

Batti MACSB. Alergia ao látex. Rev Bras Anestesiol. 2003;53(5):555-560 [acesso em 25 ago. 2018]. Disponível em: http://www.scielo.br/pdf/rba/v53n5/v53n5a01.pdf.

Hochleitner BW, Menardi G, Haussler B et al. Spina bifida as an independent risk factor for sensitization to latex. J Urol. 2001;166:2370-3.

Nieto A, Mazon A, Pamies R et al. Efficacy of látex avoidance for primary prevention of látex sensitization in children with Spina bifida. J Pediatr. 2002;140:370-2.

Nunes DCL. Alergia ao látex: análise da produção científica dos enfermeiros. Rev. SOBECC, São Paulo. out./dez. 2013; 18(4):26-37 [acesso em 7 set. 2018]. Disponível em: http://www.sobecc.org.br/arquivos/artigos/2014/pdfs/revisao-de-leitura/Ano18_n4_out_dezet2013-7.pdf.

Padrões de Acreditação da Joint Commission Internacional para hospitais [editado por] Consórcio Brasileiro de Acreditação de Sistemas e Serviços de Saúde. 6. ed. Rio de Janeiro: CBA; 2018.

Sicherer SH. Clinical implications of cross-reactive food allergens. J Allergy Clin Immunol. 2001;108: 881-90.

42

Cuidados de Enfermagem com Dispositivos Médicos Oriundos de Explante

Maria Socorro Vasconcelos Pereira da Silva
Bruna Elvira Costa
Silmara Martins Garcez
João Francisco Possari

CONCEITO

Os explantes são dispositivos médicos, denominados implantes, que foram utilizados para substituir ou atuar como uma estrutura biológica do corpo e estão sendo retirados do paciente por intermédio de um procedimento cirúrgico, devido a contaminação ou por não serem mais necessários para a continuidade do seu tratamento.

OBJETIVOS

- Padronizar as condutas para a retirada do explante no centro cirúrgico (CC) e as condutas tomadas no centro de material e esterilização (CME) com relação à limpeza, esterilização e a possível devolução ao paciente ou o descarte dos produtos.

COMPETÊNCIA PROFISSIONAL

- Enfermeiro do CC.
- Enfermeiro do CME.

MATERIAIS

- Termo de solicitação de explante.

- Etiqueta de identificação do paciente.
- Equipamento de proteção individual (máscara, óculos, luvas de procedimento e avental).
- Carro para transporte de material contaminado.
- Solução para pré-tratamento (aplicação em *spray*).

DESCRIÇÃO DO PROCEDIMENTO

- O enfermeiro do CC verifica com o médico qual o destino do explante, que poderá ser entregue ao paciente, descartado ou encaminhado para pesquisa.
- O cirurgião explica ao paciente a retirada do explante e seu destino. Preenche o impresso próprio, em duas vias, com identificação do paciente (nome completo do paciente e data de nascimento, leito, unidade) descreve detalhadamente o tipo de explante, identificando o destino. O termo deve conter assinaturas do cirurgião, enfermeiro do CC e do CME. Uma via do impresso será encaminhada com o prontuário do paciente e a outra via acompanha o explante ao CME. Para encaminhamento a pesquisa, é necessária a solicitação formal do pesquisador.
- O enfermeiro do CME realiza a conferência do explante na sala de operação após o paciente ser extubado e o encaminha ao CME.
- Higienizar as mãos conforme política institucional e paramentar-se com os EPIs.
- Seguir rotina operacional no CME com prévia limpeza, utilizando toalha absorvente de tecido do tipo *Wypall*, e, a seguir, com imersão do dispositivo em solução de detergente enzimático, preparada conforme o protocolo, 3ml/litro. Manter o dispositivo em contato com a solução por 5 minutos, monitorando o tempo de imersão para não ultrapassar o período recomendado.
- Enxaguar o explante com água corrente.
- Higienizar as mãos.
- Proceder à secagem e ao preparo do material para esterilização.
- Esterilizar o explante conforme o processo de esterilização recomendado.

Atenção

- Os explantes quando constituídos de componentes desmontáveis, após a esterilização, não devem ser acondicionados na mesma embalagem, de forma a impedir a remontagem do produto.
- Após o processo de esterilização, os explantes são considerados como resíduos sem risco biológico, químico ou radiológico e, quando não entregues aos pacientes ou para pesquisa, ficarão armazenados por 30 dias no CME e depois descartados como resíduos comuns.

- O descarte deve ser feito em lixo comum conforme Plano de Gerenciamento de Resíduos em Serviços de Saúde (PGRSS).
- Encaminhar o explante à unidade onde se encontra o paciente, quando solicitado por este, proceder à entrega mediante caderno de protocolo e romper a integridade da embalagem.

Atenção

  - É proibida a entrega desse material às cooperativas de catadores ou empresas que recolhem materiais inservíveis denominados ferro-velho.
  - Documentar a realização do procedimento em impresso próprio.

RESULTADO ESPERADO

- Garantir que o artigo passe pelo processo de esterilização antes de ser devolvido ao paciente ou descartado.

PONTOS CRÍTICOS

- Falha no processo de limpeza e esterilização.
- Danificar o explante diante do processo de esterilização.
- Não romper a integridade da embalagem.

BIBLIOGRAFIA CONSULTADA

Brasil. Ministério da Saúde. Agência Nacional de Vigilância Sanitária. RDC n. 15, de 15 de março de 2012. Dispõe sobre requisitos de boas práticas para o processamento de produtos para saúde e dá outras providências. Brasília (DF): Diário Oficial da União; 2012.

Brasil. Ministério da Saúde. Agência Nacional de Vigilância Sanitária. RDC n. 306 de 07 de dezembro de 2004. Dispõe sobre o regulamento técnico para o gerenciamento de resíduos de serviços de saúde. Brasília (DF): Diário Oficial da União; 2004.

Diretrizes de práticas em enfermagem em cirúrgica e processamento de produtos para a saúde. 7. ed. rev. e atual. SOBECC – Associação Brasileira de Enfermeiros de Centro Cirúrgico, Recuperação anestésica e Centro de Material e Esterilização. São Paulo: Manole; 2018.

Padrões de Acreditação da Joint Commission Internacional para hospitais [editado por] Consórcio Brasileiro de Acreditação de Sistemas e Serviços de Saúde. 6. ed. Rio de Janeiro: CBA; 2018.

Práticas recomendadas SOBECC. São Paulo: SOBECC – Associação Brasileira de Enfermeiro de Centro Cirúrgico, Recuperação Anestésica e Centro de Material e Esterilização. São Paulo: Manole; 2013.

43

Atuação do Enfermeiro perante a Complicação Pós-operatória de Laringectomia Total: Fístula Faringocutânea

Alynne da Costa Santiago Matiello
Catarine Mota Constancio
Eveline Aparecida dos Santos
Leonor Alexandre Tavares
Marryete Benzo Alvez
Rosemere de Carvalho Ribeiro
Alessandra Pereira Ribeiro
Marlon Goes de França
Lucas de Lima Costa
João Francisco Possari

CONCEITO

A fístula faringocutânea (FFC) ocorre pela formação de deiscência da sutura da faringe à base da língua realizada no ato da cirurgia para reconstrução do trato alimentar. É a comunicação entre as estruturas da orofaringe e a pele do pescoço, provenientes de cicatrizações inadequadas ou de complicações, como no caso de pós-operatório de paciente submetido à laringectomia total. Os fatores predisponentes são: tabagismo, etilismo no decorrer da doença oncológica, radioterapia e traqueostomia prévia, esvaziamento cervical, tensão na sutura da mucosa faríngea, diabetes, insuficiência cardíaca congestiva descompensada, desnutrição e bronquite crônica.

OBJETIVOS

- Observar a presença de secreção compatível com saliva pelo dreno ou curativo.
- Monitorar e avaliar o paciente por meio dos sinais clínicos e exames laboratoriais.
- Planejar a assistência de enfermagem para cuidados com FFC.
- Identificar a condição de vida do paciente com a FFC.
- Promover a educação do paciente e cuidador para continuidade do cuidado domiciliar.

COMPETÊNCIA PROFISSIONAL

- Médico.
- Enfermeiro.
- Técnico de enfermagem.

DESCRIÇÃO DO PROCEDIMENTO

Para identificação precoce da FFC é necessário que o profissional possua conhecimento técnico e científico, competência clínica e habilidades técnicas para tomada de decisão, visto que é a complicação mais frequente no pós-operatório de laringectomia total, surgindo em média entre o 4º e 10º dia do pós-operatório.

Profissional	Descrição da atividade
Enfermeiro	1. Admitir e avaliar paciente em pós-operatório. 2. Observar débito e aspecto de dreno cervical. 3. Avaliar aspecto de curativo quanto à saída de saliva ao redor da incisão cirúrgica (presença de hiperemia). 4. Após suspeita de FFC, a equipe médica pode realizar teste com azul de metileno ou corante alimentício. Neste caso o enfermeiro deve observar a saída da coloração pelo orifício traqueal, dreno e incisão cirúrgica. 5. Atentar para sinais de infecção: febre e aspecto da secreção (coloração e odor). 6. Administrar antibiótico, conforme prescrição médica. 7. Realizar curativo compressivo, conforme prescrição médica. 8. Manter paciente com a cabeça em posição neutra e decúbito elevado acima de 45 graus. 9. Supervisionar jejum oral e administração de dieta enteral exclusiva, conforme prescrição médica. 10. Supervisionar as condições da cavidade oral quanto à higiene. 11. Avaliar conduta com enfermeira estomaterapeuta, em caso de lesão de pele em região cervical decorrente da FFC. **Atentar para outras complicações pós-operatórias de laringectomia total como:** 1. Observar edema cervical, hematoma e sangramento. 2. Checar exame laboratorial: hemograma (queda de hemoglobina), aumento da PCR, presença de amilase salivar em líquido de dreno. 3. Atentar para desconforto respiratório: taquidispneia e queda de saturação. 4. Observar distúrbio de deglutição. 5. Observar saída de resíduos de alimentos pela cânula de traqueostomia. 6. Orientar a proteção de traqueostomia durante banho de aspersão para evitar risco de penetração de água. 7. Assegurar a continuidade do cuidado por meio de educação de paciente e acompanhante referente a manuseio de traqueostomia, sinais de desconforto respiratório, higiene oral, cuidados com cateter nasoenteral, realização de curativo, presença de sinais de infecção (febre, hiperemia e alteração de odor e aspecto da secreção da incisão cirúrgica) e saída de alimentos pela traqueostomia.

Continua

Continuação

Profissional	Descrição da atividade
Técnico de enfermagem	1. Manter paciente com a cabeça em posição neutra e decúbito elevado acima de 45 graus. 2. Mensurar débito e aspecto de dreno cervical. 3. Verificar sinais vitais e saturação de oxigênio. **Em caso de alteração, comunicar o enfermeiro** 1. Realizar banho de aspersão mantendo jato de água em região posterior do tórax. 2. Realizar higiene oral. 3. Realizar aspiração e limpeza de traqueostomia. 4. Realizar curativo conforme prescrição de enfermagem. 5. Realizar cuidados com cateter nasoenteral. 6. Promover alívio de pressão em proeminências ósseas utilizando coxins. 7. Realizar anotação de enfermagem de todas as ações realizadas.

Fonte: Elaborado pelos autores.

RESULTADOS ESPERADOS

- Identificação precoce de FFC.
- Adequado processo de cicatrização e reabilitação.
- Capacitação do paciente e acompanhante para autocuidado.
- Promoção de qualidade de vida após procedimento.

PONTOS CRÍTICOS

- Falha na identificação da FFC.
- Posicionamento inadequado do paciente.
- Aumento de custo relacionado ao tempo de internação prolongado.
- Atraso do início de radioterapia quando indicado.
- Necessidade de reabordagem cirúrgica.
- Introdução tardia de dieta oral.
- Infecção.

BIBLIOGRAFIA CONSULTADA

Aires FT, Dedivitis RA, Castro MAF, Ribeiro DA, Brandão LG. Fístula faringocutânea após laringectomia total. Jornal Brasileiro de Otorrinolaringologia. 2012;78(6):94-98.

Aprigliano F, Mello LFP. Tratamento cirúrgico do câncer da laringe – análise de 1055 casos. Arquivos Internacionais Otorrinolaringologia. 2006;10(1):36-45.

Lenza NFB, Sonobe SL, Buetto LS, Martins LM. Fístula faringocutânea em paciente oncológico: implicações para a enfermagem. Revista Brasileira de Cancerologia. 2013;59(1):87-94.

Lima EMS, Coelho MJ. O cuidado de higiene da cabeça e pescoço no cotidiano do paciente com fístula faringocutânea. Escola Anna Nery Revista de Enfermagem. 2005;9(2):287-291.

Santana ME, Sawada NO, Zago MMF. A complicação fístula faringocutânea após laringectomia total: uma análise preliminar. Revista Brasileira de Cancerologia. 2003;49(4):239-244.

44

Montagem e Desmontagem Asséptica do Carro do Paciente Robótico

Tania Paci Artusi
Michele Estevanatto Tose
Amanda Cristina Camilo da Cruz
João Francisco Possari

CONCEITO

Trata-se da montagem dos braços do robô com técnicas assépticas e a utilização de capas estéril para manter a segurança da cirurgia.

OBJETIVOS

- Montagem adequada dos braços robóticos do carro do paciente.
- Instalação de capas dos braços robóticos de maneira asséptica.
- Evitar contaminação de capas estéreis.
- Garantir procedimento asséptico.
- Garantir desmontagem do carro robótico sem danos ao equipamento.
- Realizar a limpeza correta do carro robótico.

COMPETÊNCIA PROFISSIONAL

- Enfermeiro.
- Técnico de enfermagem.
- Instrumentador cirúrgico.

MATERIAIS

- Escova de degermação das mãos.

- Máscara descartável.
- 3 capas para braços robóticos.
- 1 capa para braço de câmera.
- 1 capa para cabeça de câmera.
- 1 par de luvas estéreis.
- 1 avental cirúrgico estéril.
- 3 campos avulsos.
- 1 luva de procedimento.

DESCRIÇÃO DO PROCEDIMENTO

A – Etapas de colocação de capas robóticas

- Higienizar as mãos conforme a Política de Higienização das Mãos.
- Paramentar-se com máscara, avental cirúrgico e luvas cirúrgicas.
- Abrir o *kit* de capas estéreis em mesa localizada próxima ao carro do paciente.
- Desdobrar a capa na mesa deixando o adaptador do braço virado para cima.

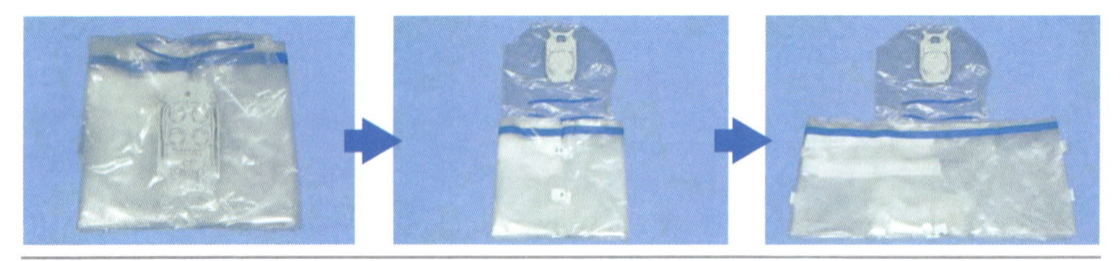

Figura 44.1 Abertura da capa do braço do robô.
Fonte: Manual do utilizador. Intuitive Surgical.

- Colocar sobre o braço do carro do paciente a capa com a faixa azul (Figura 44.2) para baixo com a fenda aberta sobre o braço segurando com a mão e o polegar e a outra extremidade com a outra mão, de forma que sua mão não entre em contato com o braço.

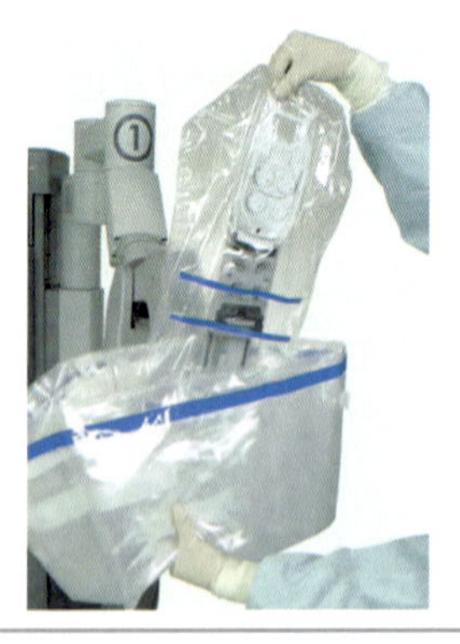

Figura 44.2 Colocação da capa no braço robótico.
Fonte: Manual do utilizador. Intuitive Surgical.

- Introduzir a base do adaptador esterilizado dentro da peça moldada preta dentro da qual encaixa.
- Utilizar ambos os polegares para empurrar o adaptador esterilizado para dentro do braço dos instrumentos até ele encaixar na sua devida posição (as rodas no adaptador esterilizado rodam e ouvirá três sinais sonoros – *bips* que indicam que o sistema reconhece o adaptador esterilizado).

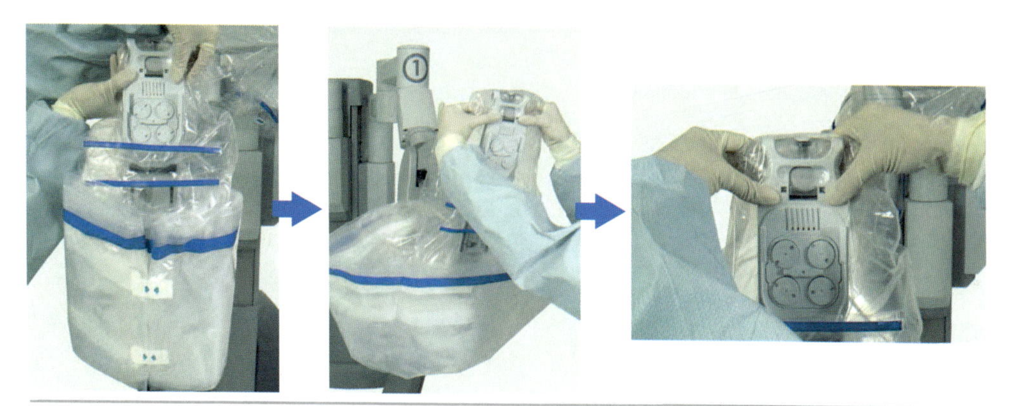

Figura 44.3 Encaixe das roldanas do braço robótico.
Fonte: Manual do utilizador. Intuitive Surgical.

- Utilizar o pulso da capa cirúrgica e mover ao longo do braço em direção à torre do carrinho do paciente. O circulante de sala pode auxiliar puxando a ponta da capa considerada não estéril após a fita azul até a torre do carro do paciente.

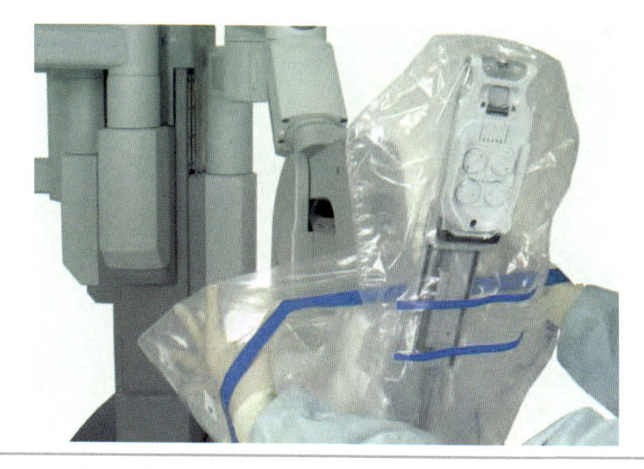

Figura 44.4 Esticar a capa ao longo do braço.
Fonte: Manual do utilizador. Intuitive Surgical.

- Encaixar o molde plástico no suporte dos trocateres.

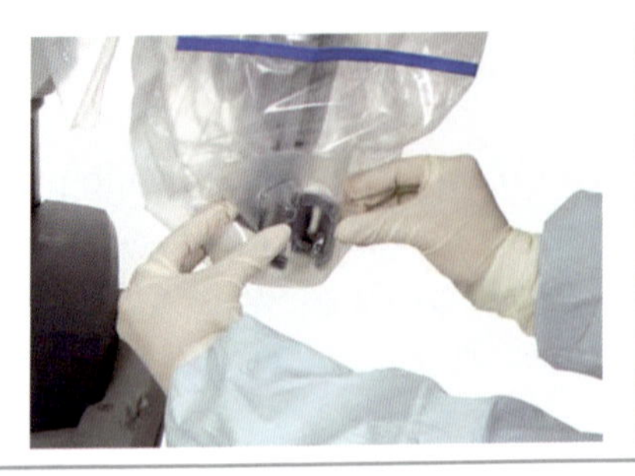
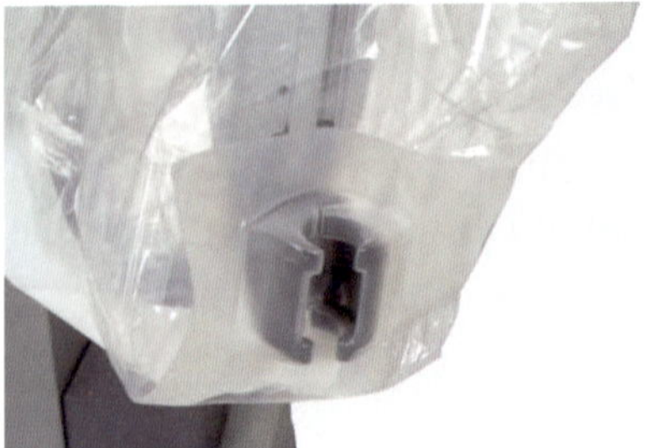

Figura 44.5 Encaixe no suporte do trocarter.
Fonte: Manual do utilizador. Intuitive Surgical.

- Enrolar todas as fitas brancas firmemente em torno do braço com a fita colante para baixo de forma que fique cada faixa branca em uma articulação do braço robótico.

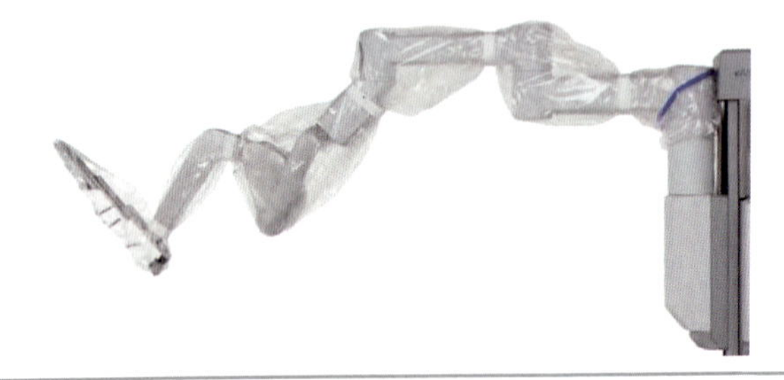

Figura 44.6 Fixação da capa ao longo do braço com as fitas brancas.
Fonte: Manual do utilizador. Intuitive Surgical.

- Dobrar as tiras flexíveis azuis para criar um percurso distinto de inserção do instrumento ao longo do eixo do braço dos instrumentos.

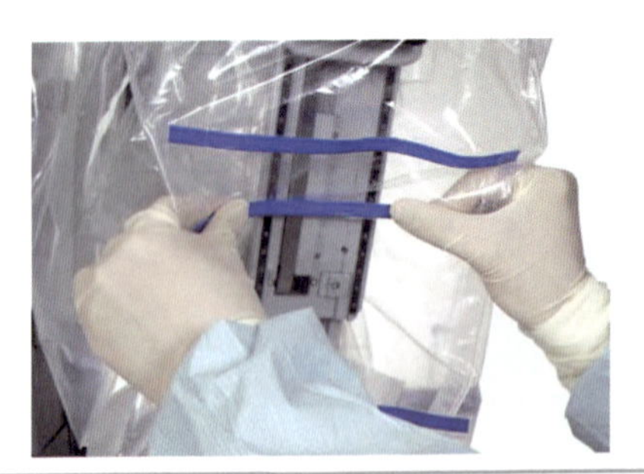

Figura 44.7 Dobra das tiras flexíveis.
Fonte: Manual do utilizador. Intuitive Surgical.

- Repetir este procedimento nos braços 1, 2 e 3.
- Encapar o braço da câmera seguindo o mesmo procedimento, porém a capa é específica para cada braço.

- Desembrulhar a capa cirúrgica sobre uma mesa esterilizada e remover o retentor branco do adaptador esterilizado.

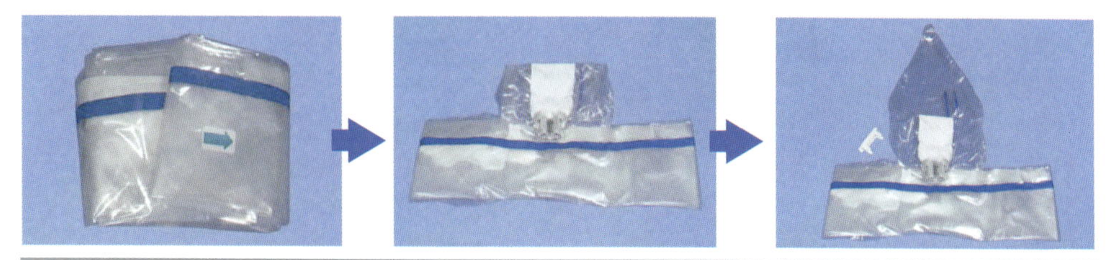

Figura 44.8 Abertura da capa do braço da câmera.
Fonte: Manual do utilizador. Intuitive Surgical.

- Introduzir uma mão dentro da abertura inferior da capa e segurar a parte superior da capa cirúrgica com a outra mão.
- Baixar a capa cirúrgica por cima do eixo de inserção e, depois, levantar o topo da capa por cima do topo do eixo de inserção do braço.
- Instalar o adaptador do braço da câmara dentro da guia do braço da câmara. Utilizar o lado de uma mão conforme ilustrado abaixo e fazer uma abertura na capa cirúrgica por meio da carruagem para criar espaço para a passagem do endoscópio. Empurrar depois firmemente o adaptador esterilizado do braço da câmara.

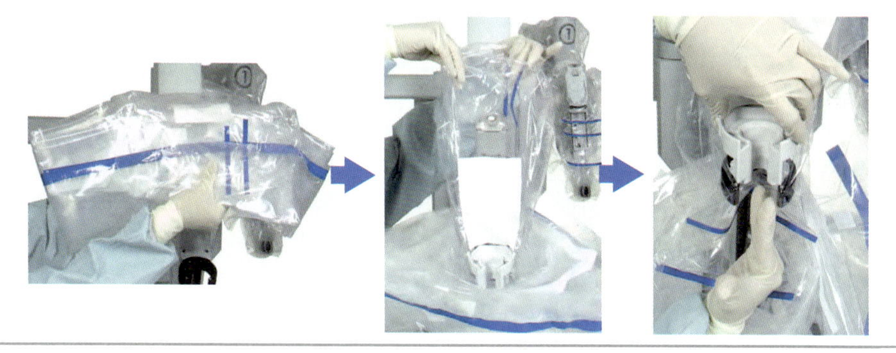

Figura 44.9 Colocação da capa do braço da câmera.
Fonte: Manual do utilizador. Intuitive Surgical.

- Utilizar o punho da capa cirúrgica, mover o pano cirúrgico para baixo ao longo da articulação de configuração do braço da câmara até a coluna central do carro do paciente que pode ser auxiliado pelo circulante de sala e enrolar todas as fitas brancas firmemente em torno do braço com a fita colante para baixo de forma que fique cada faixa branca em uma articulação do braço robótico.

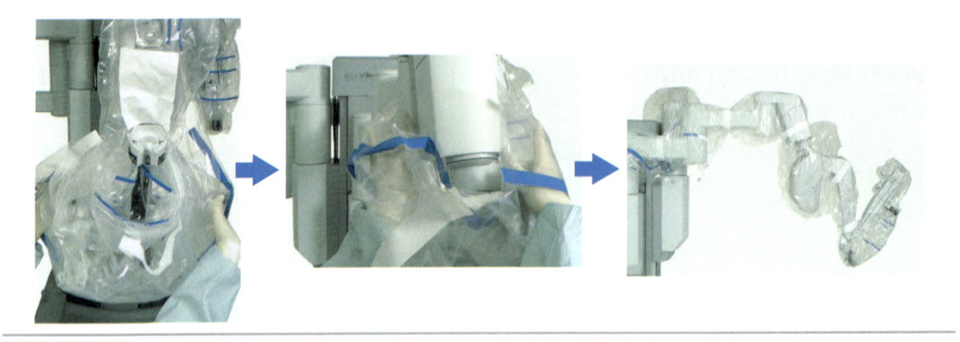

Figura 44.10 Colocação da capa no braço da câmera.
Fonte: Manual do utilizador. Intuitive Surgical.

- Encapar a cabeça da câmera, desdobrar o campo e colocar uma mão dentro da extremidade aberta e segurar o adaptador da câmera. O circulante de sala segura a câmera, com os botões para cima e encaixa da ponta do adaptador.

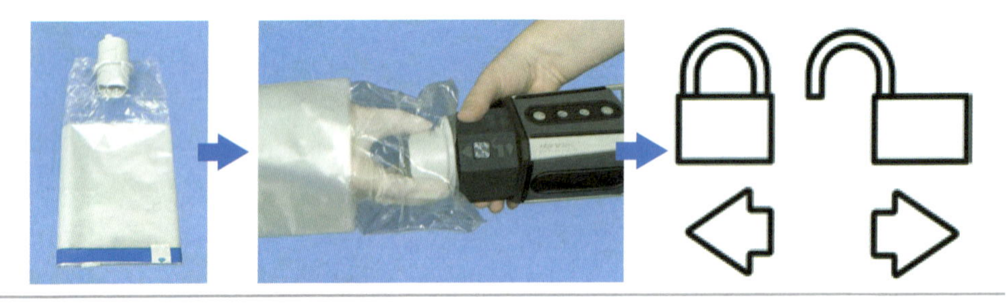

Figura 44.11 Encaixe da capa na cabeça da câmera.
Fonte: Manual do utilizador. Intuitive Surgical.

- Alinhar os pinos no adaptador esterilizado com os canais na cabeça da câmera e empurrar para baixo e rodar para a trava na devida posição. Os ícones na porca do anel da cabeça da câmara indicam a direção na qual deve rodar para trancar ou destrancar o adaptador esterilizado na cabeça da câmara. Após deslizar a capa sobre a câmera e cabo.

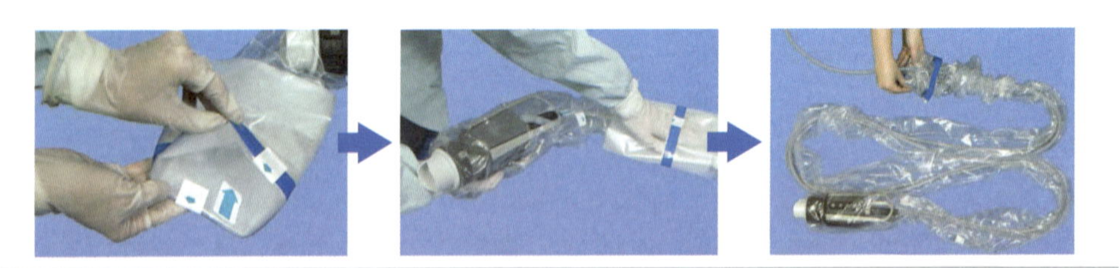

Figura 44.12 Instalação da capa na câmera e o cabo ótico.
Fonte: Manual do utilizador. Intuitive Surgical.

Observação

- A colocação das capas cirúrgicas deve ser efetuada por três pessoas: uma enfermeira, um técnico de enfermagem e um instrumentador.
- As capas devem ser colocadas sistematicamente da direita para a esquerda ou vice-versa.
- Deve haver espaço suficiente entre os braços para movimentação durante a colocação das capas, evitando possível contaminação.

B – Etapa de retirada das capas robóticas ao término do procedimento

- Higienizar as mãos conforme a Política de Higienização das Mãos.
- EPI – Equipamento de proteção individual (luva de procedimento, máscara, avental e óculos)
- Realizar os mesmos movimentos de colocação de capa para a retirada.
- Descartar as capas em lixo infectante.
- Higienizar o carro robótico com solução de biguanida e quaternário de amônia.
- Fechar os braços robóticos o mais próximo possível do eixo central do robô.
- Retirar os EPIs e descartar no lixo infectante.
- Higienizar as mãos conforme a Política de Higienização das Mãos.
- Cobrir os braços do carro do paciente com lençol evitando acumulo de pó.

RESULTADOS ESPERADOS

- Montagem adequada e asséptica do carro do paciente.
- Ausência de desperdício de material por contaminação ou erro na montagem.
- Desmontagem correta evitando danos ao equipamento.
- Higienização adequada do equipamento.

PONTOS CRÍTICOS

- Cuidado no manuseio das capas evitando contaminação.
- Manter todos os braços do carro do paciente, a uma distância de maneira que permita a colocação da capa sem contaminação.
- Se possível, realizar o procedimento com auxílio do técnico de enfermagem da sala.
- Todas as pontas das capas, após a faixa azul, são consideradas contaminadas, parte essa que pode ser manipulada pelo circulante de sala.

- Ao término do procedimento, cobrir os braços do carro do paciente com campo estéril, evitando contaminação até o início do procedimento.

BIBLIOGRAFIA CONSULTADA

"daVinciSi" Surgical system. Manual do utilizador. Intuitive Surgical. P/N 550664-01 Rev. A 2009.01 Intituitive Surgical 1, chemin. des mûriers, 1170 Aubonne, Suiça [acesso em 9 ago. 2018]. Disponível em: http://fccid.io/2AAZF-CHB01/User-Manual-Part-1-2607924.pdf.

Pinto EV, Lunardi LS, Treviso P, Botene DZA. Atuação do enfermeiro na cirurgia robótica: desafios e perspectivas. Rev da SOBECC, 23(1):43-51;2018.

45

Inspeção de Instrumental Cirúrgico

Bruna Elvira Costa
Maria Socorro Vasconcelos Pereira da Silva
Rosilene Pereira do Nascimento
João Francisco Possari

CONCEITO

Descrição de como é realizada a inspeção do instrumental cirúrgico após processo de limpeza e termodesinfecção, a fim de garantir que ele foi limpo adequadamente para ser submetido ao processo de esterilização.

OBJETIVO

- Inspecionar todos os itens verificando a efetividade da limpeza e funcionalidade do instrumental cirúrgico para garantia da qualidade do processo de esterilização.

COMPETÊNCIA PROFISSIONAL

- Equipe de enfermagem do CME.

MATERIAIS

- Lupa de ampliação e iluminação.
- Toalha absorvente multiuso (produto a base de polipropileno e celulose).
- Ar comprimido medicinal.
- Óculos de segurança e protetor auricular (quando utilizar o ar comprimido).
- Cestos e contêineres para acondicionamento.

DESCRIÇÃO DO PROCEDIMENTO

- Retirar todo instrumental cirúrgico da termolavadora após término da termodesinfecção.
- Acondicionar o instrumental cirúrgico em carros plásticos de transporte.
- Utilizar bancada de preparo.
- Cobrir bancada de preparo com toalha absorvente multiuso.
- Colocar máscara cirúrgica e luvas de procedimento.
- Realizar a inspeção dos instrumentais com o auxílio da lupa de ampliação e iluminação, após leitura de todos os itens pelo sistema de rastreabilidade.
- Realizar a inspeção em todos os itens, peça a peça.
- Utilizar ar comprimido no instrumental cirúrgico canulado para verificar a limpeza.
- Observar todos os pontos críticos no instrumental cirúrgico, como: cremalheiras, ranhuras, junções, canulados e articulações.
- Preencher o impresso específico, se encontrado alguma falha no processo de limpeza (sujidade), comunicar ao enfermeiro do setor.
- Retornar o instrumental cirúrgico sujo para novo processo de limpeza.
- Proceder à montagem da caixa.
- As luvas de procedimento e máscara cirúrgica deverão ser desprezadas no lixo infectante conforme Programa de Gerenciamento de Resíduos em Serviços de Saúde (PGRSS).
- Higienizar as mãos.

RESULTADO ESPERADO

- Ter instrumental cirúrgico inspecionado e pronto para a realização do processo de rastreabilidade e esterilização.

PONTO CRÍTICO

- A inspeção deverá ser criteriosa em todo o instrumental cirúrgico para que não ocorram falhas no processo de esterilização.

BIBLIOGRAFIA CONSULTADA

Associação Paulista de Estudos e Controle de Infecção Hospitalar (APECIH). Limpeza, desinfecção e esterilização de artigos em serviços de saúde; 2010.

Diretrizes de práticas em enfermagem em cirúrgica e processamento de produtos para a saúde. 7. ed. rev. e atual. SOBECC – Associação Brasileira de Enfermeiros de Centro Cirúrgico, Recuperação anestésica e Centro de Material e Esterilização. São Paulo: Manole; 2018.

Graziano KU, Silva A, Psaltikidis EM. Enfermagem em centro de material e esterilização. São Paulo: Manole; 2011.

46

Teste de Verificação da Limpeza de Canulados

Bruna Elvira Costa
Maria Socorro Vasconcelos Pereira da Silva
Silmara Martins Garcez
João Francisco Possari

CONCEITO

Descrição de como é utilizado o teste para verificação da qualidade da limpeza realizada nos instrumentais cirúrgicos canulados.

OBJETIVO

- Monitoramento do processo de limpeza, verificando a medição de ATP (Adenosina Trifosfato) na água utilizada no último enxague do instrumental.

COMPETÊNCIA PROFISSIONAL

- Equipe de enfermagem do CME.

MATERIAIS

- Teste de limpeza específico.
- Cúpula

DESCRIÇÃO DO PROCEDIMENTO

- Higienizar as mãos.

- Escolher um instrumental cirúrgico com lúmen que apresenta dificuldade na sua limpeza.
- Coletar a água antes da limpeza do material em um recipiente esterilizado (cúpula).
- Retirar o *swab* do tubo teste.
- Posicionar o *swab* verticalmente no recipiente com a água coletada, não deixar que o *swab* toque no fundo do frasco e nem nas laterais da cúpula.
- Retirar o *swab* cuidadosamente na posição vertical.
- Introduzir o *swab* no tubo teste sem encontrar na parede do tubo.
- Pressionar firmemente para romper o lacre do tubo teste para ativação do teste.
- Homogeneizar por alguns segundos mantendo a tubo teste em posição vertical.
- Introduzir o tubo teste no luminômetro e fechar a tampa para iniciar a medida do Adenosina Trifosfato (ATP) da amostra coletada.
- Fazer a leitura do tubo teste que o resultado sairá imediatamente.
- Armazenar o resultado no luminômetro.
- Retirar o tubo teste do luminômetro e desprezar no resíduo infectante.
- Higienizar as mãos.
- Repetir o teste após a limpeza ultrassônica do material, coletando a água do último enxague do instrumental cirúrgico.
- O resultado após limpeza ultrassônica não deve ser superior a 30 Unidades Relativas de Luz (RLU).
- Higienizar as mãos.
- Realizar o registro em impresso próprio.

RESULTADO ESPERADO

- Ter instrumental canulado inspecionado e limpo para a realização do processo de rastreabilidade.

PONTO CRÍTICO

- Executar o teste de maneira inadequada.

BIBLIOGRAFIA CONSULTADA

Kavanagh CMG. Elaboração do manual de procedimentos em central de materiais e esterilização. 2. ed. São Paulo: Atheneu; 2011.

Diretrizes de práticas em enfermagem em cirúrgica e processamento de produtos para a saúde. 7. ed. rev. e atual. SOBECC – Associação Brasileira de Enfermeiros de Centro Cirúrgico, Recuperação anestésica e Centro de Material e Esterilização. São Paulo: Manole; 2018.

Possari JF. Centro de material e esterilização: planejamento, organização e gestão. 4. ed. São Paulo: Iátria; 2010.

47

Liberação de Cargas de Autoclave Utilizando o Sistema de Rastreabilidade

Bruna Elvira Costa
Maria Socorro Vasconcelos Pereira da Silva
Silmara Martins Garcez
João Francisco Possari

CONCEITO

Descrição de como é utilizado o processo de liberação de cargas após processo de esterilização com a utilização do Sistema de Rastreabilidade para maior controle e qualidade do processo.

OBJETIVO

- Ter o registro de liberação da carga após a leitura do resultado dos testes biológicos e químicos, documentado e arquivado com a utilização do Sistema de Rastreabilidade para comprovar a esterilização dos produtos para saúde.

COMPETÊNCIA PROFISSIONAL

- Técnico de enfermagem.
- Enfermeiro.

MATERIAIS

- Pasta específica de arquivo de impressos, de acordo com o equipamento utilizado.
- Impresso físico do equipamento de esterilização.

- Impresso físico do Sistema de Rastreabilidade.
- Etiqueta adesiva do Indicador biológico após incubação devidamente preenchido e identificado.
- Indicador químico devidamente identificado (data, hora, equipamento e nome do colaborador).

DESCRIÇÃO DO PROCEDIMENTO

- Higienização das mãos conforme Política de Higienização das Mãos.
- Abrir porta do equipamento após a esterilização.
- Retirar a carga com carro de transporte e deixar esfriar para posterior armazenamento.
- Realizar a leitura do indicador físico (impresso do equipamento) conferindo parâmetros de esterilização (tempo, pressão, vácuo e temperatura).
- Retirar os indicadores químicos e biológicos e proceder à incubação do Indicador biológico.
- Realizar a leitura e liberação da carga, após o período de incubação dos indicadores biológicos, seguindo recomendação do fabricante.
- Esterilização por plasma peróxido de hidrogênio deve ter a carga liberada de acordo com o integrador químico, após a leitura do indicador biológico após 24 horas de incubação, proceder à leitura e realizar o arquivamento do impresso, anexo ao impresso de liberação da carga anterior.

Liberação da carga com o resultado do indicador químico utilizado

- Proceder à leitura visual do indicador.
- Realizar o registro e arquivamento do indicador químico junto com impresso físico do equipamento, se resultado satisfatório.

Liberação da carga com o resultado biológico utilizado

- Proceder à leitura dos indicadores biológicos, após incubação.
- Realizar a liberação da carga no Sistema de Rastreabilidade, se resultado negativo do indicador biológico.
- Localizar a carga desejada no ícone "BUSCAR" pelo ciclo ou horário de esterilização.
- Preencher os dados do campo "FORA" com a hora, data e resultado do indicador biológico.

- Realizar a confirmação dos dados e emitir relatório impresso para arquivo.
- Realizar o arquivamento do impresso, indicador químico e biológico em suas respectivas pastas conforme o equipamento utilizado.

RESULTADO ESPERADO

- Ter a carga liberada para uso com todos os parâmetros de esterilização (indicadores físicos, químicos e biológicos) aprovados e devidamente registrados e arquivados, evitando a liberação de material que não tenha atingido os parâmetros do processo de esterilização.

PONTOS CRÍTICOS

- Leitura incorreta dos indicadores do processo de esterilização.
- Falha na identificação, registro e arquivamento dos indicadores de processo.

BIBLIOGRAFIA CONSULTADA

Brasil. Ministério da Saúde. Agência Nacional de Vigilância Sanitária. RDC n. 15, de 15 de março de 2012. Dispõe sobre requisitos de boas práticas para o processamento de produtos para saúde e dá outras providências. Brasília (DF): Diário Oficial da União; 2012.

Diretrizes de práticas em enfermagem em cirúrgica e processamento de produtos para a saúde. 7. ed. rev. e atual. SOBECC – Associação Brasileira de Enfermeiros de Centro Cirúrgico, Recuperação anestésica e Centro de Material e Esterilização. São Paulo: Manole; 2018.

Possari JF. Centro de material e esterilização: planejamento, organização e gestão. 4. ed. São Paulo: Iátria; 2010.

48

Rastreabilidade do Instrumental Cirúrgico

Bruna Elvira Costa
Maria Socorro Vasconcelos Pereira da Silva
Silmara Martins Garcez
João Francisco Possari

CONCEITO

Descrição de como deve ser realizado a rastreabilidade do instrumental cirúrgico, peça a peça, com a leitura dos códigos Data Matrix contido no instrumental utilizando-se de leitores ópticos. Por definição temos que Rastreabilidade é "a capacidade de traçar o histórico do processamento do produto para saúde e da sua utilização por meio de informações previamente registradas".

OBJETIVO

- Ter o instrumental cirúrgico rastreado e conferido conforme configuração da caixa cirúrgica para posterior processo de esterilização e utilização nas unidades e CC, evitando troca e extravio de instrumentais cirúrgicos.

COMPETÊNCIA PROFISSIONAL

- Equipe de enfermagem do CME.

MATERIAIS

- Cestos e *containers*.
- Leitor óptico.
- Toalha absorvente não tecido.

- Sistema de rastreabilidade.
- Instrumental cirúrgico codificado com Data Matrix (DM).
- Impressora.

DESCRIÇÃO DO PROCEDIMENTO

- Higienizar as mãos.
- Colocar máscara cirúrgica e luvas de procedimento.
- Acondicionar todo o instrumental cirúrgico previamente separado em cestos aramados no carro de transporte plástico ou na estação de trabalho ns. 1, 2, 4 e 5.
- Proteger a estação de trabalho com toalha de não tecido.
- Iniciar o programa de rastreabilidade com "nome de usuário" e "senha".
- Entrar no ícone "produção" e em seguida "montar uma caixa".
- Realizar a busca da caixa desejada efetuando a leitura do código DM de um instrumental cirúrgico ou indo no item "procurar" digitando o nome da caixa desejada.

Para padronização do processo de rastreabilidade

- Selecionar apenas o cesto ou cestos específicos para deixar em cima da estação de trabalho.
- Não colocar outros instrumentais cirúrgicos ou cestos que não pertençam à caixa selecionada para processo de rastreabilidade.
- Proceder à leitura de todos os códigos DM, peça a peça, com leitor ótico, conferindo com o código da tela, número de série e foto quando disponível no sistema de rastreabilidade.
- Separar os itens já lidos em grupos específicos (tempo cirúrgico) em cima da estação de trabalho.
- Deixar separados os itens que não for possível à leitura, realizar a leitura manual com auxílio da lupa, confrontando antes o código da pinça com o do sistema de Rastreabilidade para confirmação exata do código DM.
- Proceder ao fechamento da caixa no ícone "proceder", após realizar a leitura e confirmação de todos os itens. Se não for realizado a leitura de todos os códigos DM a caixa não poderá ser fechada e aparecera na tela mensagem "você não verificou todos os itens, deseja prosseguir?" Não proceder até que todos os itens sejam checados e rastreados.

- Responder "sim" à pergunta de confirmação de impressão de listagem da caixa, se todos os itens estão confirmados e checados.
- Imprimir listagem da respectiva caixa.
- Solicitar ao Enfermeiro ou outro colaborador para realizar a contagem de todo o instrumental (**dupla checagem**), conferindo com o valor **real** da listagem e preencher o *checklist*, assinando a mesma.
- Realizar o processo de secagem, inspeção e lubrificação dos instrumentais cirúrgicos.
- Separar *container*, cestos e tampa específicos.
- Colocar integrador químico identificado com data e nome da caixa, filtro de vedação e lacres de segurança.
- Colocar a caixa montada, com listagem e lacrada em rack de esterilização na área de preparo.
- Retirar as luvas de procedimento, máscara cirúrgica e desprezá-las no lixo infectante conforme Plano de Gerenciamento de Resíduos em Serviços de Saúde (PGRSS).
- Higienizar as mãos conforme Política de Higienização das Mãos.
- **Secagem:** Todos os instrumentais cirúrgicos devem ser secos por completo, cremalheiras, serrilhas, canulados e videas.
- **Inspeção:** Processo delicado e minucioso deve ser realizado em todos os instrumentais cirúrgicos, cremalheiras, serrilhas, canulados e videas.
- **Lubrificação:** Deverá ser realizada em instrumentais cirúrgicos com articulação, colocando as pinças separadas por tipo aberta em cima da bancada ou segurando-as com a mão, lubrificando com um único *spray* ambos os lados das articulações.

RESULTADO ESPERADO

- Ter instrumental cirúrgico separado, identificado e rastreado para realização do processo de esterilização e posterior utilização.

PONTOS CRÍTICOS

- Leitura incorreta dos indicadores do processo de esterilização.
- Falha na identificação, registro e arquivamento dos indicadores de processo.

BIBLIOGRAFIA CONSULTADA

Brasil. Agência Nacional de Vigilância Sanitária. RDC n. 15, de 15 de março de 2012. Dispõe sobre requisitos de boas práticas para o processamento de produtos para saúde e dá outras providências. Brasília (DF): Diário Oficial da União; 2012.

Brasil. Consulta Pública n. 34, 3 de junho de 2009. Dispõe sobre o funcionamento de serviços que realizam processamento de produtos para saúde e dá outras providências. Agência Nacional de Vigilância Sanitária – ANVISA. Brasília: Diário Oficial da União; 2009.

Diretrizes de práticas em enfermagem em cirúrgica e processamento de produtos para a saúde. 7. ed. rev. e atual. SOBECC – Associação Brasileira de Enfermeiros de Centro Cirúrgico, Recuperação anestésica e Centro de Material e Esterilização. São Paulo: Manole; 2018.

Possari JF. Centro cirúrgico: planejamento, organização e gestão. 5. ed. São Paulo: Iátria; 2011.

SEÇÃO V

UNIDADE DE TERAPIA INTENSIVA E TERAPIA DIALÍTICA

Apresentação

Patrícia Inês Candido

Os pacientes oncológicos, ao longo do seu tratamento, podem apresentar um risco muito elevado de evoluir com uma criticidade de seu quadro clínico por descompensação de sintomas decorrentes da doença ou tratamento. Diante desse cenário, a unidade de terapia intensiva (UTI) é um serviço voltado para o atendimento de pacientes graves que necessitam de cuidados intensivos.

Quase todos os sistemas orgânicos podem ser afetados pela doença oncológica ou pelo tratamento utilizado. As principais complicações que levam os pacientes à UTI são as infecciosas, hematológicas e distúrbios eletrolíticos/metabólicos, parada cardiorrespiratória, além das previamente planejadas recuperações pós-cirúrgicas complexas e/ou prolongadas.

Tendo em vista que o paciente oncológico em uma UTI pode necessitar de terapias de suporte, como a hemodiálise, por exemplo, a enfermagem intensivista deve estar apta e alerta para as intervenções mais complexas e/ou emergenciais.

Neste capítulo estão descritos os principais procedimentos de enfermagem relacionados aos pacientes oncológicos críticos em UTI e em terapia dialítica.

49

Cuidados de Enfermagem com Paciente Oncológico em Choque Séptico

Patrícia Inês Candido
Silvia de Lima Vieira
Luana Leijoto

CONCEITO

A sepse e o choque séptico são afecções frequentemente responsáveis por considerável morbidade e/ou mortalidade no paciente oncológico crítico, em que seu prognóstico depende da organização e execução rápida e adequada de condutas específicas. Segundo as novas definições de sepse de 2016 (Sepsis-3):

- **Sepse:** Consequência grave de uma resposta inflamatória aberrante a um agente infeccioso, com lesão em órgãos-alvo. Define-se sepse com a presença de dois ou mais dentre os três fatores: hipotensão, rebaixamento do nível de consciência e taquipneia.
- **Choque séptico:** Forma mais severa de colapso circulatório, celular e metabólico que está associada a maior mortalidade que a sepse e é definido por necessidade de vasopressores para manter pressão ≥ 65 mmHg e lactato ≥ 2 mmol/L na ausência de hipovolemia.

OBJETIVOS

- Identificar precocemente e iniciar imediatamente as intervenções de enfermagem.
- Reduzir a mortalidade no paciente séptico.
- Seguir prescrição médica.

COMPETÊNCIA PROFISSIONAL

- Enfermeiro.

DESCRIÇÃO DO PROCEDIMENTO

- Preparar o leito para admissão do paciente.

Monitorização hemodinâmica

- Preparar material para acesso venoso central.
- Preparar material para pressão arterial invasiva.
- Passar sonda vesical de demora.
- Instalar monitor de débito cardíaco.
- Preparar material para cateter de artéria pulmonar (casos selecionados de choque séptico associado a disfunção cardíaca).

Coleta de exames

- Para o início do tratamento, coletar gasometria venosa, arterial, lactato, Na, K, cálcio iônico, cloreto, albumina, bilirrubina, magnésio, ureia, creatinina, hemograma, transaminase glutâmico oxalacética (TGO), transaminase glutâmico pirúvica (TGP), amilase, CKMB, troponina, coagulograma, proteína C reativa (PCR), dosagem de imunoglobulinas séricas (IgM, IgG e IgA).
- Coletar um par de hemocultura, urocultura e urina l.
- Coletar uma nova gasometria venosa, arterial, lactato, Na, K, cálcio iônico, cloreto, após 6 e 12 horas do início do tratamento.
- 24 horas após o início do tratamento, coletar uma nova gasometria venosa, arterial, lactato, Na, K, cálcio iônico, cloreto, albumina, bilirrubina, magnésio, ureia, creatinina, hemograma, TGO, TGP, amilase, CKMB, troponina, coagulograma. Gasometria arterial deve ser coletada apenas se o paciente estiver monitorizado com PA invasiva.

Ressuscitação volêmica

- Iniciar imediatamente, conforme prescrição médica, em todos os doentes admitidos com choque séptico.
- Metas de ressuscitação: PAM > 65 mmHg, com baixa diurese.
- A reposição fluida no choque séptico deve ser iniciada com Ringer Lactato 500 ml IV em 5 minutos.

- A reposição efetiva deve ser realizada nas primeiras 6 horas (pelo menos 2 litros).
- Após 500 ml de fluido, repetir parâmetros (débito cardíaco (DC), índice cardíaco (IC), *raising*, pressão venosa central (PVC), PAM, frequência cardíaca (FC)).

Albumina

- É indicada em pacientes com hepatopatia ou em choque refratário com hipoalbuminemia ou após paracentese ou na síndrome hepatorrenal. Em situação de choque, é diluída em ringer lactato (RL), com dose máxima de 2 frascos de albumina.
- Após 2 litros de RL, se houver necessidade do 3º litro, recomenda-se fazer a solução de 400 ml de RL com 2 frascos de albumina (até 1 litro desta solução).
- Em todos os pacientes, durante a fase da ressuscitação:
  - Acionar o médico para avaliar a necessidade de ecocardiograma transtorácico.
  - Verificar a necessidade de iniciar o uso de dobutamina, conforme critério médico.
  - Atentar para a hemoglobina < 8 g/dL.

Manejo antimicrobiano

- Coletar culturas antes do início da antibioticoterapia (urina, hemocultura periférica e de cateteres instalados em menos de 48 horas).
- Após a realização da prescrição médica, iniciar imediatamente a administração da antibioticoterapia. Recomenda-se que o intervalo entre o diagnóstico (de sepse ou choque séptico) e a medicação seja de até 1 hora.

Drogas vasoativas

- Administrar drogas vasoativas, conforme solicitação médica.
- Checar perfusão.
- Controle de sinais vitais h/h.
- Administrar em via exclusiva.

Terapia adjuvante

- Associar hidrocortisona, conforme solicitação.
- Fazer controle glicêmico intensivo, conforme protocolo da unidade.

Profilaxias para pacientes em tratamento de choque séptico

Profilaxia de TEV

- Utilizar meias elásticas em todos os pacientes.
- Utilizar compressor pneumático em pacientes de alto risco.
- Fazer profilaxia farmacológica, conforme indicação da instituição.
- Fazer terapia combinada, se não houver contraindicações, em casos de alto risco.

Profilaxia de úlcera de estresse

- Deve ser feita utilizando-se omeprazol 40 mg IV, conforme prescrição médica.

RESULTADOS ESPERADOS

- O reconhecimento precoce do choque séptico.
- O atendimento ao paciente em choque séptico, de maneira ágil e assertiva.

PONTOS CRÍTICOS

- O reconhecimento tardio da sepse ou choque séptico.
- Atraso na administração da antibioticoterapia.
- Falta de acesso venoso para administração de medicamentos.

BIBLIOGRAFIA CONSULTADA

Cândida MB. Assistência de enfermagem ao paciente em sepse, sepse severa e choque séptico. In: Padilha G, Padilha KG et al. Enfermagem em UTI: cuidando do paciente crítico. Barueri: Manole; 2010. cap. 8, p. 169-196. v. 1.

50

Cuidados de Enfermagem na Reposição de Eletrólitos

Patrícia Inês Candido
Silvia de Lima Vieira
Marina Braga Balbino

CONCEITO

As concentrações dos eletrólitos no sangue são mensuradas para determinar possíveis anormalidades e, caso ela exista, os resultados são utilizados para acompanhar a resposta ao tratamento. O sódio, o potássio, o cálcio, o fosfato e o magnésio são os eletrólitos envolvidos nos distúrbios do equilíbrio do sal ou ainda na síndrome de lise tumoral, importante intercorrência oncológica. Além disso, a concentração do cloreto e do bicarbonato é comumente mensurada. No entanto, a concentração de cloreto de sódio é geralmente proporcional à concentração de sódio no sangue, e o bicarbonato pode estar envolvido em distúrbios do equilíbrio acidobásico. O enfermeiro deve monitorar o resultado de exames laboratoriais do paciente grave internado na UTI oncológica e seguir as recomendações médicas para reposição dos eletrólitos, conforme o protocolo institucional.

OBJETIVOS

- Repor eletrólitos de maneira segura.
- Prevenir possíveis distúrbios fisiológicos.

COMPETÊNCIA PROFISSIONAL

- Enfermeiro.

DESCRIÇÃO DO PROCEDIMENTO

- Avaliar os exames laboratoriais e checar se há alterações.
- Em caso de alterações, prosseguir com a reposição, conforme prescrição médica, respeitando-se padrão de diluições, concentrações e velocidade de infusão.
- Aprazar a prescrição médica.
- Orientar o técnico de enfermagem para preparar a bomba de infusão.
- Avaliar qual o tipo de eletrólito a ser reposto e em qual via de acesso deve correr, diante da concentração prescrita.
- Preparar a solução e fazer a dupla checagem (com outro profissional da enfermagem) para os eletrólitos que requerem maior vigilância, por exemplo, potássio.
- Inserir a solução na bomba de infusão.
- Avaliar as drogas e medicamentos que estão sendo infundidos e avaliar em qual via está selecionada para a administração dos eletrólitos.
- Checar a prescrição com o profissional que fez a dupla checagem.

RESULTADO ESPERADO

- Correção adequada do distúrbio eletrolítico.

PONTOS CRÍTICOS

- Preparo inadequado da reposição.
- Flebite química pelo pH das medicações.

BIBLIOGRAFIA CONSULTADA

Organnact. Informativo Técnico 39.0129 [acesso em 7 jan. 2017]. Disponível em: http://www.organnact.com.br/arquivos/Informativo_Tecnico_E_E_.pdf.

51

Cuidados de Enfermagem com Pacientes que Desenvolvem a Síndrome de Stevens-Johnson e a Necrólise Epidérmica Tóxica

Patrícia Inês Candido
Rita de Cássia Freitas Bandeira
Elisangela Camargo Braga
Caroline de Souza Pereira Liberatt

CONCEITO

A Síndrome de Stevens-Johnson (SSJ), descrita em 1922, e a Necrólise epidérmica Tóxica (NET), descrita em 1956, são consideradas uma reação de hipersensibilidade tardia a drogas. Elas representam verdadeira emergência médica. A SSJ/NET se manifestam com uma fase prodrômica similar à influenza, com mal-estar e febre, seguida por lesões cutâneas e em mucosas (oculares, orais e genitais) muito dolorosas, com vários outros sintomas sistêmicos. A diferença entre a síndrome de Stevens-Johnson e a Necrólise Epidérmica Tóxica é definida pelo grau de descolamento da pele. No SSJ o comprometimento da pele é < 10% enquanto na NET é > 30%. O diagnóstico é realizado por exames clínicos e biópsia da pele.

Síndrome de Stevens-Johnson/Necrólise Epidérmica Tóxica é uma doença causada por hipersensibilidade a imunocomplexos e pode ser desencadeada por distintos fármacos, infecções virais e neoplasias como carcinomas e linfomas. As drogas com alto risco de desencadear a SSJ/NET incluem penicilinas, sulfas, drogas antiepiléticas, anti-inflamatórios não esteroides do tipo oxicam, alopurinol, nevirapina e clormezanona, além de drogas convencionais, fitoterápicos, entre outras drogas. Doenças virais como: herpes simples (HSV), HIV, Coxsackie, influenza, hepatites, linfogranuloma venéreo, varíola, agentes bacterianos que incluem o estreptococo beta hemolítico do grupo A, difteria, brucelose, micobactérias, micoplasma, tularemia, febre tifoide e agentes fúngicos, como paracocidiodomicose, dermatofitoses e histoplasmose também podem desencadear SSL/NET.

Na SSJ/NET, as complicações mais comuns são oculares, cutâneas ou renais. O envolvimento da mucosa nasofaríngea, esofágica e genital, com bolhas e erosões, bem como as estenoses, aumentam a gravidade. Porém, é na fase aguda que a septicemia causa maior morbidade e mortalidade, pois o comprometimento cutâneo, pulmonar e hepático é frequente e requer uma abordagem multidisciplinar, a retirada do agente causador (medicamento) e a transferência para um ambiente controlado, como as unidades de terapia intensiva (UTI), em leitos de isolamento com controle bacteriano do ar ambiente.

OBJETIVO

- O reconhecimento e tratamento precoce do Stevens-Johnson/Necrólise Epidérmica Tóxica.

COMPETÊNCIA PROFISSIONAL

- Enfermeiro.
- Técnico de enfermagem.

DESCRIÇÃO DO PROCEDIMENTO

- Os pacientes com Síndrome de Stevens-Johnson devem ser admitidos em unidades capazes de fornecer cuidados intensivos.
- Os cuidados devem ser efetuados inicialmente com medidas de suporte e sintomáticos: hidratação e reposição de eletrólitos, cuidado especial das vias aéreas, controle de temperatura, cuidadosa manipulação do paciente, sempre com técnica asséptica, adaptação de campo estéril e antiaderente no leito para evitar atrito à pele descolada, manutenção do acesso periférico venoso distante das áreas afetadas, nutrição oral o mais precoce possível, anticoagulação, prevenção de lesão por pressão, realizando mudança de decúbito a cada 2 horas, administração da medicação para o controle da dor e ansiedade.
- As lesões oculares exigem exames diários por um oftalmologista: lavagem dos olhos com solução fisiológica e colírios (com ou sem antibióticos), administrados a cada duas horas, quando necessário; retirada de sinéquias cirurgicamente pode estar indicada.
- Avaliação rigorosa das narinas e pavilhão auditivo deve ser realizada para evitar estenoses graves. A avaliação de um otorrinolaringologista é necessária.

- As lesões de pele devem ser tratadas como queimaduras, o desbridamento do tecido necrótico não é consenso entre os especialistas, mas a não remoção pode aumentar os riscos de infecção. O uso de curativos impregnados com prata é melhor escolha, pois atua como barreira antimicrobiana, impedindo as infecções oportunistas e auxiliando na cicatrização da pele. Curativos oclusivos são indicados para manter a hidratação e fazer uma proteção mecânica.
- Anestésicos tópicos, como xilocaína gel ou *spray*, podem ser utilizados para reduzir a dor das lesões orais.
- A inspeção da pele e das mucosas deve ser diária, para monitorar infecções secundárias ou lesões por pressão.
- O uso de antibiótico profilático não é recomendado, especialmente devido à indução de resistência; os antimicrobianos são indicados apenas nos casos de infecção urinária ou de infecções cutâneas, bem como se a traqueia e os brônquios estiverem envolvidos.
- A nutrição enteral precoce diminui o risco de lesão por pressão, reduz a translocação bacteriana e a infecção enterogênica.
- A hipofosfatemia grave é frequente e pode contribuir com alterações no metabolismo e controle da glicemia, além de causar disfunção muscular.
- A proteção gástrica não deve ser esquecida pelo risco associado de sangramento digestivo. Os cateteres devem ser mudados de local periodicamente para evitar lesões como as lesões por pressão por artefatos médicos.
- A profilaxia do tétano deve ser lembrada, considerando as lesões cutâneas que podem aumentar o risco para o desenvolvimento da tetania.
- A temperatura ambiental deve estar entre 30 e 32°c para reduzir as perdas calóricas por meio da pele; durante o banho, podem ocorrer perdas de calor. Desta forma, a temperatura de banhos antissépticos (realizados com SF 0,9%) deve estar entre 35 e 38° C.
- O suporte emocional e psiquiátrico não deve ser esquecido, tanto para o paciente quanto para seus familiares.
- As lesões de pele não costumam deixar cicatrizes, mas lesões de mucosa podem apresentar estenoses e sangramentos, necessitando outros tipos de tratamentos.

RESULTADO ESPERADO

- Conhecimento dos sinais e sintomas da SSJ/NET, cuidados e manejos adequados ao paciente internado em uma unidade de terapia intensiva.

PONTO CRÍTICO

- Identificação tardia da Síndrome de Stevens-Johnson/Necrólise Epidérmica Tóxica.

BIBLIOGRAFIA CONSULTADA

Albuquerque ACL, Soares MS, Costa LJ, Carvalho SHG, Silva DF. Eritema multiforme e Síndrome de Stevens-Johnson: relato de casos. Revista Saúde & Ciência 2011;2(1)47-54.

Bulisani, ACP et al. Síndrome de Stevens-Johnson e Necrólise Epidérmica Tóxica em Medicina Intensiva. 2006:18:3:292-7.

Lerch M, Mainetti C, Beretta-Piccoli BT, Har T. Current perspectives on Stevens-Johnson Syndrome and Toxic Epidermal Necrolysis. February 2018, Volume 54, pp. 147–176. Clinical Reviews in Allergy & Immunology.

Mockenhaupt M. Stevens-Johnson syndrome and toxic epidermal necrolysis: clinical patterns, diagnostic considerations, etiology, and therapeutic management. Semin Cutan Med Surg. 2014 Mar;33(1):10-6.

Iha N, Alexander E, Kanish B, Badyal DK. A study of cutaneous adverse drug reactions in a Tertiary Care Center in Punjab. Indian Dermatol. Online J. 2018, set.-out.; 9(5): 299-303.

52

Processo de Hemodiálise em Pacientes Oncológicos em Iodoterapia

Luciane Oikawa
Antonia Alice Lima de Souza
Patrícia Inês Candido

CONCEITO

Pacientes oncológicos vêm se beneficiando cada vez mais com os avanços da medicina e da tecnologia, e a sobrevida desses pacientes tem aumentado gradativamente. Pacientes que necessitam de iodoterapia e são previamente crônicos dialíticos são uma realidade em hospitais.

OBJETIVO

- Realizar atendimento ao paciente com insuficiência renal crônica dialítica em tratamento com iodoterapia, com segurança para paciente/família, outros pacientes (internados no setor) e equipe de profissionais.

COMPETÊNCIA PROFISSIONAL

- Enfermeiros especialistas de nefrologia.

MATERIAIS

Para o preparo do equipamento de terapia dialítica intermitente

- 1 sistema de tubo HD set (linhas).
- 1 dialisador de alto fluxo.
- 1 frasco de concentrado polieletrolítico HC, solução ácida (conforme prescrição).

- 1 bolsa de concentrado seco polieletrolítico DS 138, solução básica (conforme prescrição).
- 1 equipo macrogotas.
- 1 soro fisiológico 0,9% 1.000 ml.
- 1 frasco de heparina (5.000 UI/ml).
- 1 seringa de 5 ml.
- Máscara de procedimento.
- Touca e óculos de segurança.
- Luvas de procedimento.
- 1 agulha 40 × 12.

Para finalização (devolver o sangue) no equipamento de terapia dialítica intermitente

- 3 máscaras cirúrgicas.
- 1 touca.
- 1 óculos de proteção.
- 1 SF 0,9% 1.000 ml.
- 1 equipo macrogotas.
- 1 par de luvas procedimento.

Para a monitorização do paciente em iodoterapia

- Monitor de sinais vitais.
- Manguito.
- Cabo leitor de oximetria.

Para instalar a terapia no paciente em iodoterapia

- Separar material de acordo com o acesso do paciente (fístula arteriovenosa, cateter, PTFE).
- EPI (avental plumbífero, óculos com proteção de chumbo, protetor de tireoide).
- Avental de manga longa descartável.
- Dosímetro de tórax.
- Propés.
- Luvas de procedimento descartáveis.

DESCRIÇÃO DO PROCEDIMENTO

Preparo do equipamento

- Reunir o material.
- Realizar higienização das mãos.
- Colocar máscara de procedimento.
- Colocar touca e óculos de segurança.
- Calçar luvas de procedimento.
- Posicionar o equipamento do lado esquerdo do preparador.
- Ligar o equipamento na tomada de 220 volts.
- Pressionar o botão *ON* no equipamento.
- Abrir a base central frontal do equipamento liberando o adaptador.
- Retirar o adaptador de fechamento (azul) do conector de vidro e colocar em recipiente próprio para o armazenamento.
- Conectar mangueira vermelha e azul de enchimento do preparador no conector de vidro do equipamento.
- Fechar a base central frontal do equipamento; se estiver correto a luz ultravioleta (UV) dentro do reservatório do equipamento irá acender.
- Retirar o cartão do equipamento de diálise e inserir no leitor de cartão do preparador no lado esquerdo, conforme a figura no preparador.
- Selecionar na tela do preparador a temperatura, utilizando + e – conforme prescrição (temperatura baixa, normal e alta).
- Escanear com o leitor óptico o código de barras do frasco de concentrado polieletrolítico HC, solução ácida (conforme prescrição); o concentrado escaneado é mostrado na tela do preparador.
- Escanear com o leitor óptico o código de barras da embalagem de concentrado em pó polieletrolítico DS 138, solução básica (conforme prescrição); o concentrado escaneado é mostrado na tela do preparador.
- Abrir a câmara de mistura localizada na base do preparador.
- Abrir a bolsa de concentrado em pó polieletrolítico DS 138 com ajuda da lâmina fixada no balcão do preparador, logo abaixo do suporte da tela.
- Colocar o conteúdo da bolsa de concentrado em pó polieletrolítico DS 138 dentro da câmara de mistura.
- Fechar a câmara de mistura travando-a.

- Apertar o botão *Start* na tela do preparador para iniciar o processo de enchimento do reservatório do equipamento.

Observação

  - Após o tempo previamente programado, o processo de enchimento será interrompido automaticamente para a inclusão do concentrado polieletrolítico HC. O som duplo é soado.

- Abrir a câmara de mistura localizada na base do preparador.
- Colocar o conteúdo do frasco de concentrado polieletrolítico HC, solução ácida (conforme prescrição) dentro da câmara de mistura.
- Fechar a câmara de mistura travando-a.
- Apertar o botão *Start* na tela do preparador.
- O processo de enchimento continuará. Após um tempo programado e determinado, o processo de enchimento se completa. Um som triplo é soado quando o enchimento tiver sido completado com sucesso.
- Retirar as etiquetas autocolantes das embalagens dos concentrados usados e fixar na prescrição médica de diálise.
- Retirar etiquetas impressas no preparador.
- Conferir as informações da etiqueta: número do equipamento de diálise que foi preenchido, a data, a hora, o concentrado DS, o concentrado HC, a condutividade do dialisato e a temperatura do dialisato.
- Fixar a etiqueta na prescrição médica de diálise.
- Retirar o cartão do leitor de cartão do preparador e inseri-lo no equipamento de diálise.
- Abrir a base central frontal do equipamento liberando o adaptador.
- Retirar a mangueira vermelha e azul de enchimento do conector de vidro do equipamento.
- Colocar a mangueira vermelha e azul de enchimento na pia do preparador, encaixando-a.
- Colocar o adaptador de diálise (amarelo) no conector de vidro do equipamento.
- Fechar a base central frontal do equipamento (se estiver correto, a luz UV dentro do reservatório do equipamento irá acender).
- Abrir a tampa da câmara de mistura para que o líquido residual escorra para a pia.

- Fechar a tampa da câmara de mistura, sem travar, permitindo circulação de ar.
- Colocar o dialisador no suporte lateral superior esquerdo do equipamento.
- Abrir a embalagem do sistema de tubos (linhas).
- Conectar a linha arterial (vermelha) na parte superior do capilar, rosqueando-a.
- Acrescentar 1,0 ml de heparina na bolsa de SF 0,9% 1.000 ml, conforme prescrição médica da diálise.
- Conectar o equipo macrogotas à bolsa do SF 0,9% 1.000 ml e pendurá-lo no suporte de soro do equipamento na parte superior.
- Conectar o soro à linha arterial; abra as pinças do soro e da linha e retire o ar na parte da pinça vermelha e pince-a.
- Manter a pinça fechada encaixada ao suporte de soro do equipamento.
- Inserir o segmento da linha vermelha (parte de borracha mais flexível) na bomba de baixo para cima conforme indicação da cor.
- Pressionar a tecla *Prepare,* que se acenderá ao pressionar a tecla, a bomba de sangue irá funcionar encaixando-se a linha na bomba.
- Inserir a linha vermelha no sensor de ar acima da bomba de sangue.
- Conectar a linha azul na parte inferior do capilar, rosqueando-a.
- Conectar a outra extremidade da linha venosa à linha verde.
- Encaixar a linha verde na lateral do capilar na parte inferior e fixar com a trava vermelha.
- Encaixar a linha amarela na lateral do capilar na parte superior e fixar com a trava azul.
- Conectar a outra extremidade da linha amarela à bolsa de drenagem.
- Pendurar a bolsa de drenagem no suporte de soro do equipamento.
- Colocar a linha de drenagem amarela na bomba de ultrafiltração (UF), girar manualmente e colocar a parte de silicone no rolete.
- Colocar a parte restante dentro do recipiente de ultrafiltrado.
- Colocar o fluxo de sangue do equipamento em 200 ml/min.
- Pressionar a tecla *Prepare*, até ela acender.
- Pressionar a tecla *Slowly*, que a bomba de sangue irá funcionar.
- Retirar todo o ar até a luz de detector de ar apagar.
- Pressionar novamente a tecla *Prepare*, até ela se apagar.

- Ligar a bomba de sangue e retirar o restante do ar do sistema.
- Parar a bomba de sangue assim que não tiver mais ar em todo o sistema.
- Fechar todas as pinças.
- Colocar a linha de drenagem UF (amarela) na primeira inserção do adaptador de diálise, na base central do equipamento.
- Desconectar a linha amarela da bolsa coletora e inseri-la na segunda inserção do adaptador de diálise, na base central do equipamento.
- Desconectar a linha venosa da linha verde, conectar a linha verde na terceira inserção do adaptador de diálise.
- Conectar a linha venosa na bolsa coletora.
- Inserir o segmento da linha amarela (parte de borracha mais flexível) na bomba de cima para baixo conforme indicação da cor.
- Pressionar a tecla *Prepare,* que se acenderá; ao pressionar a tecla, a bomba de sangue irá funcionar, encaixando a linha na bomba.
- Abrir todas as pinças.
- Colocar em fluxo máximo de sangue 350 ml/mim.
- Colocar em *UF Rate* (ml/h) máxima de 1.000 ml; a luz de teste ficará piscando se não houver ar no sistema; o equipamento iniciará o autoteste, mantendo a tecla acesa.
- Observar a tecla de teste até ela se apagar; quando isso acontecer, o equipamento estará liberado para o uso.
- Zerar a tela de UF *Display Reset* (última tela na parte inferior direita).
- Alterar *UF Goal,* conforme prescrição médica (ultrafiltração total).
- Pressionar a tecla *Set Goal.*
- Esperar a tela *UF Goal* piscar.
- Programar UF com as setas.
- Pressionar novamente a tecla *UF Goal* para confirmar a programação.
- Alterar tempo conforme prescrição médica.
- Pressionar a tecla *Set Time.*
- Esperar a tela *UF Time* piscar.
- Programar tempo com as setas.
- Pressionar novamente a tecla *UF Time* para confirmar a programação.

- Não alterar a tela de *UF Rate* ml/h, pois o equipamento a altera de acordo com *UF Goal* e *UF Time*.
- Não desligar o *display* do equipamento e retirá-lo da tomada.
- Encaminhar o equipamento até beira do leito do paciente (Iodoterapia no 20º andar).
- Desprezar as luvas em lixo infectante.
- Realizar higienização das mãos.

Finalização no equipamento

- Reunir o material.
- Higienizar as mãos.
- Explicar o procedimento ao paciente.
- Colocar touca, máscara cirúrgica, óculos de proteção e luvas de procedimento.
- A terapia estará finalizada logo que o volume *UF* programado for atingido, quando a meta do tratamento for alcançada e um sinal sonoro baixo será soado.
- O visor *UF Removed* piscará, o indicador Alarme acenderá e a *UF Rate* será programada a 50 ml/hora.
- Conectar o equipo com SF 0,9% na via pré-bomba da linha arterial.
- Pinçar linha arterial e abrir a pinça do soro.
- Retornar o sangue venoso para o paciente; assim que terminar, pinçar via venosa do cateter e linha venosa do circuito.
- Desligar a bomba de sangue.
- Abrir a pinça da linha arterial.
- Segurar o SF 0,9% e comprimir a embalagem para retornar o sangue ao paciente; assim que terminar, pinçar via arterial do cateter e linha arterial do circuito.
- Realizar a retirada de agulhas ou heparinização do cateter.

Monitorização do paciente em iodoterapia

- Higienizar as mãos.
- Colocar propés.
- Colocar avental descartável de mangas longas.
- Colocar avental plumbífero.
- Colocar o dosímetro por cima do avental plumbífero, na região do tórax.

- Colocar protetor de tireoide.
- Colocar óculos.
- Lavar as mãos novamente.
- Calçar as luvas descartáveis.
- Instalar manguito de pressão não invasiva e oximetria.
- Programar o monitor para verificação de pressão arterial de 15 em 15 minutos.

Instalação de terapia dialítica no paciente em iodoterapia

- Higienizar as mãos.
- Colocar propés e touca descartável.
- Colocar avental descartável de mangas longas.
- Colocar avental plumbífero.
- Colocar o dosímetro por cima do avental plumbífero, na região do tórax.
- Colocar protetor de tireoide.
- Colocar óculos.
- Higienizar as mãos novamente.
- Calçar as luvas descartáveis.
- Realizar a conexão do acesso do paciente (fístula arteriovenosa, cateter ou PTFE) ao equipamento.
- Verificar as condições do acesso e posicionamento do paciente.
- Orientar o paciente para, se for necessário, acionar a campainha do leito.
- Informar o paciente que a enfermagem da nefrologia ficará fora do leito por questões de biossegurança, observando a diálise pelo visor da porta, e entrará somente quando for necessário.

Término de terapia dialítica no paciente em iodoterapia

- Higienizar as mãos.
- Colocar propés.
- Colocar avental descartável de mangas longas.
- Colocar avental plumbífero.
- Colocar o dosímetro por cima do avental plumbífero, na região do tórax.
- Colocar protetor de tireoide.

- Colocar óculos.
- Lavar as mãos novamente.
- Calçar as luvas descartáveis.
- O conteúdo do recipiente de ultrafiltrado do equipamento de hemodiálise deverá ser desprezado no banheiro do paciente em iodoterapia.
- O recipiente deverá ser enxaguado na pia do quarto.
- O *kit* de hemodiálise (filtro capilar e linhas) deverá ser jogado no lixo do quarto do paciente.
- Realizar a limpeza do equipamento.
- Proteger o tanque do equipamento com avental plumbífero.
- Averiguar se o avental plumbífero está bem preso ao equipamento.
- Manter paramentação individual para o transporte do equipamento até o preparador para desinfecção.
- Iniciar a desinfecção; **não retirar proteção do equipamento e proteção individual**.
- Aguardar o término da drenagem e o ciclo de lavagem, quando o equipamento solicitar a desconexão de mangueiras, poderá ser retirado avental plumbífero do equipamento e do colaborador.

Observação

- o Esse processo sempre deve ser acompanhado por um auxiliar técnico da medicina nuclear, no qual ele realizará a verificação da radiação pós-hemodiálise. Esse procedimento é necessário para a liberação do uso comum do equipamento.
- o Pacientes anúricos apresentam dificuldade diferenciada de redução de radiação para alta, necessitando assim de sessões de hemodiálise para a minimização da radiação.
- o A radiação do paciente diminui conforme é excretada na urina.
- o Pacientes anúricos conseguirão diminuir a radiação apenas com hemodiálise, sendo esta imprescindível para liberação da alta.

RESULTADOS ESPERADOS

- Realizar hemodiálise no paciente para redução da radiação e otimização da alta hospitalar.

- Realizar o procedimento de forma correta e segura tanto para o paciente quanto para o colaborador.

PONTOS CRÍTICOS

- Falência do acesso venoso do paciente para a hemodiálise (cateter venoso central de longa permanência e semi implantado e fístula arteriovenosa), dificultando a hemodiálise, levando à demora na redução da radiação.
- Inadequação do uso de EPIs e ERRs pelo colaborador, ocasionando exposição à radiação.

BIBLIOGRAFIA CONSULTADA

Daugirdas, John T, Blake, Peter G.; Ing, Todd S. Manual de diálise. 5. ed. Rio de Janeiro: Guanabara Koogan, 2016.

Sapienza MT, Buchpiguel CA, Hironaka FS. Medicina nuclear em oncologia. Rio de Janeiro: Atheneu; 2008.

53

Atuação do Enfermeiro na Autorização para Visita Estendida à Unidade de Terapia Intensiva

Patrícia Inês Candido
Silvia de Lima Vieira
Caroline de Souza Pereira Liberatt

CONCEITO

A liberação de visita estendida dos familiares aos pacientes oncológicos internados na terapia intensiva, com horário das 9 às 21 horas, após avaliação de risco psicológico, é importante para todos os pacientes internados na UTI e seus familiares, especialmente para os que estão em fase final de vida.

OBJETIVO

- Promover acolhimento psicológico e o conforto do paciente com a presença dos familiares.

COMPETÊNCIA PROFISSIONAL

- Enfermeiro.

DESCRIÇÃO DO PROCEDIMENTO

- Realizar a sistematização da assistência de enfermagem.
- Identificar risco psicológico e social.
- Solicitar atendimento da psicologia e do serviço social para avaliação.
- Verificar situação de gravidade do paciente.

- Identificar necessidade de visita estendida levando em consideração esses aspectos físicos, psicológicos e sociais do paciente e família.
- Discutir com o médico e psicólogo a necessidade da liberação da visita estendida.
- Comunicar a assistente social, oficial administrativo e coordenação de enfermagem a liberação de visita estendida, informando todos os dados necessários.
- Inserir no prontuário do paciente um alerta com as informações e horários da visita e quais profissionais autorizaram.
- Esclarecer sobre a liberação da visita, o motivo e como proceder nas dependências da unidade, na chegada dos familiares.
- Realizar registro de enfermagem sobre o procedimento e os profissionais comunicados.

RESULTADOS ESPERADOS

- Humanização da assistência ao paciente.
- Manejo de conflitos.
- Oportunidade de acompanhamento da família no estado do paciente.

PONTOS CRÍTICOS

- Familiares com dificuldades no enfrentamento da situação e no entendimento de tratamentos e intervenções propostos ao paciente.
- Liberação verbal de visita sem registro no prontuário do paciente e aberta para equipe interdisciplinar.
- Dificuldade com impacto social dos familiares para vir ao hospital.

BIBLIOGRAFIA CONSULTADA

Beccaria LM, Ribeiro R, Souza GL, Scarpetti N, Contrin LM, Pereira et al. Visita em unidades de terapia intensiva: concepção dos familiares quanto à humanização do atendimento. Arquivos de Ciências em Saúde, São Paulo. abr-jun 2008;15(2):65-9.

Carrias FMS, et al. Visita humanizada em uma unidade de terapia intensiva: um olhar interdisciplinar. Tempus, actas de saúde colet, Brasília, 2018;11(2):103-112.

Marques RC, Silva MJP, Maia FOM. Comunicação entre profissional de saúde e familiares de pacientes em terapia intensiva. Revista Enfermagem, UERJ. jan-mar 2009;17(1):91-5.

Silva ND, Contrin LM, Orientações do enfermeiro dirigidas aos familiares dos pacientes internados na UTI no momento da visita. Arquivos Ciências da Saúde, São Paulo. 2007;14(3):148-152.

54

Atuação do Enfermeiro no Aviso de "Grave" na UTI

Solange dos Santos Matos Ferreira
Patrícia Inês Candido
Silvia de Lima Vieira

CONCEITO

Padronização das ações do enfermeiro na comunicação aos familiares sobre a gravidade clínica do paciente oncológico, esclarecendo dúvidas. Os familiares são acionados para o aviso de "grave" nas situações de instabilização clínica e hemodinâmica com risco de morte.

OBJETIVO

- Apoiar a equipe no processo de comunicação aos familiares sobre a gravidade clínica do paciente oncológico.

COMPETÊNCIA PROFISSIONAL

- Enfermeiro.

DESCRIÇÃO DO PROCEDIMENTO

- O enfermeiro deverá confirmar com a equipe médica os critérios de aviso de "grave".
- Critério de aviso de "grave": piora clínica significativa, com descompensação hemodinâmica.

- O enfermeiro deverá acionar o serviço social para realizar o contato com familiar ou responsável pelo paciente.
- Acionar a psicologia para dar início ao processo de aviso de "grave" aos familiares e realizar anotação de enfermagem no prontuário.
- O enfermeiro comunicará ao Oficial Administrativo para que informe quando os familiares chegarem à recepção da UTI.
- Na chegada dos familiares o enfermeiro comunicará ao médico e fará o acolhimento em sala reservada.
- O enfermeiro solicitará o comparecimento do psicólogo e médico para orientação ao familiar e/ou responsável, em sala reservada.
- O enfermeiro participará do diálogo junto com a equipe interdisciplinar.
- Após o aviso de "grave" aos familiares, o enfermeiro poderá liberar visita nas 24 horas, sem restrição ao número de pessoas, porém orientará os familiares que é permitido somente uma pessoa por vez no leito e duas pessoas na sala de espera da UTI. Em situações específicas são avaliadas pelo enfermeiro do paciente onde pode fazer a liberação de mais de um familiar para visita.
- O enfermeiro deverá registrar no prontuário do paciente as seguintes informações: quais profissionais participaram da reunião, qual o nome dos familiares presente e grau de parentesco e qual o grau de aceitação da família.
- Indicará no prontuário do paciente "alertas" de visita liberada 24 horas e por quem foi autorizado.

RESULTADOS ESPERADOS

- Ciência do familiar sobre a gravidade do quadro clínico do paciente.
- Esclarecimento de dúvidas dos familiares.
- Atendimento humanizado ao paciente e familiares.

PONTOS CRÍTICOS

- Dificuldade na localização do familiar.
- Recusa do familiar em comparecer à instituição.
- Dificuldade do familiar presente na compreensão das informações fornecidas.

BIBLIOGRAFIA CONSULTADA

Monteiro MC et al. Rev. Psicol Argum: a relação médico-família diante da terminalidade em UTI. 2015;33(81):314-329.

55

Atuação da Enfermagem no Transporte Interno de Pacientes na Unidade de Terapia Intensiva

Patrícia Inês Candido
Silvia de Lima Vieira

CONCEITO

- Realização do transporte do paciente oncológico sob cuidados intensivos a outro setor/unidade, para exames ou procedimento cirúrgico.

OBJETIVO

- Garantir a continuidade do cuidado do paciente sob cuidados intensivos no transporte intra-hospitalar.

COMPETÊNCIA PROFISSIONAL

- Enfermeiro.
- Técnico de enfermagem.

MATERIAIS

- Maca de transporte ou cama.
- Monitor de transporte.
- Mochila de transporte, contendo materiais e medicamentos para atendimento de intercorrência durante o período em que o paciente estiver em trânsito.
- Maleta de psicotrópico.

- Bomba de infusão, se necessário.
- Cilindro de oxigênio, se necessário.
- Ventilador de transporte se paciente estiver intubado.
- Ambú.
- Prontuário.

DESCRIÇÃO DO PROCEDIMENTO

- O enfermeiro deve checar se o médico fez o pedido do procedimento a ser realizado.
- Identificar possíveis entraves ou riscos para o exame e registrar os achados em impresso próprio.
- Verificar ciência da família em casos de exames invasivos eletivos com aplicação do Termo de Consentimento Livre Esclarecido.
- Confirmar se houve a passagem de plantão de toda a equipe em casos de exames invasivos eletivos.
- Realizar passagem de plantão de enfermeiro para enfermeiro e solicitar prioridade no agendamento do exame e também a passagem de plantão interdisciplinar no prontuário do paciente.
- Se paciente intubado, comunicar ao fisioterapeuta de plantão, para que ele prepare os equipamentos ventilatórios.
- Checar se os dispositivos, como cânula traqueal, drenos e cateteres estão bem fixados.
- Se paciente secretivo, realizar aspiração endotraqueal antes de transportá-lo.
- Confirmar transferência imediata com o enfermeiro do setor.
- Checar bateria do monitor de transporte.
- Higienizar as mãos.
- Calçar luvas de procedimento.
- Realizar monitorização com monitor de transporte.
- Estabelecer a frequência com que a pressão arterial deve ser aferida automaticamente durante o transporte.
- Administrar medicações aprazadas para os próximos 15 minutos.
- Levar medicações que não podem ter atraso administração (em caso de dúvidas confirmar com o médico).

- Verificar carga do torpedo de oxigênio, em caso de uso de O_2.
- Providenciar a mochila de transporte.
- Providenciar a maleta de psicotrópico.
- Colocar ambu na cama/maca do paciente.
- Salinizar vias de acesso periférico ou central que não serão utilizadas.
- Se paciente estiver recebendo drogas vasoativas, observar se há droga suficiente para o transporte, caso ela tenha possibilidade terminar antes do retorno ao setor; preparar e levar uma nova solução com o paciente.
- Realizar anotação de enfermagem no prontuário de como o paciente está sendo encaminhado.
- Reunir a equipe que acompanhará o paciente.
- Avisar o setor de que o paciente está sendo encaminhado naquele momento.
- Manter o monitor de transporte sempre com os parâmetros voltados para a equipe.
- Realizar o exame.
- Ao retornar à UTI, monitorar o paciente, instalar oxigênio na rede, reinstalar todas as medicações.
- Higienizar as mãos.
- Realizar a guarda do prontuário.
- Realizar limpeza dos equipamentos utilizados no transporte.
- Realizar anotação de enfermagem no prontuário do paciente.

RESULTADO ESPERADO

- Realizar o transporte intra-hospitalar de forma eficiente e adequada, proporcionando segurança e humanização ao paciente.

PONTOS CRÍTICOS

- Instabilidade hemodinâmica ou respiratória no transporte.
- Cuidados específicos com cateteres arteriais, venosos centrais, tubos endotraqueais, entre outros dispositivos invasivos.
- Bateria do monitor de transporte com baixa carga.
- Carga do torpedo de oxigênio baixa.

BIBLIOGRAFIA CONSULTADA

Castellões TMFW, Silva LD. Ações de enfermagem para a prevenção da extubação acidental [cited 2011 aug. 05]. Rev Bras Enferm. 2009;62(4):540-545. Available from: http://www.scielo.br/scielo.php?script=sci_arttext&pid=S0034-71672009000400008&lng=en. http://dx.doi.org/10.1590/S0034-71672009000400008.

Ramalho Neto J, Nascimento LB, Silva GNS, Menezes MS, Nóbrega MML. Extubação acidental e os cuidados intensivos de enfermagem. Rev Enferm UFPE on line, Recife, 8(11):3945-52, nov., 2014 [acesso em 7 set. 2018]. Disponível em: https://periodicos.ufpe.br/revistas/revistaenfermagem/article/viewFile/13619/16458.

56

Atuação da Enfermagem no Atendimento do Time de Resposta Rápida no Paciente Oncológico

Patrícia Inês Candido
Silvia de Lima Vieira
Elisangela Camargo Braga

CONCEITO

A implantação dos times de resposta rápida (TRR) para o atendimento de emergências clínicas e parada cardiorrespiratória (PCR) tem mostrado impacto positivo na sobrevida e morbidade dos pacientes oncológicos atendidos. Os TRR podem ser organizados em cores, sendo habitualmente azul para atendimentos de PCR, amarelo para pacientes em situações de emergência, pink para pediatria e laranja para acompanhantes, colaboradores e visitantes.

O TRR é formado por uma equipe de profissionais de saúde com experiência em cuidados de pacientes críticos, sendo acionado para prover resposta rápida ao chamado fora de unidade de cuidados intensivos. Esta equipe é composta por profissionais de diversas categorias que levam os cuidados críticos a beira leito onde for necessário, podendo variar entre as instituições. É importante que os membros do time tenham a qualificação de atendimento e manejo de situações graves.

Para atendimento do código azul, a equipe deve ter, no mínimo, 1 médico, 1 enfermeiro, 1 fisioterapeuta e 1 técnico de enfermagem. O atendimento do código amarelo acontece inicialmente pelo médico intensivista e fisioterapeuta com a equipe de enfermagem do setor de origem.

Nos setores críticos como a UTI, Centro Cirúrgico e Pronto Socorro, a própria unidade local pode ser responsável pelo atendimento da PCR, seguindo a diretriz de atendimento das manobras de ressuscitação do Time de Resposta Rápida.

OBJETIVOS

- O objetivo do código azul é iniciar em até três minutos o atendimento ao paciente em situação de PCR, por uma equipe qualificada, minimizando o risco de mortalidade e morbidade.
- A finalidade do código amarelo é identificar e intervir precocemente (em até cinco minutos) em situação de urgência e/ou emergência, prevenindo possíveis complicações, assim como a evolução do quadro clínico para uma PCR.

MATERIAIS

- Telefone.
- Crachá eletrônico.
- Mochila de transporte.

DESCRIÇÃO DO ATENDIMENTO

Código azul

Critério de acionamento do código azul

1. Pacientes em parada cardiorrespiratória.
2. Todos os pacientes devem ser candidatos ao atendimento de código azul, exceto pacientes sinalizados em prescrição médica pelo médico responsável como NÃO CANDIDATO ao atendimento do Código Azul de acordo com a proposta terapêutica e condição clínica atual, podendo esta informação ser revogada pela equipe médica a qualquer momento.
3. É considerado paciente NÃO CANDIDATO ao atendimento de código azul quando estão indicados cuidados paliativos exclusivos, sendo previamente acordado com o paciente e/ou responsável.

Uma vez o paciente CANDIDATO ao código azul e apresentando situação de PCR, o atendimento inicia quando a equipe do setor de origem do paciente identifica a PCR e, por telefone, digita o ramal do código (não há necessidade de esperar o atendimento). Enquanto aguarda a chegada do TRR, posiciona o paciente em decúbito horizontal dorsal a zero grau, inicia a massagem cardíaca, providencia a abertura do carrinho de PCR e organiza o espaço para a chegada e atuação do TRR.

Ao ser acionado pelo sistema de informação próprio, o TRR escalado para o plantão retira a mochila de transporte do paciente, se encontra no elevador encaminhado pelo setor de automação e se dirige até o quarto ou sala de procedimento indicado pelo sistema de informação e procede com as manobras de Reanimação Cardiopulmonar (RCP), conforme procedimento institucional.

Equipe de enfermagem do setor de origem	1. Avaliar responsividade/consciência do paciente. 2. Checar pulso e, se constatado PCR, acionar o código azul. 3. Iniciar contagem do tempo de PCR. 4. Pedir ajuda e solicitar carro de emergência e posicionar-se junto à cabeça do paciente.
Enfermeiro do setor de origem	1. Avaliar via aérea. 2. Iniciar contagem do tempo de PCR. 3. Solicitar os serviços de apoio necessários. 4. Realizar passagem de plantão para o enfermeiro do código azul. 5. Providenciar vaga na UTI e recursos para transferência. 6. Registrar dados do atendimento em prontuário. 7. Realizar preenchimento do impresso de notificação de PCR.
Técnico de enfermagem do setor de origem	1. Providenciar carro de emergência. 2. Auxiliar a enfermeira da unidade no controle da via aérea, até a chegada da equipe do código azul. 3. Instalar monitoração cardíaca do desfibrilador. 4. Instalar tábua no dorso do paciente para iniciar massagem cardíaca. 5. Iniciar atendimento de RCP com o enfermeiro (iniciar compressões torácicas 30:2). 6. Obter acesso venoso periférico mais calibroso possível. 7. Administrar medicações solicitadas. Administrar 20 ml de solução fisiológica e elevar membro superior após cada medicação. 8. Providenciar segundo acesso venoso periférico, se solicitado.
Enfermeiro do código azul	1. Orientar os técnicos. 2. Assumir a contagem dos tempos de PCR, entre uma dose e outra de droga, número de desfibrilações e cargas. 3. Preparar medicações solicitadas conforme ritmo da PCR. 4. Programar desfibrilador conforme solicitação médica. 5. Realizar passagem de plantão para o enfermeiro da UTI.
Técnico de enfermagem da UTI	1. Alternar realização de massagem cardíaca com o médico.
Equipe do código azul	1. Aceitar chamado de atendimento no crachá do código azul. 2. Realizar transferência do paciente para UTI. 3. Realizar registros pertinentes ao atendimento e transporte.

Fonte: Elaborado pelas autoras.

Após o atendimento de PCRs, os profissionais envolvidos devem preencher uma notificação ou fazer um relatório com todos os dados pertinentes ao atendimento. Esses dados são transferidos para um banco de dados, sendo avaliados pela comissão do Time de Resposta Rápida.

Código amarelo

Critérios de acionamento do código amarelo

O fluxo estabelecido permite ao enfermeiro acionar a equipe do código amarelo com maior agilidade, quando houver mudanças agudas nos parâmetros vitais e quadro clínico do paciente, conforme os critérios previamente estabelecidos entre equipes médicas e descritos a seguir:

1. Pacientes adultos em situação de urgência nas dependências do instituto;
2. Mudanças agudas no estado geral do paciente, como:

- Comprometimento respiratório;
- Comprometimento circulatório;
- Comprometimento neurológico;
- Avaliação do enfermeiro com o quadro clínico do paciente.

O paciente internado deve apresentar dois ou mais sintomas para o acionamento do código amarelo, que é realizado por telefone, utilizando um sistema de informação próprio.

Uma vez realizado o acionamento, a equipe se dirige até o elevador direcionado pelo setor de automação para a finalidade de transporte imediato. Então, a equipe realiza a avaliação clínica do paciente e define a melhor conduta e tratamento.

Após o atendimento da intercorrência, os profissionais envolvidos deverão preencher uma notificação ou fazer um relatório com todos os dados pertinentes ao atendimento. Esses dados serão transferidos para um banco de dados e serão avaliados pela comissão do Time de Resposta Rápida.

BIBLIOGRAFIA CONSULTADA

American Heart Association [site internet]. Highlights of the 2010 American Heart Association Guidelines CPR and ECC. 2010 [acesso em 7 set. 2018]. Disponível em: http://www.heart.org/idc/groups/ahaecc-public/@wcm/@ecc/documents/downloadable/ucm_444053.pdf.

SEÇÃO VI

CENTRO DE ATENDIMENTO DE INTERCORRÊNCIAS ONCOLÓGICAS

Apresentação

Lucas de Lima Costa

O Centro de Atendimento de Intercorrências Oncológicas (CAIO) é um serviço que funciona diariamente, durante 24 horas, destinado a prestar assistência aos pacientes matriculados no Instituto do Câncer do Estado de São Paulo, nas situações em que uma avaliação médica mais emergencial é necessária. O setor dispõe de uma equipe multidisciplinar, composta de médicos, enfermeiros, assistentes sociais, psicólogos, nutricionistas, farmacêuticos e fisioterapeutas.

O atendimento dos pacientes é feito por meio de um sistema de classificação de risco, para avaliar o nível de prioridade de atendimento, pois são diferentes situações que levam o paciente oncológico a procurar o serviço de pronto atendimento, como descompensação de sintomas decorrente da doença ou tratamento, a proximidade da terminalidade da vida, entre outros.

Assim, as equipes do CAIO atendem pacientes do ICESP que, durante seu tratamento, apresentam intercorrências da doença oncológica com quadros leves, moderados ou graves, como, por exemplo, fratura patológica, neutropenia febril, síndrome de lise tumoral, síndrome da veia cava, compressão medular, dor oncológica, entre outras. Para isso profissionais especializados seguem protocolos e procedimentos preestabelecidos.

Todo atendimento se inicia com o enfermeiro, que realiza uma avaliação seguindo os critérios do protocolo de classificação de cores estabelecido, identificando o paciente segundo a cor de prioridade: vermelho (atendimento imediato), amarelo (urgência absoluta) e verde (urgência relativa), para sinalizar para o médico a gravidade do caso e a necessidade de priorização do atendimento.

Com base nesse cenário, neste capítulo, estão descritos os principais procedimentos realizados no CAIO que auxiliam as equipes a manter o foco de atenção nas necessidades mais emergenciais de demandas de saúde dos pacientes oncológicos.

57

Triagem de Paciente Oncológico Utilizando a Classificação de Risco

Fabiana Inácio Cruz
Márcia Cavalcanti Lacerda
Lucas de Lima Costa

CONCEITO

Definimos a triagem do paciente oncológico como avaliação clínica focada na queixa apresentada, sinal ou sintoma identificado pelo paciente e confirmado pelo profissional de triagem. A avaliação clínica busca identificar a prioridade clínica do atendimento, bem como a descompensação de sintomas decorrente da doença ou tratamento.

OBJETIVOS

- Promover a priorização do atendimento de acordo com os critérios estabelecidos pela instituição.
- Identificar os critérios de avaliação inicial na triagem de enfermagem, considerando os sinais e sintomas apresentados pelo paciente.

COMPETÊNCIA PROFISSIONAL

- Enfermeiro.

MATERIAIS

- Aparelho de glicemia capilar.

- Termômetro.
- Monitor cardíaco.

DESCRIÇÃO DO PROCEDIMENTO

- Durante a triagem o enfermeiro realiza avaliação de sinais vitais e consulta de enfermagem focada na queixa atual. A seguir, uma relação de orientações para a classificação do paciente quanto ao risco.

CLASSIFICAÇÃO DE RISCO

Verde – urgência relativa

- Pacientes em condições agudas ou não agudas, atendidas de acordo com a sequência de abertura da ficha de atendimento. Necessitam de atendimento em até 3 horas.
- Cefaleia, estado gripal, prurido, dor de leve a moderada intensidade (*score* < 7), sintomas urinários, cansaço e fraqueza com sinais vitais normais, inapetência não associada a alterações de sinais vitais, monilíase oral ou outras intercorrências que não se enquadrem como Urgência Absoluta ou Emergência.

Amarelo – urgência absoluta

- Pacientes que necessitam de atendimento médico em até 30 minutos.
- Vômitos, dor de forte intensidade (*score* ≥ 7), sangramento acompanhado de palidez cutânea e alteração de sinais vitais, febre, desconforto respiratório, dor torácica leve, não sugestiva de isquemia miocárdica.
- Sinais vitais alterados:
  - Temperatura axilar ≥ 37,8 °C em casa ou no hospital.
  - Frequência cardíaca > 120 bpm.

Vermelho – atendimento imediato

- Necessidade de atendimento imediato:
  - Sangramento ativo, parada cardiorrespiratória (PCR), crise convulsiva, desconforto respiratório com queda de saturação, alterações agudas de nível de consciência, não responsivo ou que responde somente à dor.
- Sinais vitais alterados:
  - Hipotensão sintomática (PA sistólica < 90).
  - Frequência cardíaca > 150 bpm ou < 40 bpm.
  - Saturação < 90% em ar ambiente.

SITUAÇÕES ESPECIAIS

Pontos de atenção

- Os pacientes com deficiência mental, escoltados com policial, serão triados como amarelo, caso sua classificação se enquadre no verde.
- Os pacientes triados como verde na classificação de risco serão reclassificados pela enfermagem após 1 hora e 30 minutos de espera para atendimento médico.

RESULTADO ESPERADO

- Triar paciente de acordo com a gravidade.

PONTO CRÍTICO

- Classificar paciente vermelho ou amarelo como verde.

BIBLIOGRAFIA CONSULTADA

Abbês C, Massaro A. acolhimento com avaliação e classificação de risco: um paradigma ético estético no fazer em saúde. In: Brasil. Ministério da Saúde. Secretaria Executiva. Núcleo Técnico da Política Nacional de Humanização. Brasília-DF. Série B. Textos básicos em saúde; 2004.

Albino RM, Grosseman S, Riggenbach V. Classificação de risco: uma necessidade inadiável em um serviço de emergência de qualidade: [relato de caso] ACM Arq Catarin Med. out.-dez. 2007;36(4):70-75.

Belo Horizonte. Secretaria Municipal de Saúde. Coordenação de Urgência e Emergência. Proposta de Regulação da Porta de Entrada das Unidades de Urgência e Emergência de Belo Horizonte. Belo Horizonte: SMSA; 2002.8p.

Brasil. Ministério da Saúde. Portaria 2.048 de 2 de novembro de 2002. Dispões sobre o Regulamento Técnico dos Sistemas Estaduais de Urgência. Brasília: DOU, 2002.

Brasil. Ministério da Saúde. Secretaria de Atenção à Saúde. Política Nacional de Humanização da Atenção e Gestão do SUS. Acolhimento e classificação de risco nos serviços de urgência/Ministério da Saúde, Secretaria de Atenção à Saúde, Política Nacional de Humanização da Atenção e Gestão do SUS. Brasília: Ministério da Saúde, 2009. 56 p. (Série B. Textos Básicos de Saúde). [acesso em 23 ago. 2018]. Disponível em: http://bvsms.saude.gov.br/bvs/publicacoes/acolhimento_classificaao_risco_servico_urgencia.pdf.

Franco T, Bueno V, Merhy E. O acolhimento e os processos de trabalho em saúde: ocaso Betim, Minas Gerais, Brasil. Cadernos de Saúde Pública, Rio de Janeiro. abr.-jun. 1999;15(2).

Gilboy N, Tanabe P, Travers DA, Rosenau AM, Eitel DR. Emergency severity index. Version 4: Implementation Handbook. AHRQ Publication n. 05-0046-2. Agency for Healthcare Research and Quality. May 2005. [acesso em 25 ago. 2018]. Disponível em: http://www.sgnor.ch/uploads/tx_frptaggeddownloads/esihandbk.pdf.

Jimenes JG. Classificación de pacientes em lós servicios de urgências y emergências: hacia um modelo de triaje estructurada de urgências y emergências. Emerg. 2003;15:165-74.

Magalhães HMJ. Urgência e emergência – a participação do município. In: Campos CR et al. Sistema Único de Saúde em Belo Horizonte: reescrevendo o público. São Paulo: Xamã Editora; 1998. Parte III, p. 265-286.

Servin, SCN et al. Protocolo de acolhimento com classificação de risco Sistema Único de Saúde (SUS) hospitais municipais/São Luís/MA. Acesso em 22 jul. 2018. disponível em: http://bvsms.saude.gov.br/bvs/publicacoes/protocolo_acolhimento_classificacao_risco.

58

Atendimento de Enfermagem na Sala Amarela no Centro de Atendimento de Intercorrências Oncológicas

Fabiana Inácio Cruz
Tamires Alves Sede Souza
Elis Rosa de Oliveira Silva Santos
Márcia Cavalcanti Lacerda
Lucas de Lima Costa

CONCEITO

A Sala Amarela está localizada no CAIO. É o local em que são alocados todos os pacientes classificados pela enfermagem da triagem como amarelo (urgência absoluta), segundo os critérios preestabelecidos no Anexo.

Nessa sala, a finalidade da assistência de enfermagem é a realização de um atendimento rápido e precoce, por meio do reconhecimento de mudanças agudas nos parâmetros vitais do paciente oncológico, redobrando, assim, a atenção sobre ele.

OBJETIVOS

- Priorizar e garantir a identificação e o tratamento na vigência de urgência e intercorrências oncológicas com o objetivo de diminuir a morbimortalidade intra-hospitalar.
- Promover a segurança e a qualidade dos cuidados ao paciente.

COMPETÊNCIA PROFISSIONAL

- Equipe de enfermagem.

MATERIAIS

- Monitor cardíaco.

DESCRIÇÃO DO PROCEDIMENTO

Critérios/condutas para permanência de pacientes na Sala Amarela

Classificação de risco amarelo: urgência absoluta

- Pacientes que necessitam de atendimento médico em até 30 minutos.

Critérios de classificação

- Vômitos, dor de grande intensidade (*score* > 7), sangramento acompanhado de palidez cutânea, alteração de sinais vitais, febre, desconforto respiratório, dor torácica leve não sugestiva de isquemia miocárdica.

Sinais vitais alterados

- Temperatura axilar > 37,8 °C em casa ou no hospital.
- Frequência cardíaca > 120 bpm.
- Saturação < 90% em ar ambiente.

Atuação da equipe de enfermagem na Sala Amarela

- Equipe de enfermagem:
  - Confirmar a identificação do paciente, utilizando os identificadores (nome e data de nascimento), conforme política institucional.
  - Higienizar as mãos.
  - Administrar as medicações e encaminhar para os exames solicitados o mais brevemente possível.
  - Realizar os registros em prontuário.
- Enfermeiro:
  - Realizar reavaliação do paciente em até 3 horas após a admissão na Sala Amarela, considerando os resultados dos exames laboratoriais, aferição de sinais vitais e se houve melhora da queixa inicial.
  - Após 3 horas do atendimento inicial do paciente, e o enfermeiro da Sala Amarela utiliza os critérios de classificação para reclassificar o paciente e encaminhá-lo para os outros módulos do CAIO (sala de medicação, repouso ou sala de emergência), conforme critérios a seguir:

Exemplos

- **Urgência relativa:** Verde (transferir para as salas de medicação ou repouso).
- **Urgência absoluta:** Amarelo (manter na Sala Amarela).

- **Atendimento imediato:** Vermelho (transferir o paciente para a sala de emergência e comunicar ao médico responsável).

O enfermeiro deverá registrar no prontuário a reclassificação realizada e a transferência para o outro módulo, caso seja realizada.

Pontos de atenção

- Paciente reclassificado como verde: sem alterações de exames laboratoriais significativas.
- Paciente com resultados de exames laboratoriais críticos (descritos a seguir) não deve ser transferido da Sala Amarela.

Valores críticos				
Setor	**Analito**	**Valores ICESP/DLC**		
		Inferior a		**Superior a**
	HB	6,0		x
	Plaquetas	20.000		1.500.000
Hematologia	Leucócitos	x		100.000
	Neutrófilos	500		x
	Blastos	x		Suspeita M3
	pH arterial	6,9		7,7
	pC O_2 arterial	19		70
	pO_2 arterial	20		x
	Na	120		160
Gasometria	Glicose	10		800
	K	2,0		7,0
	Hb	6,0		x
	Ca Iônico	1,5		8,0
	Lactato	3,0		150,0
	Fibrinogênio	50		x
Coagulação	TP (INR)	x		5
	TTPA seg	x		200
	Relação	x		7
	Sódio	120		160
Bioquímica	Potássio	2,0		7,0
	ALT	x		3.000
	AST	x		3.000

Continua

Continuação

Valores críticos				
Setor	**Analito**	**Valores ICESP/DLC**		
		Inferior a		**Superior a**
Bioquímica	Amilase	x		300
	Cálcio	4		15
	CKMB	x		6,0
	Glicose	10		800
	Magnésio	1,0		9,0
	Fósforo	1,0		8
	Troponina	x		1
Valores de notificação relevantes				
Referência: IMG-00472				
Setor	**Analito**	**Unidade**	**Inferior a**	**Superior a**
Gasometria	pH arterial	-	7,0-7,2	7,7
	Glicose	mg/dL	11,0-60,0	600-799
	Potássio	mEq/L	2,1-3,0	6,0-6,9
	Cálcio iônico	mg/dL	1,6-3,9	6,5-7,9
Bioquímica	Ureia	mg/dL	NSA	200
	Potássio	mEq/L	2,1-3,0	6,5-6,9
	Glicose	mg/dL	11,0-40,0	600-799
	Amilase	U/L	NSA	500
	Cálcio total	mg/dL	7	12
	Magnésio	mg/dL	1	9
	Fósforo	mg/dL	1	8

Fonte: Extraído do Procedimento "Fluxo de comunicação do valor crítico para exames laboratoriais". Elaborado por Veludo AMG, Rodrigues L, Lira SRS.

RESULTADOS ESPERADOS

- Atendimento rápido focado na queixa atual do paciente oncológico.
- Vigilância maior aos pacientes classificados como amarelo.
- Reclassificação dos pacientes segundo seu quadro clínico para direcionamento dos cuidados.

PONTOS CRÍTICOS

- Falha na reclassificação do paciente.
- Pacientes com entraves na realização de exames que requerem jejum ou resultado de creatinina, como, por exemplo, exames de contrastes.

BIBLIOGRAFIA CONSULTADA

Abbês C, Massaro A. Acolhimento com avaliação e classificação de risco: um paradigma ético estético no fazer em saúde. In: Brasil. Ministério de Saúde Secretaria Executiva. Núcleo Técnico da Política Nacional de Humanização. Brasília-DF, Série B. Textos básicos em saúde, 2004.

Albino RM, Grosseman S, Riggenbach V. Classificação de risco: uma necessidade inadiável em serviço de emergência de qualidade; (relato de caso) ACM Arq Catarin Med. out.-dez. 2007;36(4):70-75.

Belo Horizonte. Secretaria Municipal de Saúde. Coordenação de Urgência e Emergência. Proposta de Regulação de Porta de Entrada das Unidades de Urgência e Emergência de Belo Horizonte. Belo Horizonte. SMSA; 2002. 8p.

Brasil. Ministério da Saúde. Portaria 2048 de 2 de novembro de 2002. Dispões sobre o regulamento técnico de sistemas estaduais de urgência. Brasília: DOU, 2002.

Brasil. Ministério da Saúde. Secretaria de Atenção à Saúde. Política Nacional de Humanização da Atenção e Gestão do SUS. Acolhimento e classificação de risco nos serviços de urgência/Ministério da Saúde, Secretaria de Atenção à Saúde, Política Nacional de Humanização da Atenção e Gestão do SUS. Brasília: Ministério da Saúde, 2009. 56 p. (Série B. Textos Básicos de Saúde). [acesso em 23 ago. 2018]. Disponível em: http://bvsms.saude.gov.br/bvs/publicacoes/acolhimento_classificaao_risco_servico_urgencia.pdf.

Franco T, Bueno V, Merhy E. O acolhimento e os processos de trabalho em saúde: ocaso Betim, Minas Gerais, Brasil. Cadernos de Saúde Pública, Rio de Janeiro. abr.-jun. 1999;15(2).

Magalhães HMJ. Urgência e Emergência. A participação do Município. In: Campos CR et al. Sistema Único de Saúde em Belo Horizonte: reescrevendo o público. São Paulo: Xamã, 1998. Parte III, p. 265-286.

Ohara R, Melo MRAC, Laus AM. Caracterização do perfil assistencial dos pacientes adultos de um pronto socorro. Brasília Bras Enferm. Brasília 2010 set.-out. 63(5):749-54. [acesso em 23 jul. 2018]. Disponível em: http://www.scielo.br/pdf/reben/v63n5/09.pdf.

59

Cuidados de Enfermagem perante a Neutropenia Febril

Lucas de Lima Costa
Márcia Cavalcanti Lacerda
Fabiana Inácio Cruz

CONCEITO

A neutropenia febril (NF) é uma complicação decorrente do tratamento oncológico que causa altas taxas de mortalidade.

No entanto, é possível identificar grupos de menor risco de complicações que podem ser tratados com segurança sem internação hospitalar, com antibioticoterapia intravenosa ou oral.

O adequado manejo do paciente depende de avaliação clínica e laboratorial inicial e de sua classificação quanto ao risco de complicação grave durante o episódio, bem como da monitorização do paciente com ou sem indicação de internação hospitalar até a resolução da NF.

Adota-se o índice de gravidade *Multinational Association of Supportive Care Câncer* (MASCC) para classificação de risco de complicação grave durante o episódio de NF. Pelo índice MASCC o *score* máximo é de 26, e a pontuação menor do que 21 define o paciente de alto risco, isto é, com chance maior que 5% de evoluir para complicações graves. O paciente de baixo risco é definido pelo índice MASCC cm *score* igual ou maior que 21 e presença de outras condições clínicas favoráveis, como previsão de neutropenia de curta duração e doença oncológica controlada. Na ausência dessas outras condições clínicas favoráveis, o paciente é definido como de risco intermediário de complicações.

OBJETIVOS

- Identificar neutropenia febril.
- Iniciar terapia adequada de acordo com a classificação MASCC.
- Realizar atendimento precoce de pacientes em risco de septicemia.

COMPETÊNCIA PROFISSIONAL

- Enfermeiro.

DESCRIÇÃO DO PROCEDIMENTO

- Na NF, os principais pontos de atenção do enfermeiro no pronto atendimento são:
  - Durante a triagem de enfermagem, o enfermeiro deve investigar as principais manifestações clínicas de NF:
    - Febre e quimioterapia (QT) nos últimos 21 dias.
    - A febre é habitualmente o único sintoma.
    - Infecções comuns podem apresentar-se atipicamente devido à falta de neutrófilos.
    - Infecções da pele podem manifestar-se como um *rash* ou eritema sutil.
    - A maioria dos episódios de NF ocorre em doentes sob quimioterapia. Menos comum em doentes com leucemia aguda síndrome mielodisplásica ou outras doenças, que podem apresentar de novo neutropenia febril.
- Quando confirmada febre sob QT há menos de 21 dias:
  - O enfermeiro deve abrir o protocolo de NF, classificar o paciente como urgência absoluta e encaminhá-lo para a Sala Amarela (sala de priorização para atendimentos de urgência), realizar a coleta de hemocultura e hemograma e comunicar ao médico.
- O enfermeiro deve atentar para as principais complicações graves da NF:
  - Hipotensão arterial ou supervisão na infusão de droga vasoativa, se indicado.
  - Insuficiência respiratória – pressão arterial de $O_2 < 60$ mmHg em ar ambiente ou entubação orotraqueal. Nessas situações deve-se manter sempre o material para entubação preparado.
  - Coagulação intravascular disseminada.
  - Alteração do nível de consciência.
  - Insuficiência cardíaca congestiva com alteração no raio X de tórax.
  - Sangramento com indicação de transfusão.
  - Arritmia ou alterações no eletrocardiograma com indicação de tratamento.

- o Insuficiência renal com indicação de investigação e tratamento (reposição de fluídos, diálise, outros).
- o Outras complicações interpretadas como clinicamente significativas.
- o Após a avaliação clínica e laboratorial do paciente e definição do risco de complicação, determina-se o plano de tratamento e antibioticoterapia empírica inicial, no qual o enfermeiro deve atentar para as doses de cada antibiótico prescrito e as orientações para o paciente/família.

RESULTADO ESPERADO

- Identificar e tratar precocemente a neutropenia febril.

PONTOS CRÍTICOS

- Falha na identificação de sinais e sintomas de neutropenia febril.
- Atraso no início do tratamento.

BIBLIOGRAFIA CONSULTADA

Bellesso M, Costa SF, Chamone DAF, Dorlhiac-Llace PE. Triagem para o tratamento ambulatorial da neutropenia febril. Rev Bras Hematol Hemoter. 2010;32(5):402-408. [acesso em 25 ago. 2018]. Disponível em: http://www.scielo.br/pdf/rbhh/v32n5/aop97010.pdf.

Bossaer JB, Hall PD, Mayer-Garrett E. Incidence of vancomycin-resistant enterococci (VRE) infection in high-risk febrile neutropenic patients colonized wit horas VRE. Support Care Câncer. 2011;19:231-237.

Bow EJ, Rotstein C, Noskin GA et al. A randomized, open-label, multicenter comparative study of the efficacy and safety of piperacillin-tazobactam and cefepime for the empirical treatment of febrile neutropenic episodes in patients wit horas hematologic malignancies. Clin Infect Dis. 2006;43:447-459.

Cometta A, Kern WV, De Bock R et al. Vancomycin versus placebo for treating persistent fever in patients wit horas neutropenic Câncer receiving piperacillin-tazobactam monotherapy. Clin Infect Dis. 2003;37:382-389.

Del Favero A, Menichetti F, Martino P et al. A multicenter, double-blind, placebo-controlled trial comparing piperacillin-tazobactam wit horas and without amikacin as empiric therapy for febrile neutropenia. Clin Infect Dis. 2001;33:1295-1301.

Elting LS, Lu C, Escalante CP et al. Outcomes and cost of outpatient or inpatient management of 712 patients wit horas febrile neutropenia. J Clin Oncol. 2008;26:606-611.

Erjavec Z, Vries-Hospers HG, Laseur M et al. A prospective, randomized, double-blinded, placebo--controlled trial of empirical teicoplanin in febrile neutropenia wit horas persistent fever after imipenem monotherapy. J Antimicrobial Chemot Horas. 2000;45:843-849.

Freifeld AG, Bow EJ, Sepkowitz KA et al. Clínical practice guideline for the use of antimicrobial agents in neutropenic patients wit horas Câncer: 2010 update by the Infectious Diseases Society of America. Clínical Infectious Diseases. 2011;52(4):e56-e93.

Guidelines of the Infectious Diseases Working Party (AGIHO) of the German Society of Hematology and Oncology (DGHO). Ann Hematol. 2003;82(suppl 2).

Hughes WT, Armstrong D, Bodey GP et al. 202 Guidelines for the use of antimicrobial agents in neutropenic patients wit horas câncer. Clin Infect Dis. 2002;34:730.

Klastersky J, Paesmans M, Georgala A et al. Outpatient oral antibiotics for febrile neutropenic câncer patients using a score predictive for complications. J Clin Oncol. 2006;24:4129-4134.

Klastersky J, Paesmans M, Rubenstein EB et al. The multinacional association for supportive care in Câncer risk index: a multinational scoring system for identifying low-risk febrile neutropenic câncer patients. J Clin Oncol. 2000;18:3038-3051.

National Comprehensive Câncer Network. Clínical Practice Guidelines in Oncology: Prevention and Treatment of Câncer-Related Infections. Version 1.2007. Available at: http://www.nccn.org/professionals/physician_gls/recently_updated.

Revised definition of invasive fungal disease from the European Organization for Researc horas and Treatment of Câncer/Invasive Fungal Infections Cooperative Group and the National Institute of Allergy and Infectious Diseases Mycoses Study Group (EORTC/MSG) Consensus Group. Clin Infect Dis 2008;46:1813-21.

Zaas AK, Song X, Tucker P, Perl TM. Risk factor for development of vancomycin-resistant enterococcal bloodstream infection in patients wit horas Câncer who are colonized wit horas vancomycin-resistant enterococci.

60

Cuidados de Enfermagem perante a Síndrome da Veia Cava Superior

Márcia Cavalcanti Lacerda
Fabiana Inácio Cruz
Lucas de Lima Costa

CONCEITO

A síndrome da veia cava superior (SVCS) ocorre quando a compressão ou invasão da veia cava superior por tumor, linfonodos aumentados ou trombo intraluminal obstrui a circulação venosa ou drenagem da cabeça, pescoço e tórax. Em cerca de 75% dos casos está associada ao câncer de pulmão, tendo algumas ocorrências relacionadas com o linfoma e metástases. Quando não tratada, pode levar à anóxia cerebral, edema de laringe, obstrução brônquica e morte.

Quando a SVCS ocorre associada a sinais neurológicos, é considerada um fator de pior prognóstico.

OBJETIVOS

- Identificar paciente com SVCS.
- Monitorar e avaliar o paciente por meio dos sinais clínicos e exames de imagem.

COMPETÊNCIA PROFISSIONAL

- Enfermeiro.

DESCRIÇÃO DO PROCEDIMENTO

- Atentar para:
  - Aos principais sinais e sintomas de SVCS que devem ser observados pelo enfermeiro da triagem na avaliação clínica: dispneia, tosse, dor e disfagia combinados com edema de face, tronco e membros superiores, alteração da coloração cutânea (vermelhidão e cianose), veias cervicais distendidas.
  - Manter decúbito elevado de 40 a 45° para conforto respiratório, bem como a administração de oxigênio conforme prescrição médica.
  - Evitar a punção venosa nos membros superiores para obtenção de acesso venoso.
  - Exames de imagem são necessários para a visualização da anatomia torácica, o tamanho e a localização do tumor em relação à veia cava superior, a traqueia e o coração. A imagem tomográfica permite determinar a extensão da oclusão, existência da circulação colateral, presença e grau de formação de trombose.
  - Entre os cuidados de enfermagem, destacam-se: monitorar volumes de infusão, para evitar maior sobrecarga volêmica, poupar membros superiores, verificar a pressão em MMII, retirar anéis e não permitir uso de roupas apertadas, manter o decúbito elevado, orientar o paciente a permanecer em repouso, evitar esforços e monitorar rigorosamente padrão respiratório.
  - O tratamento farmacológico inicial consiste na administração de diuréticos e corticosteroides para manejo dos sintomas agudos. Radioterapia e quimioterapia podem causar alívio sintomático em 60 a 77% dos casos.

RESULTADOS ESPERADOS

- Atuação eficaz da equipe de enfermagem do pronto-socorro oncológico, diante do quadro de SVCS.
- Redução de danos ao paciente decorrentes da SVCS.

PONTOS CRÍTICOS

- Falha no fluxo de atendimento.
- Falha na assertividade no sistema de classificação do paciente em relação ao nível de urgência.

BIBLIOGRAFIA CONSULTADA

Cordeiro SZB, Cordeiro PB. Síndrome de veia cava superior. J Pneumol. 2002;28(5). [acesso em 23 jul. 2018]. Disponível em: http://www.scielo.br/pdf/jpneu/v28n5/a09v28n5.pdf.

Fortes OC. Emergências oncológicas. 2011. 39f. Dissertação (Mestrado Integrado em Medicina) – Universidade do Porto, Portugal, 2011.

Itano JK, Taoka KN. Core curriculum for oncology nursing. Fourt Horas Edition, 2005. p. 431-434.

Paiva CE et al. O que o emergencista precisa saber sobre as síndromes da veia cava superior, compressão medular e hipertensão intracraniana. Revista Brasileira de Cancerologia. 2008; 54(3): 289-296. [acesso em 23 jul. 2018]. Disponível em: http://www.inca.gov.br/rbc/n_54/v03/pdf/revisao_3_pag_289a296.pdf.

61

Cuidados de Enfermagem perante a Hipercalcemia

Márcia Cavalcanti Lacerda
Lucas de Lima Costa
Fabiana Inácio Cruz
Ellen Casale

CONCEITO

A hipercalcemia é uma das emergências oncológicas mais comuns. Trata-se de uma anormalidade metabólica com risco potencial de agravo à saúde. Apesar de poder ocorrer em qualquer tipo de câncer, é mais frequente nos casos de câncer de mama, pulmão, rim, cabeça e pescoço e mieloma múltiplo. Pacientes com tumores ósseos, sejam primários ou metastático, apresentam risco de hipercalcemia.

Ocorre quando o cálcio liberado pelos ossos está em quantidade maior do que os rins podem excretar ou os ossos podem reabsorver.

OBJETIVOS

- Identificar o paciente com hipercalcemia.
- Acompanhar a evolução do paciente com hipercalcemia.
- Monitorar e avaliar o paciente por meio dos sinais clínicos e exames laboratoriais.
- Promover a qualidade no atendimento oncológico.

COMPETÊNCIA PROFISSIONAL

- Enfermeiro.

DESCRIÇÃO DO PROCEDIMENTO

- Na hipercalcemia os principais pontos de atenção do enfermeiro no pronto atendimento são:
  - Durante a triagem de enfermagem, o enfermeiro deve investigar as principais manifestações clínicas de hipercalcemia: náuseas, vômitos, obstipação, poliúria, depressão do estado de consciência e alterações do comportamento. No exame físico direcionado é habitualmente evidente um estado hipovolêmico por meio da presença de sudorese, hipoperfusão, hipotensão, taquicardia e palidez cutânea.
  - Monitorar os níveis séricos de cálcio, registrar em prontuário e manter a equipe médica informada.
  - Com cálcio sérico > 2,6 mmol/L, os principais sinais e sintomas são: fadiga, náusea, vômito, confusão, dor óssea, poliúria, obstipação e fraqueza.
  - Com cálcio sérico acima dos 3,5 mmol/L, os sintomas identificados são os neurológicos e os pacientes podem apresentar confusão, sonolência, letargia e coma levando à morte.
  - No eletrocardiograma (ECG) de 12 derivações, atentar para alterações eletrocardiográficas, como o encurtamento do intervalo QT, bradicardia, bloqueio auriculoventricular e arritmias, que são sinais.
  - Monitorar a função renal do paciente (ureia e creatinina), outros eletrólitos, fosfatase alcalina e o estado cardiovascular do paciente, pois esses monitoramentos são essenciais para a continuidade da hidratação venosa; (comuns de hipercalcemia.)
- No tratamento farmacológico da hipercalcemia, o enfermeiro deve atentar para:
  - **Administração de bifosfonatos:** Esses fármacos atuam inibindo a reabsorção osteoclástica e patológica do osso. Diversos bifosfonatos estão atualmente disponíveis para o tratamento de hipercalcemia: pamidronato, ácido zolendrônico, ibandronato, clodronato e etidronato, sendo os dois primeiros os agentes mais usados.
  - **Administração de diuréticos:** Diuréticos estimulam a excreção renal de cálcio. Diuréticos tiazídicos são contraindicados, dado o seu efeito hipercalcemiante. Administrar diuréticos de alça (furosemida), conforme prescrição médica, após a restituição da volemia, dado o risco do agravamento de hipovolemia.

Atenção

- **Atentar para a possibilidade de diálise:** Geralmente é reservada para pacientes com hipercalcemia severa. Pode ser apropriada para paciente com insuficiência renal ou insuficiência cardíaca congestiva, quando há hidratação agressiva e o uso de bifosfonatos não pode ser feito com segurança.

RESULTADOS ESPERADOS

- Atuação eficaz do enfermeiro diante do quadro de hipercalcemia.
- Mitigar os danos ao paciente com hipercalcemia por meio da assistência de enfermagem direcionada.

PONTO CRÍTICO

- Falha no fluxo de atendimento.

BIBLIOGRAFIA CONSULTADA

Fonseca RP, Coelho OFL. Urgências oncológicas no pronto-socorro: uma abordagem para o clínico. São Paulo: Atheneu; 2004.

Fortes OC. Emergências oncológicas. 2011. 39f. Dissertação (Mestrado Integrado em Medicina) – Universidade do Porto, Portugal, 2011.

Maradei S, Arcuri LJ, Tabak D. Urgências metabólicas no paciente oncológico. Revista Onco & Oncologia para todas as especialidades, São Paulo, 2011;2(8): 42-50.

Pignatari SC, Silveira RCCP, Carvalho EC. Emergências oncológicas: assistência de enfermagem proposta na Literatura. Online Brazilian Journal of Nursing. 2008:7(3). [acesso em 22 ago. 2018]. Disponível em: http://www.objnursing.uff.br/index.php/nursing/article/view/j.1676-4285.2008.1863/410.

62

Cuidados de Enfermagem perante a Síndrome da Lise Tumoral

Fabiana Inácio Cruz
Lucas de Lima Costa
Márcia Cavalcanti Lacerda
Ellen Casale

CONCEITO

A síndrome da lise tumoral (SLT) é uma emergência oncológica potencialmente fatal associada à destruição de um maciço número de células tumorais induzida por radiação ou quimioterapia. É mais frequente no tratamento das leucemias, linfomas e mieloma múltiplo.

Com a morte celular, ocorre a liberação do conteúdo intracelular das células tumorais, o que leva ao desequilíbrio hidroeletrolítico, podendo causar lesão renal aguda, câimbras, convulsão, arritmia e parada cardiorrespiratória.

A SLT é uma emergência oncológica caracterizada por alterações metabólicas: hiperuricemia, hiperfosfatemia, hipercalcemia ou hipocalcemia, além da acidose lática. Essas alterações são responsáveis por agravar o quadro clínico do paciente oncológico e demandam uma ação rápida e eficaz da equipe assistencial.

OBJETIVOS

- Identificar o paciente com SLT.
- Acompanhar sua evolução.
- Monitorar e avaliar o paciente por meio dos sinais clínicos e exames laboratoriais.
- Promover a qualidade no atendimento oncológico.

COMPETÊNCIA PROFISSIONAL

- Enfermeiro.

DESCRIÇÃO DO PROCEDIMENTO

- A SLT pode ser reconhecida por alterações laboratoriais e clínicas. O sistema de classificação de Cairo-Bishop é o mais utilizado pela equipe médica para definir o diagnóstico e o enfermeiro do pronto atendimento deve conhecer essa classificação, visto que o reconhecimento precoce e o tratamento das anormalidades metabólicas geralmente evitam as complicações graves e o risco de morte, como mostra o quadro a seguir:

Síndrome da Lise Tumoral Laboratorial	
Ácido úrico	≥ 8 mg/dL ou aumento de 25% do valor basal
Potássio	≥ 6 mEq/L ou aumento de 25% do valor basal
Fósforo	≥ 6,5 mg/dL ou aumento de 25% do valor basal
Cálcio	≤ 7 mg/dL ou diminuição de 25% do valor basal
Critérios para 3 dias antes, até 7 dias depois do tratamento.	
Síndrome da Lise Tumoral Clínica	
Oligúria	Creatinina ≥ 1,5 vez o limite superior da normalidade
Arritmia cardíaca ou morte súbita	
Convulsões	
Critérios laboratoriais com uma ou mais complicações clínicas.	

Fonte: Elaborado pelos autores.

- As principais manifestações clínicas relacionadas às alterações metabólicas provocadas pela SLT são: câimbras musculares, fraqueza muscular e parestesias, náuseas, vômitos e diarreia. Situações mais graves podem incluir sintomas neurológicos, como alteração do estado de consciência, confusão, delírio, alucinações e convulsões.
- Os principais cuidados de enfermagem com pacientes com SLT são:
  - Monitorar resultados de exames de laboratório, principalmente função renal e eletrólitos.
  - Monitorar parâmetros vitais a fim de detectar precocemente uma possível instabilidade hemodinâmica.
  - No eletrocardiograma, atentar para alterações eletrocardiográficas como ondas T pontiagudas, prolongamento do intervalo PR e alargamento do

complexo QRS, que são sinais comuns na SLT devido à alteração metabólica hipercalcemia.

- Sobre o tratamento farmacológico:
  - Controlar vigorosamente a infusão do Alopurinol, prescrita pelo médico em situações de hiperuricemia. A dose deve ser reduzida (conforme prescrição médica) em pelo menos 50%, se houver insuficiência renal.
  - Checar o preparo e a infusão das medicações prescritas para as situações de hipercalemia, visto que sua administração deve ocorrer conforme a prescrição médica e com atenção para algumas preocupações. Para a infusão de insulina regular e dextrose em água, o enfermeiro deve observar os resultados das glicemias devido ao risco de hipoglicemia. O gluconato de cálcio 10% é administrado se houver alterações do ECG e o bicarbonato de sódio é utilizado em casos de acidose.

RESULTADOS ESPERADOS

- Identificação a síndrome de lise tumoral e complicações associadas.
- Promoção de um atendimento rápido ao paciente, proporcionando-lhe alívio dos sintomas.

PONTO CRÍTICO

- Falha na assertividade no sistema de classificação do paciente em relação ao nível de urgência.

BIBLIOGRAFIA CONSULTADA

Darmon M, Malak S, Guichard I, Schlemmer B. Síndrome de lise tumoral: uma revisão abrangente da literatura. Rev Bras Ter Intensiva. 2008;20(3):278-285 [acesso em 30 jan. 2018]. Disponível em: http://www.scielo.br/pdf/rbti/v20n3/v20n3a11.pdf.

Maradei S, Arcuri, Leonardo J, Tabak, Daniel. Urgências metabólicas no paciente oncológico. Revista Onco & Oncologia para todas as Especialidades, São Paulo. out. 2011;2(8):42-50.

63

Cuidados de Enfermagem perante a Síndrome de Compressão Medular

Lucas de Lima Costa
Márcia Cavalcanti Lacerda
Fabiana Inácio Cruz

CONCEITO

A síndrome de compressão medular, segunda complicação neurológica em oncologia após as metástases cerebrais, é uma emergência oncológica caracterizada pela compressão do saco dural e seu conteúdo (medula espinhal e/ou cauda equina) por massa tumoral extradural ou metástase que procede do interior do corpo vertebral.

Os danos medulares são decorrentes da compressão e de estase venosa que resulta em edema vasogênico com consequente déficit neurológico. A progressão desse quadro resulta em lesão hipóxico-isquêmicaneuronal, edema citotóxico e, finalmente, lesão neurológica irreversível.

OBJETIVOS

- Identificar sinais e sintomas iniciais de síndrome de compressão medular.
- Acompanhar a evolução do paciente com síndrome de compressão medular.
- Monitorar e avaliar o paciente por meio dos sinais clínicos.
- Promover a qualidade no atendimento oncológico.

COMPETÊNCIA PROFISSIONAL

- Enfermeiro.

DESCRIÇÃO DO PROCEDIMENTO

Na síndrome de compressão medular, os principais pontos de atenção do enfermeiro no pronto atendimento são:

- Durante a triagem de enfermagem, investigar as principais manifestações clínicas de síndrome de compressão medular: dor persistente, mesmo com uso de analgésicos; relatos de piora da dor à noite e/ou ao realizar manobras que aumentem a pressão no local acometido (tosse, espirros e manobra de Valsalva) e/ou em posição supina; hipersensibilidade localizada nas costas; disfunção neurológica motora relatada, como queixa de cansaço em membros inferiores ou dificuldade para subir escadas.
- No exame físico, observar parestesias e hipoestesias, normalmente em extremidades distais até o ponto de acometimento. Em fase tardia, é possível identificar disfunção autonômica como impotência e incontinência esfincteriana. Mesmo sendo um achado tardio, a identificação precoce desses sinais e a velocidade de sua progressão correlacionam-se negativamente com o prognóstico.
- Quanto aos cuidados não farmacológicos e acompanhamento inicial, o enfermeiro deve:
  - Viabilizar a realização de exames de imagem e realizar o preparo do paciente para eles, dado que são necessários para a confirmação do diagnóstico clínico.
  - Viabilizar a realização de exames laboratoriais.
  - Realizar acompanhamento do quadro álgico utilizando escalas para avaliação e reavaliação da dor, validadas e adequadas ao perfil do paciente.
  - Realizar acompanhamento da resposta aos fármacos administrados, tanto de efeitos esperados como adversos (por exemplo, rebaixamento do nível de consciência ou de padrão respiratório).
  - Fazer reavaliação neurológica sensorial, motora e de controle esfincteriano para acompanhamento da progressão dos sinais e sintomas.
  - Acompanhar e monitorar eliminações vesicais e intestinais.
  - Orientar o paciente e familiar quanto à importância de repouso no leito.
  - Orientar paciente e familiares quanto aos riscos de queda, devido à presença de parestesias e hipoestesias.
  - Observar sinais e sintoma de trombose venosa profunda (dor, calor, edema, hiperemia, empastamento de panturrilha, perfusão de membros), devido à imobilidade.

  - o Estabelecer cuidados de prevenção de lesão por pressão, com avaliação da integridade da pele, uso de coxins, hidratação da pele, mudanças de decúbito a cada duas horas a depender da tolerância do paciente e da resposta às medidas para analgesia.
  - o Auxiliar o paciente no manejo adequado de órteses, como colares cervicais e coletes para a região toracoabdominal, que têm função inicial de controle da dor e auxiliam no período de reabilitação após o tratamento definitivo.
- No tratamento farmacológico da síndrome de compressão medular, o enfermeiro deve atentar para:
  - o A administração de corticoides, sendo esse o principal recurso farmacológico para o controle do edema e da dor nos casos em que há déficit neurológico identificado, e acompanhamento dos efeitos esperados do medicamento.
  - o A administração de medicamentos analgésicos e o acompanhamento dos efeitos esperados. Atentar para efeitos adversos do uso de opioides.

RESULTADOS ESPERADOS

- Atuação eficaz do enfermeiro diante do quadro de síndrome de compressão medular.
- Reduzir danos e riscos ao paciente com síndrome de compressão medular por meio de assistência de enfermagem ágil e especializada.

BIBLIOGRAFIA CONSULTADA

Fonseca RP, Coelho OFL. Urgências oncológicas no pronto-socorro: uma abordagem para o clínico. São Paulo: Atheneu; 2004.

Paiva CE, Catâneo AJM, Gabarra RC, Michelin OC. O que o emergencista precisa saber sobre as síndromes da veia cava superior, compressão medular e hipertensão intracraniana. Revista Brasileira de Cancerologia. 2008;54(3):289-296. Revista Brasileira de Cancerologia 2008; 54(3): 289-296. [acesso em 23 jul. 2018]. Disponível em: http://www.inca.gov.br/rbc/n_54/v03/pdf/revisao_3_pag_289a296.pdf.

SEÇÃO VII

DIAGNÓSTICO POR IMAGEM EM ONCOLOGIA

Apresentação

Elaine Aparecida da Silva

O Serviço de Diagnóstico por Imagem em Oncologia tem se tornado um importante recurso de apoio na definição de diagnóstico, estadiamento e seguimento dos diferentes tumores e suas repercussões.

Dada a complexidade vinculada aos avanços tecnológicos, novos procedimentos e intervenções nos serviços de diagnóstico vem sendo desenvolvidos nos exames de tomografia, ressonância magnética, medicina nuclear, ultrassonografia, ecocardiografia, raios X e exames por oscopias. Além dos exames, na atualidade esses setores se tornaram, também, setores de tratamento do câncer por procedimentos terapêuticos minimamente invasivos, como os realizados na radiologia intervencionista e na endoscopia digestiva alta e baixa.

Diante dessa evolução tecnológica, a enfermagem atuante em imagem diagnóstica e em endoscopia cada vez mais vem buscando se aprofundar técnico-cientificamente nesse universo e, consequentemente, se observa a busca crescente pela especialização nessas áreas.

Nesse cenário, este capítulo tem por objetivo explanar os principais procedimentos de enfermagem em diagnóstico por imagem e por oscopias com ênfase na oncologia.

64

Consulta de Enfermagem na Radiologia Intervencionista

Adriana Yuriko Yamada Ishiki
Francini Yamada
Lecia Roberta Moita Bueno
Elaine Aparecida da Silva

CONCEITO

Os procedimentos intervencionistas guiados por imagem compreendem diferentes intervenções diagnósticas e terapêuticas, que podem substituir ou complementar o tratamento oncológico como a cirurgia.

Essas intervenções são executadas sob anestesia local e/ou sedação e até mesmo anestesia geral, dependendo do procedimento.

Por meio de um aparelho de imagem (mais comumente utiliza-se a tomografia ou ultrassonografia para os tumores sólidos), localiza-se o tumor e realiza-se a intervenção minimamente invasiva para tratamento ou biópsias diagnósticas e/ou de estadiamento clínico.

Nesse contexto, o enfermeiro necessita de conhecimento técnico-científico específico para o atendimento ao paciente submetido a essas intervenções, e a consulta de enfermagem é uma das ferramentas usadas para minimizar os riscos durante esses procedimentos.

OBJETIVO

- Avaliar o paciente para identificar possíveis entraves e/ou riscos na realização do procedimento para planejamento das intervenções de enfermagem necessárias.

COMPETÊNCIA PROFISSIONAL

- Enfermeiro.

MATERIAIS

- Prontuário.
- Termo de consentimento livre e esclarecido.

DESCRIÇÃO DO PROCEDIMENTO

- Na consulta de enfermagem no ambulatório de procedimentos intervencionistas, o enfermeiro deve:
  - Orientar o paciente e o familiar quanto ao procedimento a ser realizado.
  - Verificar a história oncológica do paciente.
  - Verificar se o paciente fez uso de anticoagulantes (avaliar suspensão do medicamento por no mínimo 24 horas antes do procedimento, após critério médico).
  - Verificar exames laboratoriais (principais: hemograma, ureia, creatinina, sódio, potássio, exames de coagulação).
  - Salientar sobre a importância do preparo adequado (jejum, medicações) e data/horário do procedimento.
  - Esclarecer possíveis dúvidas do paciente e/ou familiar.
  - Informar um canal de comunicação do paciente e familiar com a instituição por meio do contato telefônico Alô Enfermeiro.

RESULTADOS ESPERADOS

- Minimizar risco ao paciente por preparo inadequado.
- Garantir ambiente e materiais adequados ao procedimento a ser realizado.
- Promover a qualidade e segurança no atendimento do paciente.

PONTOS CRÍTICOS

- Falha na comunicação.
- Dificuldade de compreensão pelo paciente/acompanhante.

BIBLIOGRAFIA CONSULTADA

Vituri DW, Matsuda LM. Validação de conteúdo de indicadores de qualidade para avaliação do cuidado de enfermagem. Rev Esc Enferm USP, São Paulo. jun. 2009;43(2).

65

Cuidados de Enfermagem Relacionados aos Meios de Contraste em Oncologia

Adriana Yuriko Yamada Ishiki
Francini Yamada
Lecia Roberta Moita Bueno
Elaine Aparecida da Silva

CONCEITO

Os métodos de imagem na oncologia são considerados peças fundamentais para o conhecimento e aprimoramento das patologias e da assistência ao paciente, bem como ferramentas de pesquisa e novos tratamentos. Para a efetividade e eficácia desses métodos diagnósticos e terapêuticos, faz-se necessária a administração de meios de contraste em grande parte de suas modalidades.

Os meios de contraste radiológicos, são substâncias com capacidade físico-química de alterar a absorção de radiação dos feixes de raios X e/ou a resposta tecidual. São considerados fármacos e têm riscos potencialmente perigosos e reações adversas que podem ser fatais. Dentro da oncologia, os meios de contraste são altamente utilizados na avaliação da eficácia do tratamento, nas tomadas de decisão terapêutica, intervenções e acompanhamento após o tratamento, portanto, tornaram-se fundamentais nas diversas etapas de avaliação dos pacientes.

OBJETIVOS

- Identificar entraves que contraindiquem a administração de contraste.
- Identificar precocemente e manejar possíveis intercorrências relacionadas à administração do contraste.
- Selecionar o acesso venoso adequado.

COMPETÊNCIA

- Enfermeiros.
- Técnicos de enfermagem.

MATERIAIS

- Meio de contraste iodado, baritado ou paramagnético.
- *Kit* descartável específico para administração do contraste de acordo com a bomba injetora.
- Material de punção venosa periférica (caso não haja indicação de administração por cateter venoso central).
- Medicações para reação adversa.

DESCRIÇÃO DO PROCEDIMENTO

- Os profissionais que administram contraste e participam direta ou indiretamente dos procedimentos na área de imagem necessitam ter conhecimento técnico-científico específico sobre as indicações de uso, bem como os potenciais efeitos secundários, seu manejo e ações diante do extravasamento e das reações adversas que possam acontecer e, nesse caso, o médico radiologista deve ser acionado imediatamente.
- As reações de maior gravidade ao contraste podem ocorrer em pacientes com fatores de risco conhecidos, como a insuficiência renal e a diabetes, que são os mais importantes. Geralmente os efeitos adversos ocorrem imediatamente ou dentro de 20 minutos após a injeção de contraste.
- Nas áreas do serviço de imagem onde o contraste é administrado, a enfermagem deve ter à disposição um *kit* de emergência (com materiais e medicações para o controle anafilático) necessário para o tratamento de reações ao contraste, bem como o carro de emergência no caso de parada cardiorrespiratória.
- Para pacientes com história de reação prévia ao contraste, uma pré-medicação ou dessensibilização é geralmente aplicada, sob prescrição médica. A pré-medicação pode ajudar a reduzir, mas não elimina o risco de uma reação de contraste grave num paciente considerado em risco elevado. Nesse caso, o risco-benefício deve ser bem avaliado pelo médico radiologista com o médico responsável pelo paciente.

- Antes de iniciar a administração do contraste é necessário explicar ao paciente que alguns sinais e sintomas, tais como rubor e alteração do paladar, podem ocorrer e que ele deve avisar a equipe de enfermagem assim que sentir alguma dessas alterações.
- A avaliação dos possíveis fatores de risco que predisponham as reações adversas inicia-se com a entrevista do exame, na qual devem constar questões como:
  1. Se há reações prévias ao meio de contraste iodado o que indicam sensibilidade ao contraste, o que aumenta a chance de um novo evento adverso.
  2. Se há alergias severas e reações adversas a medicamentos ou alimentos, com sinais e sintomas, tais como prurido, edema periorbital/labial/de glote, rubor, calor, taquicardia, taquipneia e mudanças nos sinais vitais.
  3. Qual a idade do paciente, pois se sabe que extremos de idades são mais sujeitos a reações adversas.
  4. Qual o peso corporal do paciente, pois a dose do contraste a ser administrado é determinada por esse dado e pelo protocolo institucional baseado em *guidelines* nacionais e internacionais.
  5. Se há doenças de base, como diabetes, feocromocitoma, doença renal, rim único ou transplante renal, mieloma múltiplo, asma, cujos pacientes são mais susceptíveis a apresentar reação adversa.
  6. Se há uso contínuo de medicamentos, especificamente metformina. A metformina é um agente oral hipoglicemiante predominantemente eliminado por excreção renal. Nefropatia induzida por contraste pode resultar na acumulação de metformina e precipitar acidose láctica relacionado à metformina, um efeito colateral raro, mas reconhecido.
  7. Se há gestação ou amamentação, que contraindicam a administração do contraste.
  8. Se há análise dos valores de creatinina e taxa de filtração glomerular recentes, que também faz parte da avaliação do paciente. O risco de diálise induzida após utilização de meio de contraste aumenta significativamente em pacientes com uma taxa de filtração glomerular abaixo de 30 ml/min. A decisão de prosseguir com a administração de contraste em pacientes com um *clearance* de creatinina < 45 ml/min é de responsabilidade médica, após avaliação clínica.
- Todos esses cuidados são redobrados na avaliação do paciente oncológico, pois há quimioterápicos e outras medicações que são nefrotóxicos, e, a depender da localização do tumor, o rim pode estar dentro do campo de radiação, bem como a doença pode ser de origem renal ou o estar acometendo esse órgão.

- A avaliação final da entrevista pré-exame e a indicação ou não do contraste é conduta do médico radiologista que, junto com a enfermagem, realizam avaliação clínica prévia detalhada antes da administração do contraste, considerando tanto os riscos inerentes do próprio contraste quanto das características do paciente oncológico, a fim de obter uma maior segurança e qualidade assistenciais.

ACESSO VENOSO

Com relação ao acesso venoso e a administração endovenosa do contraste:

- Os meios de contraste são seguros quando administrados por via intravenosa com injetoras com fluxos de alta taxa, de até 5 ml/s. A taxa de fluxo máxima e psi (medida de pressão abreviada do inglês *pound force per square inch*) injetável em um adulto é de 5 ml/s. a < 300 psi, e a taxa de fluxo máxima e psi em pediatria é de 2 ml/s. a < 300 psi.
- A permeabilidade do cateter endovenoso central ou periférico deve ser verificada por meio do teste prévio com infusão de SF 0,9% – solução salina (utilizando o injetor com uma taxa maior que a injeção de contraste real). Se houver resistência, dor ou o cateter não apresentar boa permeabilidade, o acesso não poderá ser utilizado.
- Cateteres venosos centrais (de curta ou longa permanência) comumente não são utilizados para administração de fluidos com alta potência, porém há pacientes com precária rede venosa que possuem esses cateteres e necessitam de avaliação prévia para a liberação de sua utilização para a administração de contraste. Além disso, a compatibilidade com a administração do contraste iodado deve ser verificada com o fabricante.
- Cateteres para diálise ou para aférese, hemoterapia ou transplante de medula óssea não devem ser utilizados sem a liberação explícita da equipe médica responsável – nefrologia ou onco-hematologia e radiologia.
- Cateteres periféricos sobre agulha IV (intravenoso), localizados em veia jugular, não devem ser utilizados pelo risco de extravasamento na região do pescoço.
- Cateteres tipo PICC possuem claramente a indicação da "potência injetável" e têm uma taxa de fluxo máximo impressa no lúmen do cateter ou *hub* em si, e só devem ser utilizados de acordo com as orientações do fabricante na presença de profissionais devidamente treinados.
- A utilização de cateteres venosos de longa permanência e para administração de contraste pode ser associada com complicações, como a oclusão do sistema (pela alta densidade do contraste), infecção (se não são tratados em condições assépticas, utilizando proteções de barreira apropriadas) e quebra, complica-

ções mecânicas devido à administração de alta pressão de contraste por injetores automáticos (bomba injetora), incluindo o extravasamento de meios de contraste para os tecidos, sistema venoso subintimal ou injeção do miocárdio, ou danos graves no próprio dispositivo (conexões externas, deslocamento da agulha ou ruptura do cateter). Por isso, além de ter seu uso restrito na assistência, esse tipo de cateter não é a primeira escolha de acesso venoso para administração de contraste, exceto cateteres com calibres maiores.

SITUAÇÕES ESPECIAIS

- Entre os cuidados quando a administração de contraste é considerada essencial no paciente com uma taxa de filtração glomerular de creatinina < 45 ml/min, recomenda-se:
  - Hidratação prévia (12 horas antes) e pós-administração (12 horas).
  - **Administração do contraste:** Diminuir o volume total e aumentar o tempo de infusão do contraste são recomendações médicas.
  - Infundir solução de bicarbonato de sódio durante 6 horas após o procedimento.
  - **Acetilcisteína:** Identificou-se uma redução de nove vezes na nefropatia induzida por contraste em pacientes com insuficiência renal crônica tratados com 600 mg de acetilcisteína por via oral duas vezes por dia na véspera e no dia de um exame com contraste, quando comparados aos pacientes do grupo controle.
  - **Suspensão de drogas nefrotóxicas:** De acordo com protocolos clínicos institucionais.
  - **Pacientes em diálise:** Os riscos em pacientes em diálise devem ser considerados em relação ao real benefício diagnóstico da administração de contraste. Nesse caso, estudos clínicos recomendam que esses pacientes realizem diálise pós-procedimento.

Nota

- A dose é considerada um fator de risco para reações adversas de contraste e nefropatia, embora os dados sobre essa questão sejam limitados. A dose máxima recomendada depende do tipo de contraste, mas em linhas gerais volumes de mais de 250 ml em um período de 24 horas devem ser evitados.

OUTROS CONTRASTES

- Contraste paramagnético:
  - Os exames de ressonância magnética são realizados por meio de injeção de contraste à base de quelatos de íon paramagnético gadolínio (Gd), sendo

considerados mais seguros que o contraste iodado, porém existem complicações. São raras as reações adversas agudas, como laringoespasmo e choque anafilático.

- o As reações adversas mais comuns são: náusea, vômito, urticária e cefaleia, e as reações locais são sensação de frio, irritação e ardor.
- o Pacientes com história prévia de asma e outras reações alérgicas têm maior probabilidade de reação adversa ao gadolínio.
- o O volume de contraste usualmente injetado por via endovenosa nos exames de ressonância magnética varia entre 10 e 20 ml. Devido ao volume ser muito menor que na tomografia, é um dos motivos por que o uso do contraste paramagnético é mais seguro.
- o Fatores de risco: evitar o uso do gadolínio em pacientes com insuficiência renal, não utilizar como substituto do contraste iodado (exceto se extremamente necessário), evitar uso em gestantes e crianças.

- Sulfato de bário:
  - o O sulfato de bário é uma substância química inerte, inodora, insípida, agranular e completamente insolúvel e inabsorvível. É apresentado na forma de suspensão aquosa e sua administração é por via oral ou retal.
  - o **Fatores de risco:** interferência em outros exames radiológicos abdominais; constipação; não administrar em suspeita de perfuração de alça intestinal, pois pode causar peritonite.
  - o A reação alérgica ao sulfato de bário é extremamente rara.
  - o Os registros do exame/procedimento devem ser realizados em prontuário do paciente ou na ficha específica do exame.

RESULTADO ESPERADO

- Administração segura dos meios de contraste, considerando o procedimento diagnóstico ou terapêutico a ser realizado e a necessidade individual de cada paciente.

PONTOS CRÍTICOS

- Comorbidades clínicas do paciente.
- Paciente não ser um bom informante.

- Desconhecimento profissional desse procedimento.
- Ausência do *kit* de reação adversa e do carro de parada cardiorrespiratória.
- Rede venosa precária.
- Não verificação de exames laboratoriais.

BIBLIOGRAFIA CONSULTADA

ACR – American College of Radiology. Manual on contrast media. Version 10.3. ACR Committee on Drugs and Contrast Media. 2018 [acesso em 30 set. 2018]. Disponível em: https://www.acr.org/-/media/ACR/Files/Clinical-Resources/Contrast_Media.pdf

Chojniak R. Imagem em oncologia no CBR. In: Chojniak R. Radiologia Brasileira. Mai-Jun 2011;44(3):V. Disponível em: https://d-x.doi.org/10.1590/50100-39842011000300001

Coren. Conselho Regional de Enfermagem de São Paulo. Resolução Cofen 211/1998. Dispõe sobre a atuação dos profissionais de Enfermagem que trabalham com radiação ionizante [acesso em 20 jan. 2018]. Disponível em: http://www.cofen.gov.br/resoluo-cofen-2111998_4258.html

Guidelines for the Management of Reactions to Intravenous Contrast Media. Royal College of Radiologists, London. 2015.

Morcos SK, Thomsen HS, Webb JAW and members of the Contrast Media Safety Committee of the European Society of Urogenital Radiology (ESUR), Dyalisis and Contrast Media. European Radiology. 2014:12:3026-3030.

Parecer Coren-SP 030/2014 – CT. Administração de meios de contraste em setor de imagem e diagnóstico [acesso em 20 jan. 2018]. Disponível em: http://portal.coren-sp.gov.br/sites/default/files/parecer_coren_sp_2014_030.pdf.

Yamada F, Silva AM. Administração de meios de contraste. In: Infusion Nursing Society – INS Brasil, org. Diretrizes práticas para terapia infusional. 2. ed. Barueri: Infusion Nursing Society – INS Brasil, 2013. v. 1. p. 1-94.

66

Atuação da Enfermagem na Vigência de Extravasamento do Meio de Contraste

Adriana Yuriko Yamada Ishiki
Lecia Roberta Moita Bueno
Elaine Aparecida da Silva

CONCEITO

Os meios de contraste radiológicos são compostos introduzidos no organismo por diferentes vias, que permitem aumentar a definição das imagens radiográficas, graças ao aumento de contraste provocado por eles, possibilitando, desse modo, a obtenção de imagens de alta definição e, com isso, maior precisão em exames de diagnóstico por imagem.

Por ter alta viscosidade, os meios de contraste podem desencadear extravasamentos ao serem administrados por via endovenosa, principalmente em pacientes com fragilidade de acesso venoso (muito comum no paciente oncológico) por diversos fatores (tratamento quimioterápico, extremos de idade, comorbidades, tratamentos farmacológicos).

O extravasamento geralmente provoca uma combinação de dor imediata, eritema e edema, que são geralmente autolimitados e, a longo prazo, a morbidade é rara. No entanto, a lesão cutânea e a ulceração subcutânea podem ocorrer.

O extravasamento que compromete a região subfascial muscular pode causar síndrome compartimental (com sinais e sintomas neurovasculares devido ao maior volume nos espaços confinados formados pela fáscia profunda). Tais complicações podem ocorrer, mesmo com pequeno volume (< 10 ml) e extravasamento de contraste não iônico.

Na prevenção de extravasamento, recomenda-se a monitoração direta do local de punção venosa por palpação durante a parte inicial da infusão do meio de contraste (os primeiros 10-20 segundos após a injeção) pela equipe de enfermagem. Se o extravasamento for detectado ou houver queixa de algia local, a infusão deve ser interrompida imediatamente e o radiologista notificado.

Quanto a fatores de risco e prevenção do extravasamento, crianças, pacientes idosos e inconscientes são os de maior risco da ocorrência, especialmente pela dificuldade de sinalização da dor no local da inserção do cateter. Outro fator de risco é a punção em local incompatível com a utilização dos dispositivos para administração de meios de contraste.

OBJETIVO

- Prevenir e detectar precocemente o extravasamento, tomando condutas com vistas a minimizar riscos e danos ao paciente, garantindo a segurança do procedimento.

COMPETÊNCIA PROFISSIONAL

- Equipe de enfermagem.

MATERIAIS

- Luvas de procedimento.
- Óculos de segurança.
- 1 bandeja.
- 2 *swabs* alcoólicos.
- Seringa de 3 ou 5 ml.
- Gaze.
- Bolsa de água gelada.
- Curativo pós-punção.
- Régua milimetrada.

DESCRIÇÃO DO PROCEDIMENTO

- Higienizar as mãos.
- Identificar o extravasamento do meio de contraste, se possível em sala de exame.
- Interromper a administração do meio de contraste imediatamente.

- Reunir o material que será utilizado.
- Calçar as luvas de procedimento.
- Manter o cateter no local da punção.
- Realizar assepsia do dispositivo de sistema fechado com dois *swabs* alcoólicos.
- Colocar óculos de segurança.
- Aspirar pelo cateter o meio de contraste residual com uma seringa de 3 ou 5 ml.
- Retirar o cateter com o membro elevado acima do nível cardíaco.
- Mensurar a área extravasada com régua milimetrada.
- Ocluir o local com gaze e fita adesiva microporada ou curativo pós-punção.
- Realizar compressa gelada por 15 minutos, com o membro afetado elevado.
- Retirar luvas de procedimento e óculos de proteção.
- Desprezar luvas de procedimento no lixo infectante, conforme programa institucional de gerenciamento de resíduos em serviços de saúde.
- Higienizar as mãos.
- O técnico ou auxiliar de enfermagem deve solicitar avaliação do enfermeiro, que acionará o médico, para intervenção medicamentosa, se necessário.
- Anotar ocorrência em formulário específico e prontuário do paciente.
- O enfermeiro deve:
    - Garantir o monitoramento pós-evento por, no mínimo, três dias, com ligação telefônica ao paciente a fim de verificar a evolução, melhora ou estagnação dos sinais e sintomas.
    - Disponibilizar canal de comunicação entre o paciente e a instituição. No ICESP há o "Alô Enfermeiro" (serviço telefônico de apoio a dúvidas dos pacientes que funciona por dia) 24 horas.

RESULTADOS ESPERADOS

- Padronização do procedimento.
- Minimização de potenciais riscos.
- Redução de dano decorrente do extravasamento.

PONTOS CRÍTICOS

- Dificuldade de contato telefônico.

- Desconhecimento das técnicas adequadas relacionadas ao extravasamento de contraste.
- Paciente não atender ao telefone para monitoramento.

BIBLIOGRAFIA CONSULTADA

Antunes AV, Trevisan MA. Gerenciamento de qualidade: utilização do serviço de enfermagem. RLAE. 2000;8(1):35-44.

Bontrager KL, Lampignaro JP. Tratado de posicionamento radiógrafo e anatomia associada. 6. ed. São Paulo: Elsevier; 2006.

Juchem BC, Dall Agnol CM, Magalhães AMM. Contraste iodado em tomografia computadorizada: prevenção de reações adversas. RBE. 2004;57(1):57-61.

Pinho KEP et al. Avaliação de meios de contraste submetidos a radiação ionizante. Radiol Bras (on line). 2009;42(5):309-313 [acesso em 25 set. 2018]. Disponível em: http://www.scielo.br/pdf/rb/v42n5/a10v42n5.pdf.

Silva EA. Meios de contrates iodado. In: Oliveira LAN; CBR. Assistência à vida em radiologia: guia teórico e prático. 2000;16:114.

67

Assistência de Enfermagem nos Procedimentos de Biópsia Guiada por Imagem

Adriana Yuriko Yamada Ishiki
Francini Yamada
Lecia Roberta Moita Bueno
Elaine Aparecida da Silva

CONCEITO

As biópsias guiadas por imagem são realizadas por meio de orientação com raios X, ultrassom, mamografia, tomografia computadorizada ou ressonância magnética.

Durante a biópsia, uma pequena quantidade de tecido é removida da área anormal com uma agulha, ou instrumento semelhante, para que o médico patologista tenha material de boa qualidade e em quantidade suficiente para uma boa avaliação anatomopatológica.

A biópsia é um exame fundamental em oncologia, pois seu resultado influenciará a decisão clínica e determinará todo o tratamento a ser realizado.

Os radiologistas intervencionistas utilizam a orientação de imagem na realização de biópsias, para obter tecidos do local correto, evitando punções ou perfurações desnecessárias em estruturas próximas e tornando o procedimento mais seguro.

Esses procedimentos são realizados na maioria em caráter ambulatorial, utilizando anestesia local. A escolha do tipo de biópsia depende das características da lesão e sua localização, bem como da condição clínica do paciente.

OBJETIVO

- Prevenir e detectar possíveis complicações durante os procedimentos e promover a segurança do paciente e da equipe.

COMPETÊNCIA PROFISSIONAL

- Equipe de enfermagem.

MATERIAIS

- Mesa auxiliar de inox.
- Campo de mesa impermeável.
- Campo cirúrgico descartável simples.
- Campo fenestrado pequeno.
- 2 seringas de 10 ml (bico *luer lock*).
- 2 seringas de 20 ml (bico *luer lock*).
- 2 agulhas descartáveis 30 × 7.
- 2 agulhas descartáveis 40 × 12.
- 2 agulhas descartáveis 13 × 0,45.
- 1 *kit* de assepsia (cuba rim, cúpula, pinça Cheron).
- 1 frasco de lidocaína 2% sem vasoconstritor.
- 1 almotolia de clorexidina degermante.
- 1 almotolia de clorexidina alcoólico.
- 4 pacotes de gaze estéril.
- 2 pares de luvas estéreis.
- Luvas de procedimento.
- Psicobox diferenciado (o radiologista definirá qual medicação será utilizada).
- 1 capa plástica estéril para laparoscopia.
- 1 bisnaga de lidocaína 2% gel.
- 1 bisturi descartável com cabo e lâmina n. 11.
- Cateter descartável para oxigênio nasal tipo óculos com extensão de 10 metros.
- Materiais específicos solicitados pela equipe de intervenção:
- Drenos biliares (10, 12 Fr).

- Drenos de abscessos/coleções (*Pigtail* 8, 10, 12, 14 Fr).
- Agulhas de biópsias (09 G × 15,16 G × 15 e 18 G × 15).
- Disparador e agulhas de corte automático (12, 13, 14 Fr).
- Martelo estéril (biópsias ósseas).
- Agulhas de Chiba (22 G).

DESCRIÇÃO DO PROCEDIMENTO

- A atuação da enfermagem consiste em circular na sala, auxiliar na coleta e encaminhamento do material a ser analisado, na identificação correta dos tubos, além dos cuidados específicos com o paciente no preparo e sua recuperação pós-anestésica.

Antes do dia do procedimento

Enfermeiro

- Higienizar as mãos.
- Realizar consulta de enfermagem no ambulatório de procedimentos intervencionistas e, quanto ao paciente:
  - Orientar sobre o procedimento a ser realizado.
  - Verificar se o paciente faz uso de anticoagulantes e orientar suspensão de acordo com critério médico.
  - Solicitar exames anteriores.

No dia do procedimento

Enfermeiro/técnico de enfermagem

- Higienizar as mãos.
- Recepcionar paciente.
- Aplicar o *checklist* de cirurgia segura e verificar o termo de consentimento livre e esclarecido.
- Explicar o procedimento ao paciente/acompanhante, reorientando sobre possíveis dúvidas.
- Higienizar as mãos.
- Preparar a sala de exames.
- Separar os materiais (básicos e específicos).

- Checar as solicitações médicas.
- Realizar registro no livro de procedimentos realizados.
- Dentro da sala, posicionar o paciente em decúbito ventral, dorsal ou lateral conforme solicitação médica).
- Monitorar o paciente (pressão arterial, oximetria e frequência cardíaca).
- Circular a sala durante o procedimento de biópsia (se o procedimento for guiado por tomografia, todos que estiverem dento de sala devem utilizar equipamentos de radioproteção).
- Identificar os tubos com dados de identificação do paciente (nome, data de nascimento e número do registro hospitalar) e local de origem do fragmento.
- Preencher os tubos com a solução indicada para o exame.
- Realizar o curativo compressivo após a realização do exame.
- Orientar o paciente quanto aos cuidados a serem tomados em casa e/ou na unidade de internação (salientar sobre possíveis hematomas, desconforto local, hipotensão e, se ele estiver em casa, procurar o mais breve possível um serviço médico).
- Solicitar preenchimento do impresso anatomopatológico ao médico radiologista.
- Providenciar o encaminhamento dos fragmentos da biópsia ao serviço de anatomopatologia.

Após o procedimento

- Assegurar recuperação do paciente após o procedimento com (verificação de sinais vitais, oximetria, dor, administração de medicações prescritas e nível de consciência).
- Orientar paciente e familiar quanto aos cuidados na residência (orientação verbal e escrita).
- Realizar anotações sobre o procedimento em prontuário.

Nota

- Se o procedimento for guiado por tomografia ou ressonância magnética, os cuidados com a administração de contraste devem ser observados também.

RESULTADOS ESPERADOS

- Proporcionar ambiente e materiais adequados.

- Padronizar fluxo de atendimento.
- Promover a qualidade do procedimento e segurança ao paciente.

PONTOS CRÍTICOS

- Aumento do nível de infecção por falha na técnica asséptica.
- Contaminação dos materiais.
- Extravio dos fragmentos.
- Alteração clínica do paciente.

BIBLIOGRAFIA CONSULTADA

Montalvo I. The National Database of Nursing Quality Indicators TM (NDNQI®). OJIN: The Online Journal of Issues in Nursing. September 30, 2007. vol. 12, n. 3, Manuscript 2. [Acesso em 23/jan./2018]. Disponível em: <http://ojin.nursingworld.org/MainMenuCategories/ANAMarketplace/ANAPeriodicals/OJIN/TableofContents/Volume122007/No3Sept07/NursingQualityIndicators.html>.

Ricci MD, Amaral PGT, Aoki DS, Oliveira Filho HR, Pinheiro WS, Filassi JR, Baracat EC. Biópsia com agulha grossa guiada por ultrassonografia para o diagnóstico dos tumores fibroepiteliais da mama. Rev Bras Ginecol Obstet. 2011; 33(1):27-30 [acesso em 24 set. 2018]. Disponível em: http://www.scielo.br/pdf/rbgo/v33n1/a04v33n1.pdf.

Santos GC, Morini SR, Granero LC et al. Aspiração de lesões torácicas com agulha fina: experiência Centro Brasileiro de Câncer. Patológica. 1999;91:256-259.

Syn WK, Bruckner-Holt C, Farmer A, et al. (2007) Liver biopsy in a district general hospital: changes over two decades. World J. Gastroenterol. 13: 5336-5342.

68

Atuação da Enfermagem em Biópsia de Próstata Guiada por Imagem

Andreia da Silva Nunes
Elizeteh Oliveira Guterres
Elaine Aparecida da Silva

CONCEITO

A biópsia de próstata é realizada para o diagnóstico de câncer de próstata e pode ser feita com anestesia local ou sedação anestésica.

Consiste em um procedimento invasivo, guiado por ultrassom transretal para a obtenção de pequenos fragmentos de tecido prostático. Geralmente são retirados 12 fragmentos da glândula prostática (dois fragmentos basais, dois mediais e dois apicais de cada lado da próstata).

OBJETIVO

- Auxiliar no procedimento de biópsia de próstata guiada por ultrassonografia, promovendo segurança, conforto e privacidade do paciente.

COMPETÊNCIA PROFISSIONAL

- Enfermeiro.
- Técnico de enfermagem.

MATERIAIS

- 1 mesa inox auxiliar.
- 1 monitor multiparâmetros.

- 1 solução fisiológica 0,9% – 250 ml.
- 1 equipo macrogotas.
- 1 cateter sobre agulha (calibre 20, 22 ou 24).
- *Swab* de álcool.
- 1 conector valvulado para acesso venoso.
- 1 garrote.
- 1 fixador de punção tipo IV fix.
- 1 agulha descartável 40 × 12.
- 1 seringa de 10 ml com bico *luer lock*.
- 1 anestésico local (lidocaína líquida a 2%, sem vasoconstritor).
- 2 ampolas de SF 0,9% 10 ml.
- 1 cateter descartável para oxigênio com *prong* nasal tipo óculos (caso de procedimento com sedação).
- 1 tubo de PVC transparente com diâmetro interno de 6 mm (caso de procedimento com sedação).
- medicamento para sedação e anestesia local.
- 1 agulha de Chiba 22 × 20 cm (para acoplar ao guia endocavitário e realizar anestesia local).
- 1 agulha de corte automático 18 G × 25 cm (para pistola de disparo automático).
- 1 disparador de agulhas de corte automático específico para biópsias.
- 1 guia endocavitário (específico para transdutor do equipamento de ultrassonografia).
- 1 lidocaína® gel.
- 3 pacotes de gaze estéril.
- 2 preservativos.
- 12 frascos coletores universais com formol (10 ml em cada frasco).
- Elásticos de borracha.
- 1 folha de papel vegetal.
- Toucas cirúrgicas descartáveis.
- Máscaras cirúrgicas descartáveis.
- Óculos de proteção.
- Avental.
- Luvas de procedimento.

DESCRIÇÃO DO PROCEDIMENTO

Agendamento do procedimento

Enfermeiro

- No agendamento do procedimento, checar pedido médico.
- Se o paciente faz uso de anticoagulantes e/ou antiagregantes plaquetários, orientar a suspensão da medicação por 5 dias antes do procedimento (com orientação e autorização do médico responsável).
- Verificar valores de plaquetas (mínimo de 20 mil/mm^3 para passagem de cateter venoso central e 50 mil/mm^3 para outros procedimentos), coagulograma e INR (Razão Normalizada Internacional).
- Verificar receita de antibiótico profilático por via oral, segundo prescrição médica e protocolo institucional.
- Realizar orientação sobre o preparo pré-procedimento (jejum, acompanhante, uso antibiótico profilático, coleta de plaquetas e coagulograma, caso não haja exames anteriores).

Pré-procedimento

Equipe de enfermagem

- Higienizar as mãos.
- Verificar identificação do paciente.
- Checar pedido médico, termo de consentimento pertinente ao exame e identificação correta do paciente, com dois identificadores (nome e data de nascimento).
- Verificar preparo (jejum, acompanhante, uso de antibiótico profilático, valores de plaquetas, coagulograma e INR, uso e/ou suspensão de anticoagulantes e/ou antiagregantes plaquetários).
- Explicar o procedimento que será realizado ao paciente e/ou acompanhante.
- Preparar a sala para o exame, alocando o carrinho de emergência próximo.
- Solicitar ao paciente a retirada de toda a vestimenta e colocação do avental hospitalar com a abertura para trás.
- Orientá-lo a esvaziar a bexiga.
- Posicioná-lo em decúbito dorsal horizontal.
- Higienizar as mãos.

- Calçar luvas de procedimento.
- Puncionar acesso venoso periférico e instalar soro fisiológico 0,9% – 250 ml, para manutenção do acesso venoso, conforme prescrição médica.
- Retirar luvas de procedimento e desprezá-las em local adequado.
- Higienizar as mãos.
- Separar os materiais (básicos e específicos) em mesa auxiliar.
- Preparar e identificar os frascos (com formol) com a etiqueta do paciente e com a topografia exata da próstata onde serão coletados os fragmentos.
- Monitorizar o paciente (frequência cardíaca, saturação de O_2 e pressão arterial).
- Posicionar o paciente em decúbito lateral esquerdo com as coxas fletidas.
- Identificar nome e registro do paciente no equipamento de ultrassonografia.
- Preparar o transdutor (gel de contato, preservativo, elástico de borracha, guia endocavitário, preservativo, elástico de borracha).
- Comunicar ao médico a finalização do preparo, para dar início ao exame.
- Higienizar as mãos.
- Realizar o *checklist* de cirurgia segura.

Durante o procedimento

- Circular o procedimento colaborando com as solicitações da equipe médica.
- Atentar para qualquer sinal e/ou sintoma verificado e/ou referido pelo paciente (dor, sangramento retal, episódios vasovagais).
- Administrar medicação endovenosa, conforme a solicitação da equipe médica.
- Se for procedimento com sedação, manter suporte de oxigênio (quando solicitado pela equipe médica).
- Atentar para os sinais vitais do paciente durante todo o procedimento.

Pós-procedimento

- Higienizar as mãos.
- Orientar paciente e/ou acompanhante sobre o término do procedimento.
- Encaminhar paciente monitorado e em maca para o repouso.
- Manter o paciente em observação até a primeira micção espontânea.
- Atentar para sangramentos e/ou alteração dos sinais vitais (pressão arterial, frequência cardíaca e saturação de oxigênio).

- Comunicar à equipe médica qualquer sinal e/ou sintoma verificado e/ou referido pelo paciente (sangramento retal, hematúria, dor, episódios vasovagais).
- Oferecer lanche ao paciente.
- Orientar o paciente e/ou acompanhante quanto aos cuidados pós-procedimento (permanecer em repouso relativo no dia do exame e no dia seguinte, se houver dor, tomar analgésico a que esteja habituado, continuar a tomar o antibiótico prescrito até o final seguindo os horários já determinados).
- Orientar o paciente e/ou acompanhante que após a realização do exame é comum ocorrer um pequeno sangramento, que pode ser pela urina, fezes ou sêmen.
- Orientar o paciente e/ou acompanhante quanto a possíveis complicações (febre, disúria persistente e aumento de sangramento). Caso o problema persista, deve-se procurar o hospital.
- Higienizar as mãos.
- Calçar luvas de procedimento.
- Após liberação médica, retirar acesso venoso periférico, solicitar que o paciente coloque suas vestimentas, retirar a pulseira de identificação e liberá-lo com a presença de acompanhante.
- Retirar luvas de procedimento e desprezá-las em local adequado.
- Higienizar as mãos.
- Realizar anotação de enfermagem no prontuário do paciente.
- Solicitar preenchimento do impresso anatomopatológico ao médico radiologista.
- Encaminhar os fragmentos da biópsia à anatomia patológica.

RESULTADOS ESPERADOS

- Garantir o ambiente e materiais adequados.
- Padronizar a técnica para promover segurança, conforto e privacidade do paciente.
- Garantir o encaminhamento de material histológico devidamente identificado.

PONTOS CRÍTICOS

- Não funcionalidade do equipamento de ultrassonografia.
- Indisponibilidade de materiais ou equipamentos.
- Registro incorreto do paciente no equipamento de ultrassonografia.
- Não colaboração do paciente (quanto ao posicionamento, dor, ansiedade).

- Dificuldade de acesso venoso periférico.
- Intercorrências clínicas durante o procedimento.
- Extravio dos fragmentos.

BIBLIOGRAFIA CONSULTADA

Carrerette FB, Damião R, Koff JW, Pompeo ACL. Diretrizes em uro-oncologia. Sociedade Brasileira de Urologia. Rio de Janeiro: Editor Walter; 2005. p. 115-118.

Fischbach F; Dunning BM. Exames laboratoriais e diagnósticos: Manual de Enfermagem. 8. ed. Rio de Janeiro: Guanabara Koogan; 2010.

Thomas CL. Dicionário Médico Enciclopédico Taber. 17. ed. São Paulo: Manole; 2000. p. 212.

69

Atuação da Enfermagem em Punção Aspirativa por Agulha Fina (Paaf) Geral Guiada por Ultrassonografia

Andreia da Silva Nunes
Elizeteh Oliveira Guterres
Elaine Aparecida da Silva

CONCEITO

A punção aspirativa por agulha fina, Paaf, consiste em um procedimento invasivo simples em sua execução, que promove a coleta de material citológico de uma determinada amostra de tecido para detecção de lesões tumorais.

OBJETIVOS

- Auxiliar no procedimento de Paaf guiada por ultrassonografia, possibilitando uma adequada realização do exame, garantindo a segurança, conforto e privacidade do paciente.
- Realizar o adequado encaminhamento do material citológico.

COMPETÊNCIA PROFISSIONAL

- Enfermeiro.
- Técnico de enfermagem.

MATERIAIS

- 1 mesa inox auxiliar.
- 3 folhas de toalha descartável.

- 1 caixa de lâminas foscas.
- 1 citoaspirador.
- Tubetes para lâminas de citologia.
- 1 anestésico local (lidocaína líquida a 2%, sem vasoconstritor).
- 2 pacotes de gaze estéril.
- 4 agulhas descartáveis 30 × 7.
- 1 agulha descartável 40 × 12.
- 1 almotolia de antisséptico degermante.
- 1 almotolia de antisséptico alcoólico.
- 1 preservativo.
- 1 bisnaga de lidocaína 2% gel.
- 1 frasco coletor universal com formol (10 ml).
- 1 a 3 tubos Falcon.
- 1 caixa com gelo reutilizável (se houver coleta de calcitonina no aspirado de Paaf).
- 1 ampola de solução fisiológica 0,9% – 10 ml.
- 1 seringa de 10 ml (*luer lock*).
- 4 seringas de 20 ml (*luer lock*).
- Curativos tipo pós-punção (de acordo com o número de punções).
- Elástico de borracha.
- Álcool a 92,8%.
- Toucas cirúrgicas descartáveis.
- Máscaras cirúrgicas descartáveis.
- Óculos de segurança.
- Coxim pequeno.
- Luvas de proteção.

DESCRIÇÃO DO PROCEDIMENTO

Pré-procedimento

- Higienizar as mãos.
- Verificar a identificação do paciente, utilizando os identificadores, conforme protocolo institucional (nome e data de nascimento).

- Checar pedido médico.
- Checar termos de consentimento.
- Higienizar as mãos.
- Verificar os parâmetros do paciente.
- Verificar preparo (duas horas de jejum, presença de acompanhante, uso e/ou suspensão de anticoagulantes e/ou antiagregantes plaquetários).
- Explicar o procedimento que será realizado ao paciente e ao acompanhante.
- Preparar a sala para o exame.
- Solicitar ao paciente a retirada da vestimenta no local onde será realizada a Paaf e a colocação do avental hospitalar com a abertura para frente.
- Posicionar o paciente em maca, com exposição do local em que será puncionado (caso necessário, utilizar coxim).
- Higienizar as mãos.
- Organizar os materiais (básicos e específicos) em mesa auxiliar.
- Identificar nome e registro do paciente no equipamento de ultrassonografia.
- Comunicar ao médico a finalização do preparo, para dar início ao exame.
- Higienizar as mãos.
- Realizar o *checklist* de cirurgia segura.

Durante o procedimento

- Paramentar-se com os óculos de segurança, luvas e máscara descartáveis.
- Preparar o transdutor (gel de contato e preservativo).
- Circular o procedimento, colaborando com as solicitações da equipe médica.
- Verificar se há solicitação de coleta de tireoglobulina e/ou calcitonina no aspirado de Paaf. Caso tenha sido solicitado, acondicionar o material coletado em um tubo Falcon com 1 ml de SF 0,9% e identificá-lo com etiqueta contendo o nome e o registro do paciente, local onde foi realizada a Paaf e conteúdo do tubo Falcon.

Observação

- A calcitonina deverá ficar acondicionada em caixa contendo gelo reutilizável até o momento da entrega no laboratório de anatomopatologia.

- Auxiliar o médico na preparação das lâminas de citologia, acondicionando-as nos respectivos tubetes, sendo um tubete seco, com pelo menos duas lâminas, e o restante das lâminas deverá ser acondicionado em tubetes com álcool a 92,8%.
- Identificar os tubetes com a etiqueta contendo nome e registro do paciente, local onde foi realizada a Paaf e conteúdo do tubete.
- Preparar o emblocado (um tubo Falcon com o material citológico coletado e 1 ml de álcool a 92,8%) e identificá-lo com a etiqueta contendo nome e registro do paciente, local onde foi realizada a Paaf e conteúdo do tubo Falcon.
- Preparar as seringas que foram utilizadas na Paaf contendo material citológico, preenchendo-as com 1 ml de álcool a 92,8% e 1 ml de formol, e identificá-las com a etiqueta contendo nome e registro do paciente, local onde foi realizada a Paaf e conteúdo da seringa.
- Atentar para qualquer sinal e/ou sintoma verificado e/ou referido pelo paciente (dor, sangramento ou episódios vasovagais).

Pós-procedimento

- Retirar as luvas de procedimento e a máscara, desprezando-as em lixo infectante.
- Higienizar as mãos.
- Orientar o paciente e o acompanhante sobre o término do procedimento.
- Calçar luvas de procedimento.
- Realizar curativo no local de punção.
- Retirar as luvas de procedimento, desprezando-as em lixo infectante.
- Higienizar as mãos.
- Atentar para sangramentos e/ou hematomas.
- Solicitar ao paciente que coloque suas vestimentas.
- Orientar paciente e/ou acompanhante quanto aos cuidados pós-procedimento:
  - Se houver dor, tomar analgésico de uso habitual.
  - Em caso de sangramento, acionar o Alô Enfermeiro.
- Informar ao paciente e/ou acompanhante que o laudo e as imagens do procedimento estarão disponíveis no sistema do hospital, para o médico solicitante.
- Retirar a pulseira de identificação do paciente e liberá-lo com a presença do acompanhante.
- Realizar anotação de enfermagem no prontuário eletrônico.

- Solicitar preenchimento de impresso anatomopatológico ao médico radiologista.
- Encaminhar o material citológico coletado ao setor de anatomia patológica.

RESULTADOS ESPERADOS

- Garantir ambiente e materiais adequados.
- Ter uma técnica padronizada, garantindo a segurança, conforto e privacidade do paciente.
- Garantir o devido encaminhamento do material citológico.

PONTOS CRÍTICOS

- Não funcionabilidade do equipamento de ultrassonografia.
- Indisponibilidade de materiais e/ou equipamentos.
- Registro incorreto do paciente no equipamento de ultrassonografia e/ou no sistema multimed.
- Não colaboração do paciente (quanto a posicionamento, dor, ansiedade).
- Sangramento.
- Extravio e/ou identificação incorreta do material citológico coletado.

BIBLIOGRAFIA CONSULTADA

Fischbach F; Dunning BM. Exames laboratoriais e diagnósticos: Manual de Enfermagem. 8. ed. Rio de Janeiro: Guanabara Koogan; 2010.

70

Atuação da Enfermagem em Punção Aspirativa por Agulha Fina de Mamas (Paaf) Guiada por Ultrassonografia

Andreia da Silva Nunes
Elizeteh Oliveira Guterres
Elaine Aparecida da Silva

CONCEITO

A punção aspirativa por agulha fina (Paaf) consiste em um procedimento invasivo simples em sua execução, que promove a coleta de material citológico de lesões mamárias com suspeita de neoplasia maligna, por isso é um exame importante para o diagnóstico oncológico de tumor de mama.

OBJETIVOS

- Auxiliar no procedimento da Paaf guiada por ultrassonografia, garantindo a segurança, conforto e privacidade da paciente.
- Encaminhar material citológico.

COMPETÊNCIA PROFISSIONAL

- Enfermeiro.
- Técnico de enfermagem.

MATERIAIS

- 1 mesa inox auxiliar.
- 1 *kit* de mamografia CME (bandeja, cuba rim, pinça Cheron, cúpula).

- 1 *kit* Paaf de mama (Anexo).
- 1 caixa de lâminas foscas.
- 1 citoaspirador.
- 1 preservativo.
- Tubetes para lâminas de citologia.
- Curativo tipo pós-punção (de acordo com o número de locais puncionados).
- Álcool a 92,8%.
- Toucas cirúrgicas descartáveis.
- Máscaras cirúrgicas descartáveis.
- Óculos de segurança.
- Coxim pequeno.
- Luvas de procedimento.
- 1 anestésico local.

DESCRIÇÃO DO PROCEDIMENTO

Pré-procedimento

- Higienizar as mãos.
- Verificar a identificação da paciente, utilizando os identificadores, conforme protocolo institucional (nome e data de nascimento).
- Checar pedido médico.
- Checar termo de consentimento.
- Higienizar as mãos.
- Verificar os parâmetros vitais da paciente.
- Verificar preparo (duas horas de jejum, presença de acompanhante, uso e/ou suspensão de anticoagulantes e/ou antiagregantes plaquetários por cinco dias antes do procedimento, segundo prescrição médica).
- Explicar o procedimento que será realizado à paciente e ao acompanhante.
- Preparar a sala para o exame.
- Solicitar à paciente a retirada da vestimenta no local onde será realizada a Paaf e a colocação do avental hospitalar com a abertura para frente.
- Higienizar as mãos.
- Separar os materiais (básicos e específicos) em mesa auxiliar.

- Preparar a seringa descartável de 5 ml com anestésico local sem vasoconstritor e com agulha 13 × 4,5.
- Posicionar a paciente em decúbito dorsal/lateral, se necessário utilizando coxim pequeno.
- Identificar nome e registro da paciente no equipamento de ultrassonografia.
- Comunicar ao médico a finalização do preparo, para dar início ao exame.
- Higienizar as mãos conforme política de lavagem das mãos.
- Realizar o *checklist* de cirurgia segura.

Durante o procedimento

- Paramentar-se com as luvas, máscara de procedimento e óculos de segurança.
- Preparar o transdutor (gel de contato e auxílio à equipe médica para a colocação do preservativo e lidocaína gel).
- Circular o procedimento, colaborando com as solicitações da equipe médica.
- Preparar os tubetes colocando álcool a 92,8% dentro deles.
- Auxiliar o médico na preparação das lâminas de citologia, acondicionando-as nos receptivos tubetes com álcool a 92,8%.
- Identificar os tubetes com a etiqueta contendo nome e registro da paciente, conteúdo do tubete, horário da coleta e local específico de onde foi retirado o material citológico (por exemplo, "Cicatriz de mastectomia à direita").
- Preparar as seringas que foram utilizadas na Paaf contendo material citológico, preenchendo-as com 1 ml de álcool a 92,8%, e identificá-las com a etiqueta da paciente, conteúdo da seringa, horário da coleta e local de onde foi retirado o material citológico.
- Atentar para qualquer sinal e/ou sintoma (dor, sangramento ou episódios vaso-vagais) e queixas da paciente.

Pós-procedimento

- Orientar a paciente e o acompanhante sobre o término do procedimento.
- Realizar curativo no local de punção.
- Retirar as luvas de procedimento, desprezando-as em lixo infectante.
- Higienizar as mãos conforme política de lavagem das mãos.
- Atentar para sangramentos e/ou hematomas.

- Solicitar à paciente que coloque suas vestimentas, retirar a pulseira de identificação e liberá-la com a presença de acompanhante.
- Orientar paciente e/ou acompanhante quanto aos cuidados pós-procedimento (se houver dor, tomar analgésico de uso habitual, não realizar atividade extenuante e/ou levantar peso por 24 horas).
- Realizar anotação de enfermagem no prontuário da paciente.
- Solicitar preenchimento de solicitação de anatomopatológico ao médico radiologista.
- Encaminhar o material citológico coletado ao setor de anatomia patológica.

RESULTADOS ESPERADOS

- Garantia de ambiente e materiais adequados.
- Padronização de técnica a fim de promover a segurança, conforto e privacidade da paciente.
- Garantia do devido encaminhamento de material citológico.

PONTOS CRÍTICOS

- Não funcionalidade do equipamento de ultrassonografia.
- Indisponibilidade de materiais e/ou equipamentos.
- Registro incorreto da paciente no equipamento de ultrassonografia.
- Não colaboração da paciente (quanto a posicionamento, dor, ansiedade).
- Sangramento local.
- Extravio e/ou identificação incorreta do material citológico coletado.
- Falha de adesão da paciente nos cuidados pós-procedimento.

ANEXO

Descrição do material que compõe o *kit* Paaf de mama

- 2 agulhas descartáveis hipodérmicas, calibre 13 × 4,5.
- 6 agulhas descartáveis hipodérmicas, calibre 30 × 7.
- 1 campo descartável para biópsia avulso em não tecido SMS, tamanho 75 cm × 75 cm.
- 2 ampolas de cloreto de sódio 0,9% 10 ml.
- 1 frasco de clorexidina solução alcoólica 0,5% de 100 ml.

- 5 pacotes de compressas de gaze estéril, tamanho 7,5 × 7,5 cm.
- 2 pacotes de compressas para pronto uso 25 × 28 cm.
- 1 atadura de crepom tipo l de 20 cm × 180 cm.
- 1 lidocaína 2% sem vasoconstritor, ampola 20 ml.
- 1 lidocaína 2% geleia 30 g.
- 2 pares de luvas para procedimento (látex) estéreis, tamanho G (8,5 a 9,0).
- 2 pares de luvas para procedimento (látex) estéreis, tamanho M (7,5 a 8,0).
- 2 pares de luvas para procedimento (látex) estéreis, tamanho P (6,0 a 7,0).
- 2 preservativos de látex sem lubrificante.
- 5 seringas descartáveis com bico *luer lock* de 20 ml.
- 2 seringas descartáveis com bico *luer lock* de 5 ml.

BIBLIOGRAFIA CONSULTADA

Basset LW, Doenças da mama, diagnóstico e tratado. Rio de Janeiro: Revinter; 2000.

Bontrager KL, Lampignano JP. Tratado de posicionamento radiográfico e anatomia associada. 6. ed. São Paulo: Elsevier; 2006.

Canella EO. Biópsias percutâneas na radiologia mamária. Radiol Bras. 2016 Mar/Abr;49(2):IX [acesso em 24 set. 2018]. Disponível em: http://www.scielo.br/pdf/rb/v49n2/pt_0100-3984-rb-49-02-00IX.pdf

Koc Horas A, Maranhão NM, Duarte LD, Koc Horas R S, Lamas JM, Peixoto JE, Bauab S. Programa para treinamento em Mamografia. Colégio Brasileiro de Radiologia e Diagnóstico por Imagem, São Paulo; 2004. v. 1.

Kopasns DB. Imagem da mama. 2. ed. Rio de Janeiro: Revinter; 2000.

Lima CD, Nunes RA, Saito EH, Higa C, Cardona ZJF, Santos DB. Biópsia aspirativa transtorácica por agulha fina guiada por TC de lesões pulmonares: resultados e complicações. J Bras Pneumol. 2011;37(2):209-216 [acesso em 23 ago. 2018]. Disponível em: http://www.jornaldepneumologia.com.br/detalhe_artigo.asp?id=860.

Pasqualete Horas A. Mamografia atual. Rio de Janeiro: Revinter; 1998.

71

Atuação da Enfermagem em Biópsia Mamária Guiada por Ultrassonografia

Andreia da Silva Nunes
Elizeteh Oliveira Guterres
Elaine Aparecida da Silva

CONCEITO

Este documento descreve a atuação da equipe de enfermagem juntamente com a equipe médica na biópsia mamária guiada por ultrassonografia, conhecida como *core biopsy*. A *core biopsy* consiste em um procedimento invasivo para diagnóstico e avaliação de lesões mamárias suspeitas, permitindo a obtenção de fragmentos para estudo histológico.

OBJETIVOS

- Auxiliar no procedimento de biópsia mamária guiada por ultrassonografia e possibilitar seu adequado andamento, garantindo a segurança, conforto e privacidade da paciente.
- Encaminhar material histológico.

COMPETÊNCIA PROFISSIONAL

- Enfermeiro.
- Técnico de enfermagem.

MATERIAIS

- 1 mesa inox auxiliar.

- 1 *kit* de mamografia (bandeja, cuba rim, pinça Cheron e cúpula).
- 1 *kit core* mama.
- 1 pistola automática específica para biópsias (estéril).
- 1 agulha para *core biopsy* de corte automático (verificar numeração com a equipe médica).
- 1 caixa com gelo reutilizável.
- Frascos coletores universais com formol (10 ml em cada frasco).
- Fita adesiva microporada.
- Suturas cutâneas adesivas.
- Toucas cirúrgicas descartáveis.
- Máscaras cirúrgicas descartáveis.
- Óculos de segurança.
- Coxim pequeno.
- Luvas de procedimento.

DESCRIÇÃO DO PROCEDIMENTO

Pré-procedimento

- Higienizar as mãos.
- Verificar identificação da paciente, utilizando os identificadores (nome e data de nascimento), conforme protocolo institucional.
- Checar pedido médico.
- Checar termos de consentimento, anestésico e de procedimento.
- Verificar preparo (jejum, acompanhante, valores de plaquetas e coagulograma – INR, uso e/ou suspensão de anticoagulantes e/ou antiagregantes plaquetários).
- Higienizar as mãos.
- Verificar os parâmetros vitais da paciente.
- Explicar o procedimento que será realizado à paciente e/ou acompanhante.
- Preparar a sala para o exame.
- Solicitar a retirada da vestimenta da parte superior e colocação do avental hospitalar com a abertura para frente.
- Higienizar as mãos.

- Separar os materiais (básicos e específicos) em mesa auxiliar com técnica asséptica.

Observação

- o A seringa descartável de 5 ml deverá ser preparada com lidocaína sem vasoconstritor e com agulha 13 × 4,5 (para anestesia da pele).
- A seringa descartável de 10 ml deverá ser preparada com lidocaína com vasoconstritor e com agulha 30 × 7 (para anestesia profunda).
- Preparar a "bonequinha" para suporte na retirada dos fragmentos da agulha (uma compressa envolta por uma luva estéril). A "bonequinha" consiste em separar algumas lâminas de gaze e unir todas as pontas delas, formando uma ponta única.
- Posicionar a paciente em decúbito dorsal/lateral, se necessário utilizando coxim pequeno (checar solicitação médica).
- Identificar nome e registro da paciente no equipamento de ultrassonografia.
- Comunicar ao médico a finalização do preparo, para dar início ao exame.
- Higienizar as mãos.
- Realizar o *checklist* de segurança.

Durante o procedimento

- Calçar luvas de procedimento.
- Preparar o transdutor (gel de contato e auxílio à equipe médica).
- Circular o procedimento, colaborando com as solicitações da equipe médica.
- Auxiliar na coleta dos fragmentos, atentando para quantos foram coletados e em que local específico da mama.
- Identificar o frasco com formol e fragmentos. A identificação deve ser realizada com a etiqueta da paciente, contendo horário e local específico de onde foi retirado o fragmento (por exemplo, "Cicatriz de mastectomia à D").
- Atentar para qualquer sinal e/ou sintoma verificado e/ou referido pela paciente (dor, sangramento, episódios vasovagais).

Pós-procedimento

- Realizar curativo oclusivo no local da incisão utilizando soro fisiológico 0,9% e aplicar sutura cutânea adesiva (somente quando não houver sangramento), gaze e fita adesiva microporada.

- Retirar as luvas de procedimento e desprezá-las no lixo infectante.
- Higienizar as mãos conforme política de lavagem das mãos.
- Orientar paciente e/ou acompanhante sobre o término do procedimento.
- Encaminhar a paciente para a sala de repouso, envolver gelo reutilizável em bolsa descartável plástica tipo saco e orientar a paciente a realizar compressa gelada por 40 minutos.
- Oferecer-lhe *kit* lanche.
- Verificar se o curativo está limpo e seco e realizar enfaixamento das mamas com a atadura de crepe de modo compressivo.
- Solicitar que a paciente coloque suas vestimentas e retire a pulseira de identificação para liberá-la com a presença de acompanhante.
- Orientar paciente e/ou acompanhante quanto aos cuidados pós-procedimento:
  - não molhar e manter o curativo oclusivo com gaze, fita adesiva microporosa e enfaixamento por 24 horas;
  - se realizado curativo com sutura cutânea adesiva ("pontos falsos"), mantê-lo por sete dias;
  - se houver dor, tomar analgésico a que esteja habituada;
  - não realizar atividade extenuante e/ou levantar peso por 24 horas.
- Informar à paciente e/ou acompanhante que o laudo e as imagens do procedimento estarão disponíveis no sistema do hospital para o médico solicitante.
- Higienizar as mãos conforme política de lavagem das mãos.
- Realizar anotação de enfermagem no prontuário eletrônico da paciente.
- Solicitar preenchimento de anatomopatológico ao médico radiologista.
- Encaminhar os fragmentos da biópsia à anatomia patológica.

RESULTADOS ESPERADOS

- Garantia ambiente e materiais adequados.
- Padronização da técnica, garantindo a segurança, conforto e privacidade da paciente.
- Garantia do devido encaminhamento do material histológico.

PONTOS CRÍTICOS

- Não funcionalidade do equipamento de ultrassonografia.
- Indisponibilidade de materiais e ou/equipamentos.

- Registro incorreto da paciente no equipamento de ultrassonografia e/ou sistema de gerenciamento de imagem.
- Não colaboração da paciente (quanto a posicionamento, dor, ansiedade).
- Sangramento.
- Extravio e/ou identificação incorreta do material citológico coletado.

BIBLIOGRAFIA CONSULTADA

Basset LW. Doenças da mama diagnóstico e tratamento. Rio de Janeiro: Revinter; 2000.

Bontrager KL, Lampignano JP. Tratado de posicionamento radiográfico e anatomia associada. 6. ed. São Paulo: Elsevier; 2006.

Canella EO. Biópsias percutâneas na radiologia mamária. Radiol Bras. 2016 Mar/Abr;49(2):IX [acesso em 24 set. 2018]. Disponível em: http://www.scielo.br/pdf/rb/v49n2/pt_0100-3984-rb-49-02-00IX.pdf.

Darkir D. Mamografia em imagens. Rio de Janeiro: Guanabara Koogan; 2006.

Kopasns DB. Imagem da mama. 2. ed. Rio de Janeiro: Revinter; 2000.

72

Atuação da Enfermagem em Agulhamento Mamário Pré-operatório Guiado por Ultrassonografia

Andreia da Silva Nunes
Elizeteh Oliveira Guterres
Elaine Aparecida da Silva

CONCEITO

O agulhamento guiado por ultrassonografia é uma técnica de localização pré-operatória de lesões mamárias não palpáveis. Utiliza-se o sistema de fio-guia metálico para a marcação do local da lesão.

É um importante procedimento realizado na véspera da cirurgia, para orientar o cirurgião no ato operatório, indicando as micro lesões tumorais.

OBJETIVOS

- Auxiliar no procedimento de agulhamento guiado por ultrassonografia e possibilitar seu adequado andamento, promovendo a segurança, conforto e privacidade da paciente.
- Nesse procedimento, são utilizadas as técnicas de Roll (*Radioquided Ocult Lesion Localization*) e *Snoll* (*Sentinel Node + Occulted Lesion Localization*) que consistem na utilização, em combinação, das técnicas de pesquisa de linfonodo sentinela e marcação de lesões tumorais não palpáveis.

COMPETÊNCIA PROFISSIONAL

- Enfermeiro.
- Técnico de enfermagem.

MATERIAIS

- 1 mesa inox auxiliar.
- 1 *kit roll/snoll* (Anexo).
- 1 preservativo estéril.
- 1 caneta para demarcação da pele.
- 1 coxim pequeno.
- 1 fita adesiva microporada.
- Máscaras cirúrgicas descartáveis.
- Toucas cirúrgicas descartáveis.
- Óculos de proteção.

DESCRIÇÃO DO PROCEDIMENTO

Pré-procedimento

- Verificar identificação da paciente, utilizando identificadores (nome e data de nascimento), conforme protocolo institucional.
- Checar pedido médico e o termo de consentimento livre e esclarecido.
- Verificar os parâmetros vitais da paciente.
- Verificar preparo (duas horas de jejum, presença de acompanhante, uso e/ou suspensão de anticoagulantes e/ou antiagregantes plaquetários).
- Explicar o procedimento que será realizado à paciente e/ou acompanhante.
- Preparar a sala para o exame.
- Solicitar à paciente a retirada da vestimenta da parte superior e colocação do avental hospitalar com abertura para a frente.
- Higienizar as mãos.
- Organizar os materiais (básicos e específicos) em mesa auxiliar.
- Posicionar a paciente em decúbito dorsal/lateral, se necessário utilizando coxim pequeno (checar solicitação médica).
- Identificar nome e registro da paciente no equipamento de ultrassonografia.
- Comunicar ao médico a finalização do preparo, para dar início ao exame.
- Higienizar as mãos.
- Realizar o *checklist* de cirurgia segura.

Durante o procedimento

- Preparar o transdutor (gel de contato e auxílio à equipe médica para a colocação do preservativo estéril para proteção do equipamento e lidocaína gel).
- Circular o procedimento colaborando com as solicitações da equipe médica.
- Atentar para qualquer sinal e/ou sintoma verificado e/ou referido pela paciente (dor, sangramento, episódios vasovagais).

Pós-procedimento

- Orientar paciente e/ou acompanhante sobre o término do procedimento.
- Realizar curativo oclusivo no local do agulhamento da seguinte forma:
  - Na ponta do fio-guia metálico, colocar um pedaço de fita adesiva microporada para que a ponta do fio não lesione a pele da paciente.
  - Enrolar o fio-guia metálico de forma circular sobre a mama e fixá-lo com gaze e fita adesiva microporada, atentando para não ocorrer seu deslocamento.
- Higienizar as mãos.
- Atentar para sangramentos e/ou hematomas.
- Solicitar que a paciente coloque suas vestimentas (e auxiliá-la se necessário).
- Orientar paciente e/ou acompanhante quanto aos cuidados pós-procedimento (não molhar o curativo oclusivo).
- Higienizar as mãos.
- Realizar anotação de enfermagem no prontuário da paciente.
- Encaminhar ou solicitar encaminhamento da paciente para o setor de internação com a presença do acompanhante.

RESULTADOS ESPERADOS

- Garantir o ambiente e materiais adequados.
- Padronizar técnica para promover a segurança, conforto e privacidade do paciente.

PONTOS CRÍTICOS

- Não funcionalidade do equipamento de ultrassonografia.
- Indisponibilidade de materiais e/ou equipamentos.
- Registro incorreto da paciente no equipamento de ultrassonografia.
- Não colaboração da paciente (quanto ao posicionamento, dor ou ansiedade).

ANEXO

kit *roll/snoll*

- 2 agulhas descartáveis hipodérmicas, calibre 13 × 4,5.
- 2 agulhas descartáveis hipodérmicas, calibre 30 × 7.
- 1 agulha descartável hipodérmica, calibre 40 × 12.
- 2 agulhas descartáveis para anestesia raquidiana, calibre 20G.
- 3 agulhas descartáveis para marcação de lesão mamária, calibre 20G × 10 cm.
- 1 bolsa descartável tipo saco, tamanho 28 × 20 cm.
- 1 campo descartável para biópsia avulso em não tecido SMS, tamanho 75 cm × 75 cm.
- 1 antisséptico, solução alcoólica 0,5% frasco de 100 ml.
- 3 pacotes de compressas de gaze estéril, tamanho 7,5 × 7,5.
- 1 pacote de compressas para pronto uso, de 25 × 28 cm.
- 1 lidocaína 2% sem vasoconstritor, frasco com 20 ml.
- 1 lidocaína 2% geleia de 30 g.
- 2 pares de luvas para procedimento (látex) estéreis, tamanho G (8,5-9,0).
- 2 pares de luvas para procedimento (látex) estéreis, tamanho M (7,5-8,0).
- 2 pares de luvas para procedimento (látex) estéreis, tamanho P (6,0-7,0).
- 2 preservativos de látex sem lubrificante.
- 2 seringas descartáveis com bico *luer lock* de 5 ml.
- 1 caixa de chumbo contendo seringa de radiofármaco.

BIBLIOGRAFIA CONSULTADA

Bassett LW. Doenças da mama, diagnóstico e tratamento. Rio de Janeiro: Revinter; 2000.

Canella EO. Biópsias percutâneas na radiologia mamária. Radiol Bras. 2016 Mar/Abr;49(2):IX [acesso em 24 set. 2018]. Disponível em: http://www.scielo.br/pdf/rb/v49n2/pt_0100-3984-rb-49-02-00IX.pdf.

Duarte LD. Mamografia em imagens. Rio de Janeiro: Guanabara Koogan; 2006.

Koc Horas A, Maranhão NM, Duarte LD, Koc Horas RS, Lamas JM, Peixoto JE, Bauab SP. Programa para Treinamento em Mamografia. Colégio Brasileiro de Radiologia e Diagnóstico por Imagem. São Paulo; 2004. v. 1.

73

Atuação da Enfermagem nos Procedimentos de Paracentese e Toracocentese Guiada por Ultrassonografia

Andreia da Silva Nunes
Elizeteh Oliveira Guterres
Elaine Aparecida da Silva

CONCEITO

Paracentese consiste na retirada de líquido (ascite) da cavidade peritoneal por meio de uma incisão cirúrgica ou punção feita na parede abdominal, sob condições estéreis. Toracocentese é um procedimento invasivo que permite retirar acúmulo de líquido ou ar do espaço pleural.

Ambos os procedimentos podem ter finalidade diagnóstica, como, por exemplo, confirmar presença de líquido ascítico e/ou pleural, podendo se obter amostras para uma avaliação laboratorial a fim de identificar as características do líquido, ou ainda com finalidade terapêutica, como, por exemplo, o esvaziamento da cavidade abdominal e/ou pleural.

A presença de líquido ascítico e/ou pleural é uma complicação que alguns pacientes oncológicos podem apesentar no decorrer do seu tratamento. Esse acúmulo acontece pelo comprometimento da circulação sanguínea e/ou linfática provocada pelo avanço tumoral.

OBJETIVO

- Auxiliar no procedimento de paracentese e/ou toracocentese guiado por ultrassonografia, garantindo a segurança, conforto e privacidade do paciente.

COMPETÊNCIA PROFISSIONAL

- Enfermeiro.
- Técnico de enfermagem.

MATERIAIS

- 1 mesa auxiliar de inox.
- 1 *kit* de assepsia (cuba rim, cúpula, pinça Cheron).
- 1 *kit* de paracentese/toracocentese (Anexo).
- 2 tubos Falcon (quando for solicitada paracentese e/ou toracocentese diagnóstica).
- Toucas cirúrgicas descartáveis.
- Óculos de segurança.
- 1 bisnaga de gel de contato.
- Luvas de procedimento.
- Fita adesiva microporada.

DESCRIÇÃO DO PROCEDIMENTO

Pré-procedimento

- Higienizar as mãos.
- Verificar a correta identificação do paciente, utilizando identificadores (nome e data de nascimento), conforme protocolo institucional.
- Checar pedido médico, verificar tipo de solicitação (paracentese/toracocentese diagnóstica e/ou de alívio) e os termos de consentimento.
- Checar exames laboratoriais (plaquetas) e história de coagulopatia prévia.
- Preparar sala para o exame.
- Higienizar as mãos.
- Explicar o procedimento que será realizado ao paciente e/ou acompanhante.
- Colocar luvas de procedimento.
- Posicionar o paciente na maca em decúbito dorsal, com a cabeceira levemente elevada, no caso de paracentese. Quando for toracocentese, posicionar o paciente sentado na maca, apoiando-se em uma mesa auxiliar, a fim de manter o corpo levemente fletido para a frente.
- Higienizar as mãos.

- Checar parâmetros vitais do paciente.
- Manter o manguito do esfignomanômetro ao redor do braço do paciente para monitoração da pressão arterial durante o procedimento.
- Realizar *checklist* de segurança.

Durante o procedimento

- Paramentar-se com óculos de segurança, máscara e luvas de procedimento.
- Auxiliar a equipe médica na abertura de materiais estéreis.
- Auxiliar na coleta do líquido ascítico e/ou pleural, caso tenha sido solicitado diagnóstico (recomenda-se coletar duas seringas de 20 ml, totalizando 40 ml de líquido ascítico/pleural).
- Ajudar o paciente a manter-se na posição durante todo o procedimento.
- Monitorar o paciente quanto a algum desconforto, palidez, frequência cardíaca aumentada e/ou pressão arterial diminuída, ou ainda outra alteração de parâmetros vitais.

Pós-procedimento

- Orientar paciente e/ou acompanhante sobre o término do procedimento.
- Realizar curativo compressivo no local da punção utilizando soro fisiológico estéril e fita adesiva microporada.
- Medir o líquido coletado e aspecto para anotação posterior.
- Verificar junto à equipe médica a necessidade de administração de albumina se débito maior que 5 litros.
- Retirar as luvas de procedimento e desprezá-las no lixo infectante.
- Orientar paciente e/ou acompanhante quanto aos cuidados pós-procedimento (não molhar o curativo oclusivo por 24 horas).
- Checar parâmetros vitais do paciente.
- Higienizar as mãos.
- Retirar a pulseira de identificação e liberá-lo com presença do acompanhante.
- Identificar as amostras do líquido ascítico e/ou pleural (caso tenha sido solicitado) e encaminhá-las ao laboratório de urgência.
- Higienizar as mãos.
- Realizar anotação de enfermagem no prontuário do paciente.

RESULTADOS ESPERADOS

- Assegurar ambiente e materiais adequados.
- Padronizar a assistência de enfermagem.
- Promover a segurança ao paciente e a qualidade no atendimento.

PONTOS CRÍTICOS

- Não funcionalidade do equipamento de ultrassonografia.
- Contaminação dos materiais estéreis.
- Não colaboração do paciente (quanto a posicionamento, dor e/ou ansiedade).
- Sangramento.
- Falta de materiais e/ou equipamentos.
- Falha de adesão do paciente nos cuidados pós-procedimento.

ANEXO

kit de paracentese/toracocentese

- 2 agulhas descartáveis hipodérmicas, calibre 13 × 4,5.
- 2 agulhas descartáveis hipodérmicas, calibre 30 × 7.
- 2 agulhas descartáveis hipodérmicas, calibre 40 × 12.
- 2 agulhas descartáveis intravenosa com cateter externo (Jelco®), calibre 14G.
- 1 bisturi descartável n. 11.
- 1 campo descartável para biópsia avulso em não tecido SMS, tamanho 75 cm × 75 cm.
- 1 campo descartável para biópsia fenestrado em não tecido SMS, tamanho 75 cm × 75 cm.
- 1 avental descartável estéril.
- 1 capa para laparoscopia.
- 2 ampolas de cloreto de sódio 0,9% de 10 ml.
- 1 clorexidine solução alcoólica 0,5% frasco de 100 ml.
- 1 clorexidine degermante 2% frasco de 100 ml.
- 5 pacotes de compressas de gaze estéril, tamanho 7,5 × 7,5 cm.
- 1 equipo descartável macrogotas simples.
- 2 frascos para paracentese, capacidade de 3.500 ml cada frasco.

- 1 lidocaína 2% sem vasoconstritor, ampola de 20 ml.
- 2 pares de luvas para procedimento estéreis, tamanho G (8,5-9,0).
- 2 pares de luvas para procedimento estéreis, tamanho M (7,5-8,0).
- 2 pares de luvas para procedimento estéreis, tamanho P (6,0-7,0).
- 2 seringas descartáveis com bico *luer lock* de 10 ml.
- 2 seringas descartáveis com bico *luer lock* de 20 ml.

BIBLIOGRAFIA CONSULTADA

O'Connor SD, Taylor AJ, Williams EC, Winter TC. Coagulation concepts update. AJR 2009;193:1656-1664.

74

Consulta de Enfermagem para Ressonância Magnética sob Anestesia

Tania Mara Santos da Silva
Elaine Aparecida da Silva

CONCEITO

Ressonância magnética (RNM) é um método de exame diagnóstico por imagem capaz de obter as imagens anatômicas do organismo por meio da utilização de campo magnético.

Diferentemente da tomografia e de raios X, por exemplo, que utilizam a radiação ionizante para a captação da imagem, na RNM não exige medidas de radioproteção, mas sim de segurança com metais presentes em equipamentos diversos que possam ser atraídos pelo campo magnético.

Nesse setor, a consulta de enfermagem é importante para o levantamento de informações sobre o paciente, como, por exemplo, déficit cognitivo e motor e comorbidades. A coleta de informações precisas visa garantir a segurança do paciente, posicionamento adequado, e riscos associados que possam oferecer piora em decorrência da descompensação clínica do paciente.

Em exames realizados sob anestesia (em razão da claustrofobia ou outras indicações clínicas) o enfermeiro deve criteriosamente avaliar antecipadamente o quadro clínico do paciente, de modo a garantir a segurança e qualidade no atendimento.

O conhecimento específico do enfermeiro acerca da tecnologia utilizada, bem como dos protocolos de segurança institucional no ambiente de ressonância magnética são pré-requisitos de relevância para a atuação do profissional neste setor.

OBJETIVOS

- Padronizar a avaliação do quadro clínico do paciente.
- Detectar precocemente sinais impeditivos para realização do exame.
- Realizar avaliação pré-anestésica (exames e procedimentos com anestesia).

COMPETÊNCIA PROFISSIONAL

- Enfermeiro.

MATERIAIS

- Questionários (segurança/específico do estudo anatômico).
- Entrevista pré-anestésica.

DESCRIÇÃO DO PROCEDIMENTO

- Após solicitação de exames de RNM com anestesia, os pacientes são direcionados para realizar consulta de enfermagem com o enfermeiro do setor de ressonância magnética.
- O paciente é atendido no consultório de enfermagem, no qual o enfermeiro fornece todas as orientações e informações pertinentes ao preparo do exame com anestesia.
- O enfermeiro avalia as necessidades do paciente para planejar a continuidade da assistência com a qualidade e segurança do processo.
- O enfermeiro identifica possíveis alergias.
- O enfermeiro realiza uma avaliação (triagem) do paciente, conforme o risco anestésico, de acordo com o protocolo institucional.
- Seguindo os critérios da *Anestesiologist Society Association* (ASA):
  - ASA I: paciente sadio, sem doenças preexistentes.
  - ASA II: paciente com doença sistêmica leve.
  - ASA III: paciente com doença sistêmica grave.
  - ASA IV: doença sistêmica intensa, que é constante risco à vida.
  - ASA V: paciente moribundo.
  - ASA VI: paciente com morte cerebral, potencial doador de órgãos.
- Se o paciente for avaliado como ASA I ou ASA II, o enfermeiro o orienta a aguardar contato do setor de ressonância, para agendamento do exame. Para

as demais classificações, o enfermeiro realiza o encaminhamento formal em impresso próprio de agendamento médico para avaliação do risco.

- O enfermeiro realiza e registra os questionários específicos da RNM (avaliação pré-anestésica, o questionário de segurança em RNM e o específico da topografia do exame).
- Fornece ao paciente os preparos específicos (incluindo jejum de 8 horas) por escrito, conforme o exame, e realiza o registro das orientações dadas em prontuário do paciente.
- Confere exames laboratoriais (hematológico e bioquímica). Se não houver exames recentes, o enfermeiro aciona o radiologista para solicitação de exames laboratoriais.
- O enfermeiro é responsável por gerenciar se as avaliações médicas e exames laboratoriais foram realizados, a fim de programar, juntamente com a equipe médica da radiologia e equipe anestésica, a data para o agendamento do exame.

RESULTADOS ESPERADOS

- Coletar informações relevantes para a proposta de atendimento.
- Estabelecer uma comunicação efetiva com o paciente e equipe multidisciplinar.

PONTOS CRÍTICOS

- Déficit cognitivo do paciente.
- Falha na identificação de contraindicações para o exame e/ou procedimento.
- Ausência de informações e/ou recursos necessários.

BIBLIOGRAFIA CONSULTADA

Conselho Federal de Enfermagem. Resolução Cofen 211/1998. Dispõe sobre a atuação dos profissionais de Enfermagem que em serviços de saúde por imagem. Rio de Janeiro: Cofen; 1998 [acesso em 20 jan. 2018]. Disponível em: http://www.cofen.gov.br/resoluo-cofen-2111998_4258.html.

Conselho Regional de Enfermagem de São Paulo. Parecer Coren-SP 030/2012. Ementa: Atuação da equipe de Enfermagem na realização do exame de ressonância nuclear magnética (RNM) [acesso em 29 jan. 2018]. Disponível em: http://portal.coren-sp.gov.br/sites/default/files/parecer_coren_sp_2012_30.pdf.

Sales OP, Oliveira CCC, Spirandelli MFAP, Candido MT. Atuação de enfermeiros em um centro de diagnóstico por imagem. J Healt horas Sci Inst. 2010;28(4):325-8.

XII Encontro Latino Americano de Iniciação Científica e VIII Encontro Latino Americano de Pós-Graduação – Universidade do Vale do Paraíba. A importância da atuação do enfermeiro nos novos métodos diagnósticos não invasivos tomo-ressonância para coronariopatias [acesso em 20 jan. 2017]. Disponível em: http://www.inicepg.univap.br/cd/INIC_2008/anais/arquivosINIC/INIC0796_02_A.pdf.

75

Atendimento de Enfermagem em Ressonância Magnética ao Paciente Portador de Lesões Cutâneas

Tania Mara Santos da Silva
Elaine Aparecida da Silva

CONCEITO

Para a realização de exames de ressonância magnética (RNM), é necessário o uso de bobinas que promovem pequenas alterações no campo magnético para gerar ondas de radiofrequência e capturar os sinais originados no órgão de estudo para a geração das imagens. Neste fenômeno de condução elétrica, é inevitável a produção de calor, que, em uma pele não íntegra, pode ser um fato agravante da lesão.

As lesões cutâneas incluem qualquer alteração que ocorre na pele, de uma pequena escoriação a uma ferida profunda.

Em oncologia, não é incomum a realização de RNM em regiões de lesão tumoral ou lesão por pressão, a fim de avaliar a extensão da doença. Há, também, casos de outras lesões de pele ocorridas em domicílio e que estão na região onde será realizado o exame, que requerem atenção da equipe assistencial, com destaque para o enfermeiro.

Considerando essa informação, a equipe deve estar atenta e preparada para avaliação de lesões cutâneas (de origem tumoral ou não), a fim de não incorrer em agravo de dano ao paciente, em decorrência dessa possibilidade de aquecimento gerado pelo aparelho e bobina.

OBJETIVOS

- Avaliar e classificar lesões cutâneas oncológicas e não oncológicas.

- Minimizar danos causados em decorrência da realização de RNM.
- Padronizar o atendimento em casos de presença de lesão de pele.

COMPETÊNCIA PROFISSIONAL

- Equipe de enfermagem.

MATERIAL

- Prontuário do paciente.

DESCRIÇÃO DO PROCEDIMENTO

Consulta de enfermagem:

- Identificação da lesão cutânea (com destaque para as não oncológicas, pois não estão relacionadas à doença).
- Higienizar as mãos antes do contato com o paciente.
- Calçar as luvas de procedimento.
- O enfermeiro deve avaliar e descrever as características da lesão, seguindo os itens específicos, a saber:
  - Características e tipo da lesão.
  - Localização anatômica da lesão.
  - Etiologia da lesão: queimadura, úlcera por pressão, ferimentos, outros.
  - Extensão (grau de acometimento local e dos tecidos adjacentes).
  - Tratamento (tipo de tratamento farmacológico e não farmacológico que está sendo realizado, coberturas especiais, início do tratamento e outros pontos de atenção).
  - Medicamentos e/ou outras substâncias utilizados no tratamento com indicação médica e quando foi a última administração de ambos.
  - Umidade (presença de líquido na lesão e/ou curativo).
  - Região anatômica de estudo durante o exame: citar em qual região do corpo o exame será realizado.
  - Bobinas e acessórios utilizados (confirmar se a bobina irá prejudicar a lesão).
  - Tempo de duração do exame.
  - Depois que enfermeiro fez a avaliação clínica, ele descarta a luva, higieniza as mãos e avalia com o médico radiologista se há impeditivo para a realização do exame.

- Se o médico, após sua avaliação, indicar a realização do exame:
  - O enfermeiro encaminha o paciente para o setor de preparo do exame.
  - Acompanha a realização desse exame, para o atendimento precoce de alguma intercorrência que venha a acontecer.
  - No momento da liberação do paciente, certifica-se das condições de saída do paciente do setor e faz os registros em prontuário do paciente.
- Se, após a avaliação médica, não houver a liberação para a realização do exame:
  - O médico indica ao enfermeiro qual conduta realizada e registra em prontuário.
  - Se houver necessidade de encaminhar o paciente para alguma especialidade, o enfermeiro encaminha para os serviços indicados e realiza o registro no prontuário do paciente.

Nota

- Quando o paciente estiver em condições de realizar o exame, o enfermeiro providencia o reagendamento.

RESULTADO ESPERADO

- Realizar exame e/ou procedimento com segurança, a fim de não causar piora da lesão.

PONTOS CRÍTICOS

- Pacientes confusos e com déficit cognitivo, sem acompanhante.
- Pacientes anestesiados.
- Grau e local da lesão.
- Dor.

BIBLIOGRAFIA CONSULTADA

Coutinho D. Tratamento adequado para queimaduras sofridas por choque elétrico [acesso em 29 ago. 2018]. Disponível em: http://www.ehow.com.br/tratamento-adequado-queimaduras-sofridas-choque-eletrico-estrategia_58045/.

Leonardi DF, Oliveira DS, Franzoi MA. Ùlcera de Marjolin em cicatriz de queimadura: revisão de literatura. Rev Bras Queimaduras 2013;12(1):49-52.

Moser H, Pereima RR, Pereima MJL. Evolução dos curativos de prata no tratamento de queimaduras de espessura parcial [acesso em 19 out. 2017]. Disponível em: http://rbqueimaduras.com.br.

Oliveira GA, Boduqui T. Física da ressonância magnética. TCC. Curso de física. Universidade Católica de Brasília 2014.

U.S. Food and Drug Administration – MRI [acesso em 19 out. 2017]. Disponível em: http:www.fda.gov/MedicalDevices/Safety/AlertsandNotices/TipsandArticlesonDviceSafety/ucm064761.htm.

76

Assistência de Enfermagem na Passagem de Cateter Nasoenteral por Endoscopia

Ariela Lourenço Ribeiro Marinho
Elizeteh Oliveira Guterres
Meire Hellen Ribeiro Correa
Mônica Aparecida dos Santos
Camila Leopoldino Claro
Patricia Kaori Tamae
Elaine Aparecida da Silva

CONCEITO

A passagem do cateter nasoenteral é indicada principalmente a pacientes portadores de neoplasia de cabeça e pescoço ou tumores gastrointestinais que resultam em anorexia, distúrbios de deglutição e obstrução mecânica relacionada ao tumor. Também pode ser indicada quando os efeitos colaterais relacionados ao tratamento oncológico (quimioterapia e radioterapia), como mucosite, náuseas, vômitos e desnutrição, comprometem o reestabelecimento do paciente.

O auxílio endoscópico é necessário para a passagem do cateter nasoenteral (CNE) com segurança, principalmente em casos de tumores obstrutivos e fístulas traqueoesofágicas.

Na admissão do paciente, é realizada uma avaliação da permeabilidade das vias aéreas, abertura oral ou qualquer outro fator que impossibilite ou dificulte o exame, que indica quais materiais e equipamentos são necessários em sala.

Na sala de procedimento, a enfermagem disponibiliza todo o material e auxilia o médico na passagem do CNE.

OBJETIVO

- Atuar no pré-trans-pós-procedimento.

COMPETÊNCIA PROFISSIONAL

- Enfermeiro.
- Técnico de enfermagem.

MATERIAIS

- Materiais específicos para o procedimento (*kit* de endoscopia) e psicobox.
- EPIs (óculos, luvas e máscara de proteção).

DESCRIÇÃO DO PROCEDIMENTO

- Checar a presença de equipamentos e insumos necessários para a realização do procedimento na sala de exame.
- Realizar higienização das mãos.
- Recepcionar o paciente cordialmente, dizendo seu nome e função.
- Checar a identificação do paciente utilizando dois identificadores.
- Confirmar o jejum do paciente.
- Conferir as assinaturas dos termos de consentimento.
- Higienizar as mãos.
- Paramentar-se com os EPIs (luvas, óculos e máscara de procedimentos).
- Orientar o paciente sobre procedimento e finalidade.
- Verificar a permeabilidade do acesso venoso.
- Instalar cateter de oxigênio conforme prescrição médica.
- Realizar *checklist* de segurança para procedimentos invasivos com a equipe médica, envolvendo o paciente no procedimento.
- Realizar preparo da orofaringe, aplicando xilocaína spray por três vezes na cavidade oral do paciente.
- Colocar o bocal no paciente.
- Administrar medicação sedativa conforme prescrição médica.
- Preparar o cateter enteral para o procedimento.
- Verificar o orifício nasal que será inserido.
- Auxiliar o médico endoscopista, acompanhando as instruções na inserção do CNE sob visão endoscópica.
- Utilizar o fixador para cateter nasal, fixando-o na pele limpa e seca.

- Higienizar as mãos.
- Anotar os medicamentos utilizados no procedimento no prontuário do paciente.
- Registrar os materiais utilizados no procedimento em prontuário.
- Passar o plantão para o colaborador da Recuperação Pós-Anestésica (RPA).
- Encaminhar paciente para a RPA.

RESULTADOS ESPERADOS

- Padronização da assistência.
- Segurança do paciente.

PONTOS CRÍTICOS

- Assistência inadequada no preparo.
- Fixação inadequada do cateter.
- Falta de material.
- Falha de adesão do paciente aos cuidados pós-procedimento.

BIBLIOGRAFIA CONSULTADA

Silva, MG et al. Enfermagem em endoscopia digestiva e respiratória; 2010.

SOBED. Sociedade Brasileira de Endoscopia. Endoscopia digestiva diagnóstica e terapêutica; 2005.

77

Cuidados da Enfermagem na Assistência ao Paciente em Uso de Cateter Enteral de Três Vias

Aline Cordeiro Toyama
Leonor Alexandre Tavares
Elaine Aparecida da Silva

CONCEITO

O cateter enteral de três vias destina-se à descompressão gástrica com ventilação e nutrição enteral jejunal simultâneas para pacientes com alterações na motilidade gástrica, ocorrência que tem relevante frequência em pacientes portadores de carcinoma gástrico.

É indicado para situações em que haja alteração do esvaziamento gástrico, estase gástrica e estenose do piloro. E é contraindicado em ocorrência de estenose nasofaríngea, lesões graves em região nasal e faringe e com risco de hemorragia.

OBJETIVOS

- Promover a segurança e qualidade nos cuidados de enfermagem prestados aos pacientes em utilização de cateter enteral de três vias.
- Garantir a adequada descompressão gástrica por meio da drenagem gravitacional.
- Realizar a infusão segura da nutrição enteral por via jejunal.
- Garantir a correta administração de medicamentos por meio da via jejunal.
- Manter a permeabilidade do cateter de três vias por meio da lavagem (*flush*).

COMPETÊNCIA PROFISSIONAL

- Equipe de enfermagem.

MATERIAIS

- Cateter enteral de três vias.
- Seringa dosadora (azul).
- Coletor para drenagem gástrica.
- Equipo de dieta enteral.
- Bomba de infusão.
- Dieta enteral.
- Fixador descartável no nariz.
- Meso de fixação.

DESCRIÇÃO DO PROCEDIMENTO

Cuidados de enfermagem na descompressão gástrica

- A drenagem gástrica gravitacional é realizada por meio da conexão do coletor de débito na via gástrica do cateter enteral de três vias.

Competência do enfermeiro

- Avaliar o aspecto e volume do débito da drenagem gástrica.
- Avaliar a presença de náuseas, êmese e distensão abdominal e comunicar à equipe médica.
- Avisar equipe médica quando houver sinais de alerta do débito (aspecto e volume alterados).

Competência do técnico de enfermagem

- Registrar no prontuário a quantidade drenada da via gástrica.
- Realizar a lavagem da via gástrica uma vez ao dia com *flush* (20 ml de água filtrada).
- Realizar troca de fixador e meso de fixação diariamente.

Cuidados da enfermagem na administração da nutrição enteral

- Realizar a infusão de dieta enteral e água para hidratação na via jejunal.
- Não realizar teste do resíduo gástrico no cateter enteral de três vias, pois a via jejunal está no intestino.

- Realizar a lavagem da via jejunal com *flush* de 20 ml de água filtrada antes e após a infusão da dieta enteral, evitando a obstrução.
- Realizar lavagem (*flush*) da via jejunal com o uso da seringa dosadora específica (azul).
- Realizar infusão da dieta enteral conforme prescrição médica e prescrição dietética.
- Comunicar ao nutricionista e equipe médica caso haja intolerância ou recusa da dieta.
- Realizar o registro do volume total infundido no prontuário do paciente.
- Monitorar o peso do paciente diariamente.

Observação

- Em caso de obstrução da via jejunal, não é indicado tentar desobstruir a via com *flush* de água filtrada, pois haverá risco de perfuração do cateter, podendo causar lesão ao paciente.

Cuidados da enfermagem na administração de medicamentos

- Realizar administração de medicações na via jejunal do cateter com o uso da seringa dosadora específica.
- Realizar a lavagem da via jejunal com *flush* de 20 ml de água filtrada antes e após a administração da medicação.

Cuidados da enfermagem com a via respiro

- Essa via (via fechada) tem por objetivo servir como vácuo para auxiliar a drenagem gástrica. Ela é automática e não necessita de nenhum manuseio; desta forma é de extrema importância que a equipe de enfermagem seja sistematicamente orientada a não tentar abrir ou realizar nenhum tipo infusão por ela.

RESULTADOS ESPERADOS

- Orientar a equipe de enfermagem para o manuseio do cateter enteral de três vias.
- Garantir a infusão segura da dieta enteral, água e medicamentos na via correta.
- Garantir a correta drenagem gástrica gravitacional.
- Promover a qualidade e a segurança da assistência prestada.

PONTOS CRÍTICOS

- Obstrução do cateter enteral de três vias.
- Fixação inadequada do cateter enteral de três vias.
- Infusão da dieta enteral e medicamentos na via incorreta.
- Manipulação da via do respiro (ventilação).
- Procedimento de lavagem da via jejunal inadequado (sem o *flush* ou com menor volume).
- Perda do cateter (nesse caso, indica-se a repassagem somente via endoscópica).

BIBLIOGRAFIA CONSULTADA

Fresenius Kabi. Manual FREKA® Trelumina. Germany: FRESENIUS KABI. s/d. p. 63.

Matugama S, Ishioka S. Gastrostomia e jejunostomia endoscópica. In: Sakai P, Ishioka S, Maluf Filho F. Tratado de endoscopia digestiva diagnóstica e terapêutica – estômago e duodeno. São Paulo: Atheneu; 2001.

78

Assistência de Enfermagem no Ambulatório de Medicina Nuclear Oncológica

Regiane Aparecida Neri da Silva Clemente
Rosilene Josefa Souza
Tania Mara Santos da Silva
Marcelo Antonio dos Santos
Elaine Aparecida da Silva

CONCEITO

A assistência de enfermagem na medicina nuclear em oncologia visa a preparar os pacientes para a realização de exames diagnósticos e/ou tratamentos que utilizam radiofármacos (substâncias que emitem radiação ionizante) para a obtenção da imagem e/ou tratamento pautado na concentração ou capitação tecidual desses elementos radioativos puros ou acoplados a outras moléculas.

Assim, a obtenção das informações sobre os dados clínicos do paciente na consulta de enfermagem e/ou na entrevista pré-exame, bem como as orientações de preparo, são fundamentais para o sucesso do exame e/ou da terapêutica proposta.

OBJETIVO

- Padronizar a assistência de enfermagem no ambulatório de medicina nuclear.

COMPETÊNCIA PROFISSIONAL

- Equipe de enfermagem.

MATERIAIS

- Prontuário.
- Impressos específicos da medicina nuclear.

DESCRIÇÃO DO PROCEDIMENTO

Atuação do enfermeiro nas consultas de enfermagem para tratamento com iodo-I131, EDTMT153 samário, 177lutécio-octreatato e com metaiodobenzilguanidina (MIBG)

- Confirmar a identificação correta do paciente, utilizando os identificadores conforme protocolo institucional (nome e data de nascimento).
- Verificar o termo de consentimento livre e esclarecido.
- Higienizar as mãos.
- Realizar consulta de enfermagem considerando a indicação, os aspectos clínicos e as orientações específicas.
- Orientar o paciente em relação à programação do preparo para a terapia e internação de acordo com o tratamento proposto.
- Orientar quanto ao agendamento com as datas de coleta de exames laboratoriais e exames de imagem se necessário; orientar sobre início da dieta, quando necessário, e datas de consultas de retorno.
- Disponibilizar ao paciente o canal para contato telefônico do Alô Enfermeiro (equipe especializada em esclarecer as dúvidas dos pacientes a distância).
- Realizar o registro em prontuário.

Atuação da enfermagem quanto a pacientes para exames diagnósticos na medicina nuclear

- Confirmar a identificação correta do paciente.
- Verificar o termo de consentimento livre e esclarecido.
- Higienizar as mãos.
- Conferir pedido médico e aplicar o questionário específico.
- Avaliar o *score* de dor.
- Verificar se há histórico de alergias.
- Checar se o paciente tem alguma restrição para punção venosa em algum membro; em caso afirmativo, identificar o membro para que ele não seja puncionado.
- Verificar exames de imagem anteriores, com atenção especial para os de avalição da função renal.
- Checar o jejum, dieta específica e orientar o paciente sobre os cuidados específicos conforme o exame a ser realizado.
- Orientar sobre a troca de vestuário.

- Realizar medidas antropométricas, aferir sinais vitais, glicemia capilar.
- Proceder à punção venosa.
- Administrar o radiofármaco prescrito.
- Após a captação da imagem, retirar o acesso venoso e liberar o paciente para o domicílio com as orientações específicas do exame realizado.
- Lavar as mãos.
- Realizar o registro em prontuário.

Atuação da enfermagem com pacientes internados que são encaminhados ao ambulatório da medicina nuclear para a realização de exames:

- Lavar as mãos.
- Recepcionar o paciente e verificar sua correta identificação.
- Verificar o pedido de exame, o termo de consentimento livre e esclarecido e fazer preparo do paciente.
- Acomodá-lo conforme necessidades de cada um.
- Comunicar a equipe assistencial da medicina nuclear.
- Acompanhar o paciente em sala de exames e auxiliá-la no posicionamento quanto ao equipamento, conforme o exame solicitado.
- Após o exame, encaminhar o paciente para a unidade de origem.
- Realizar passagem de plantão para o enfermeiro da unidade de origem.
- Proceder ao registro em prontuário.

RESULTADOS ESPERADOS

- Padronizar as ações do atendimento de enfermagem.
- Promover segurança do paciente e seus familiares.
- Assegurar que todas as informações necessárias sejam passadas e compreendidas pelo paciente e familiares.

PONTOS CRÍTICOS

- Não aderência às orientações.
- Não entendimento do paciente e/ou familiar das orientações prestadas.
- Pacientes com déficit cognitivo, auditivo, visual, não alfabetizados e sem acompanhantes.

BIBLIOGRAFIA CONSULTADA

Cândido MT, Spirandelli MF, Oliveira CCC, Sales OP. Atuação de enfermeiros em um centro de diagnóstico por imagem. Instituto Brasileiro de Extensão Educacional, Goiânia-GO, Brasil; 2 Enfermeira, Goiânia-GO, Brasil. J Healt H Sci Inst. 2010;28(4):325-8.

Oliveira ACFO, Moreira MC. A enfermagem em radioiodoterapia: enfoque nas necessidades de ajuda dos pacientes. Rev Enferm. UERJ, 2009; 17(4):527-32.

Sapienza MT, Buchpiguel CA, Hironaka FS. Medicina nuclear em oncologia. São Paulo: Atheneu; 2008.

79

Paramentação em Medicina Nuclear Diagnóstica Terapêutica

Regiane Aparecida Neri da Silva Clemente
Rosilene Josefa Souza
Tania Mara Santos da Silva
Elaine Aparecida da Silva

CONCEITO

Paramentação em medicina nuclear diagnóstica terapêutica é a utilização de equipamentos de proteção individual (EPIs) e equipamentos de proteção radiológica (EPR) por profissionais que executam assistência direta aos pacientes e/ou manipulam o radiofármacos, cuja finalidade é minimizar a exposição à radiação ionizante.

Para efetividade da paramentação é primordial que os profissionais tenham conhecimento dos três princípios básicos que determinam a redução da exposição às radiações externas e manutenção de doses, de acordo com a filosofia, (ALARA, *As Low as Reasonably Achievable*: tão baixo quanto razoavelmente possível), que são:

- **Tempo:** Quanto menor o tempo de exposição a uma fonte emissora de radiação, menor será a dose recebida.
- **Blindagem:** O posicionamento atrás de uma blindagem adequada (conforme o tipo de radiação emitida, (alfa-α, beta-β ou gama-γ), quanto menor será a dose de radiação recebida.
- **Distância:** Quanto maior a distância da fonte emissora de radiação, menor será a dose recebida.

OBJETIVO

- Uso adequado dos equipamentos de proteção radiológica (EPR) pelos profissionais de enfermagem no setor de medicina nuclear.

COMPETÊNCIA PROFISSIONAL

- Equipe de enfermagem da medicina nuclear.

MATERIAIS

- EPIs:
  - Avental de manga longa descartável.
  - Luvas de procedimento descartáveis.
  - Óculos de proteção.
  - Máscara facial (em caso de haver a manipulação de excreções do paciente).
- EPR:
  - Dosímetro de tórax.
  - Óculos plumbíferos (com a manipulação de excreções e na administração do radiofármaco em apresentação líquida por via oral ou EV).
  - Protetor de tireoide.
  - Dosímetro de extremidades (anel/pulseira).
  - Avental de chumbo.

DESCRIÇÃO DO PROCEDIMENTO

- Previamente à manipulação/administração do radiofármaco, o profissional da enfermagem deverá:
  - Higienizar as mãos.
  - Colocar avental descartável de punho.
  - Colocar avental de chumbo.
  - Colocar protetor de tireoide.
  - Calçar as luvas de procedimento.
  - Manter dosímetro de tórax sempre visível sobre o avental de chumbo.
  - Colocar dosímetro de extremidades.

- o Colocar óculos plumbíferos (com manipulação de secreções e na administração do radiofármaco em apresentação líquida, via oral ou endovenosa).
- o Após uso, guardar EPR (de uso coletivo e não descartável) em local destinado para esse fim.
- o Desprezar luvas de procedimento em local adequado, conforme Programa de Gerenciamento de Resíduos em Serviços de Saúde (PGRSS) da instituição.
- o Higienizar as mãos.

RESULTADOS ESPERADOS

- Correta utilização dos EPIs e EPRs.
- Adequação da paramentação de profissionais que atuam na medicina nuclear.
- Minimizar os riscos de exposição do profissional à radiação.

PONTOS CRÍTICOS

- Utilização incorreta dos EPIs/EPR.
- Armazenamento inadequado dos EPR.
- Não adesão à rotina de paramentação e aos princípios do ALARA.

BIBLIOGRAFIA CONSULTADA

Ministério da Ciência e Tecnologia, Comissão Nacional de Energia Nuclear [acesso em 19 jan. 2017]. Disponível em: http://www.cnen.gov.br.

Ministério da Saúde, Agência Nacional de Vigilância Sanitária, Resolução n. 38, de 04 de junho de 2008. Dispõe sobre a instalação e o funcionamento de Serviços de Medicina Nuclear "in vivo" [acesso em 20 jan. 2017]. Disponível em: http://bvsms.saude.gov.br/bvs/saudelegis/anvisa/2008/res0038_04_06_2008.html.

Sapienza MT, Buchpiguel CA, Hironaka FS. Medicina nuclear em oncologia. São Paulo: Atheneu; 2008.

Tauhata, L, Salati IPA, Di Prinzio R, Di Prinzio MARR. Radioproteção e dosimetria: fundamentos. 10ª revisão abril/2014, Rio de Janeiro, IRD/CNEN. 344.

80

Administração de Radiofármaco na Medicina Nuclear

Regiane Aparecida Neri da Silva Clemente
Rosilene Josefa Souza
Tania Mara Santos da Silva
Marcelo Antonio dos Santos
Elaine Aparecida da Silva

CONCEITO

Os radiofármacos são substâncias radioativas utilizadas na medicina nuclear para fins diagnósticos e terapêuticos. A obtenção da imagem e/ou tratamento baseia-se na concentração ou capitação tecidual de elementos radioativos puros ou acoplados a outras moléculas.

Um fármaco é marcado com um isótopo radioativo para formar um radiofármaco. O radioisótopo emite raios gama e pósitrons, que são produzidos por reatores (^{131}I), por cíclotrons (^{18}F), para tomografia por emissão de pósitrons (PET), ou por gerador (Tecnécio^{-99m}: ^{99m}Tc).

O tipo de radiofármaco é empregado no estudo conforme sua afinidade com o tecido a ser estudado.

As vias de administração do radiofármaco variam de acordo com o estudo do órgão a ser realizado, sendo ele na maioria das vezes injetado pela via endovenosa, oral, subcutânea e inalatória, porém podendo ser administrado pelas vias lacrimal (dacriocintilografia), intra-articular (ítrio), peridural, intratecal, intramuscular e intraperitoneal.

Em medicina nuclear em oncologia, os exames diagnósticos são de grande utilidade na avaliação, acompanhamento e identificação precoce de tumores primários e/ou metastáticos, sendo os mais frequentes:

- **Iodo^{123} ou iodo^{131}:** para identificação do tumor de tireoide.
- **Gálio^{67}, tecnécio^{99} e tálio^{201}:** utilizados nos estudos metabólicos dos tumores cerebrais, linfomas, melanomas, tumores de cabeça e pescoço, ósseos, de tecidos moles, entre outros.

Com relação aos tratamentos oncológicos, os mais comuns são:

- **Iodo^{131} (iodoterapia):** tumor de tireoide.
- **Lutécio-octreotato^{177}:** tumores neuroendócrinos e carcinoides.
- **MIBG^{131I}:** neuroblastoma.
- **Samário-EDTMP^{153}:** para dor oncológica.

Devido às suas características de radiação ionizante, é importante a interação entre a equipe multiprofissional na otimização do tempo/assistência entre o preparo do radiofármaco, administração da dose e realização da imagem.

OBJETIVOS

- Padronizar e sistematizar a administração dos radiofármacos para efetividade do exame/terapia.
- Garantir a segurança e minimizar riscos ao paciente e ao profissional.

COMPETÊNCIA PROFISSIONAL

- Equipe de enfermagem da medicina nuclear.

MATERIAIS

- Equipamentos de proteção individual (EPIs).
- Equipamentos de proteção radiológica (EPR), de acordo com o radiofármaco a ser administrado.
- Radiofármaco (apresentação de acordo com o exame e/ou tratamento a ser realizado: em líquido ou cápsula); disponibilizado em recipiente próprio denominado "castelo de chumbo".

Materiais para administração de radiofármaco via endovenosa

- 1 bandeja.
- 1 garrote.
- 1 cateter venoso periférico (calibre 22 ou 24).

- 2 ampolas de soro fisiológico 0,9% de 10 ml.
- 2 seringas de 10 ml.
- 1 dânula (torneirinha de três vias).
- *Swabs* de álcool 70%.
- Agulha para aspiração.

Equipamentos

- Bomba de infusão contínua (BIC) e seus insumos, conforme radiofármaco utilizado para terapias.
- Monitor cardíaco (para acompanhamento do paciente durante a infusão de algumas terapias).

Observação

- o 1 equipo enteral e 1 recipiente de água fornecido pela equipe de nutrição (em caso de pacientes portadores de cateter enteral para hidratação após administração do radiofármaco).

Materiais para administração de radiofármaco via oral

- Copo descartável 200 ml com água potável.

Materiais para administração do radiofármaco por via subcutânea

- 1 seringa de 1 mL com o radiofármaco.
- 1 agulha de 13 × 0,45.
- 1 bandeja.

Observação

- o Procedimento realizado apenas pela equipe médica da medicina nuclear.

Materiais para administração de radiofármaco por via inalatória e perfusão

- 1 *kit* inalador (específico para exame de medicina nuclear).

Materiais para punção venosa

- 1 seringa de insulina com o radiofármaco.

DESCRIÇÃO DO PROCEDIMENTO

- Realizar identificação correta do paciente utilizando dois indicadores.
- Encaminhar o paciente para troca de roupa e guarda de pertences.
- Acomodar o paciente em sala.
- Realizar a higienização das mãos.
- Reunir o material de punção venosa e/ou com copo de água 200 ml (quando houver indicação de radiofármaco por via oral).
- Orientar paciente sobre o procedimento que será realizado conforme a indicação do exame/terapia.
- Paramentar-se com o avental de manga longa impermeável, os óculos de proteção e calçar as luvas de procedimento.
- Aspirar duas seringas de 10 ml de SF 0,9% e reservar excertos para exames de PET-CT, para os quais deve-se aspirar uma seringa de 20 ml (para lavar a seringa do radiofármaco após administração dele) e uma de 10 ml (para testar o acesso venoso).
- Realizar punção venosa periférica necessária.
- Conectar a dânula de três vias ao cateter do acesso venoso periférico.
- Fixar o cateter venoso periférico e testar o acesso venoso com 10 ml de SF 0,9%.
- Conectar nova seringa com 10 ml de SF 0,9% em uma das vias da dânula e reservar.

Observação

- o Quando terapias que necessitam de internação do paciente, a equipe responsável por radioproteção encaminha o radiofármaco previamente à unidade de internação devidamente protegido.

- Paramentar-se com os equipamentos de proteção radiológica (EPR) conforme o tipo de radiofármaco a ser administrado.
- Aguardar para retirar o radiofármaco disponibilizado pelo radiofarmacêutico em recipiente próprio (castelo de chumbo).
- Realizar identificação correta do paciente.
- Administrar o radiofármaco endovenoso e/ou via oral conforme a indicação da terapia ou exame diagnóstico.

Observação

- Quando da administração via oral, orientar o paciente a manter a boca fechada após a administração do radiofármaco; fornecer e orientar o paciente a ingerir um copo d'água (se não houver restrição).

Quando administração endovenosa

- Colocar gazes sob a dânula para proteção da pele do paciente.
- Higienizar o canhão do acesso venoso com *swab* de álcool 70%, fazendo fricção por duas vezes, cada uma por 10 segundos.

Observação

  - Quando houver injeção manual, manter a seringa do radiofármaco conectada à dânula, fechar a terceira via da dânula (via do paciente), aspirar com a seringa do radiofármaco o SF 0,9% da segunda seringa (a qual ficou conectada ao acesso após punção venosa) por duas a três vezes, abrir a via do paciente e injetar o líquido remanescente da seringa do SF 0,9%.

- Desprezar os materiais utilizados em lixo apropriado, conforme Programa de Gerenciamento de Resíduos em Serviços de Saúde (PGRSS) da instituição.
- Retirar os EPRs e armazená-los em local adequado.
- Higienizar as mãos.
- Realizar o registro em prontuário do paciente.
- Para os exames diagnósticos: aguardar o tempo da biodistribuição para encaminhar o paciente a captação das imagens.

RESULTADO ESPERADO

- Administrar o radiofármaco de maneira segura.

PONTOS CRÍTICOS

- Não aderência às especificações do procedimento.
- Descarte inadequado dos resíduos contaminados por radiofármacos.
- Paciente com dificuldade de deglutição, no caso de radiofármacos indicados por via oral.
- Extravasamento de radiofármaco.

BIBLIOGRAFIA CONSULTADA

Buchpiguel CA, Hironaka FS, Sapienza MT. Medicina nuclear em oncologia. São Paulo: Atheneu; 2008.

Etchebehere ECS de C, Ono CR. Manual de orientação para solicitação de exames de medicina nuclear [acessado em 20 jan. 2017]. Disponível em: http://www.imaginologia.com.br/dow/exames/Exames-de-Medicina-Nuclear-Manual-de-Orientacao-para-Solicitacao-de-Exames.pdf.

Fischbach F. Exames de medicina nuclear. In: Manual de enfermagem em exames laboratoriais e diagnóstico. 7. ed. Rio de Janeiro: Guanabara Koogan; 2005.

Meira L. Cintilografia: aplicações diagnósticas [acessado em 20 jan. 2017]. Disponível em: http://luizmeira.com/cintilo.htm.

Phillips LD. Manual de terapia intravenosa. Porto Alegre: Artmed; 2001. Ministério da Ciência e Tecnologia, Comissão Nacional de Energia Nuclear [acessado em 20 jul. 2018]. Disponível em: http://www.cnen.gov.br.

SEÇÃO VIII

SITUAÇÕES ESPECIAIS NA ASSISTÊNCIA AO PACIENTE ONCOLÓGICO

Apresentação

Sylvia de Almeida
Adriana Marques da Silva

Na trajetória do paciente oncológico, as necessidades de saúde vão alterando-se de acordo com a evolução do tratamento, com efeitos adversos e/ou complicações dos diferentes tratamentos (quimioterapia, radioterapia, imunoterapia, hormonioterapia, transplante de medula óssea) utilizados de forma isolada ou associados entre si.

Portanto, é esperado que o paciente demande necessidades de suporte e apoio a sua assistência. E, assim, a enfermagem oncológica deve estar preparada para oferecer esse suporte especializado a ele.

Considerando alguns cuidados especiais ao paciente oncológico, nesta seção, estão descritos os procedimentos de enfermagem relacionados à hemoterapia, à recepção e transporte do paciente aos setores internos no ICESP, bem como são destacadas, também, as ações de enfermagem na prevenção de queda e na contenção mecânica.

MATERIAIS

- Cadeira de rodas.
- Maca.
- Lençol.
- Sistema de comunicação interno (rádio HT, telefone móvel ou outro).

DESCRIÇÃO DO PROCEDIMENTO

Desembarque de paciente estável (transporte em cadeira de rodas)

- Identificar a necessidade do paciente que chegou ao hospital.
- Comunicar ao paciente ou acompanhante que o buscará com a cadeira de rodas.
- Auxiliar a passagem do paciente para a cadeira de rodas.
- Orientar o acompanhante quanto ao local de atendimento.
- Orientar o acompanhante quanto à condução do paciente ao destino. O técnico de enfermagem deve conduzir o paciente em casos onde o acompanhante não tenha condição de conduzi-lo ou quando o paciente estiver desacompanhado.

Observação

- o Higienizar as mãos, conforme política de higienização das mãos, antes e após o auxílio na transferência dos pacientes para a cadeira de rodas.

Desembarque de paciente estável (transporte em maca)

- Avaliar a necessidade do paciente que chegou no hospital.
- Comunicar ao paciente ou acompanhante que o buscará com a maca.
- Auxiliar a passagem do paciente para a maca.
- Orientar o acompanhante quanto ao local de atendimento.
- Não encaminhar o paciente para o setor de destino sem a devida presença do acompanhante.
- Acionar o elevador de uso exclusivo de pacientes por meio do sistema de comunicação disponível.
- Direcionar o paciente para o setor de destino.
- Comunicar a equipe de enfermagem do setor de destino que o paciente está no local.
- Ajudar a equipe de enfermagem local a acomodar o paciente, se houver necessidade.

Observação

- o Higienizar as mãos, conforme política de higienização das mãos, antes e após o auxílio na transferência dos pacientes para a maca.

Desembarque de paciente estável em maca da própria ambulância externa

- Avaliar as necessidades de saúde do paciente que chega ao hospital com ambulância externa.
- Conduzir a equipe da ambulância externa e a maca com o paciente até o elevador específico de transporte.
- Informar a equipe da ambulância externa o local correto do destino do paciente.
- Orientar a equipe da ambulância externa a procurar a enfermagem da unidade para receber o paciente.
- Acionar o elevador de uso exclusivo de paciente por meio de equipamento de comunicação escolhido.

Observações

- o Higienizar as mãos, conforme política de higienização das mãos, antes e após o auxílio à equipe externa na transferência do paciente (cadeira de rodas ou maca do hospital).
- o Não encaminhar o paciente para o setor de destino sem a devida presença do acompanhante ou do técnico de enfermagem da ambulância externa.

Desembarque de paciente instável

- Verificar as condições clínicas do paciente que chega ao hospital.
- Comunicar ao acompanhante que buscará uma maca.
- Auxiliar a passagem do paciente para a maca.
- Orientar o acompanhante sobre a abertura de ficha de atendimento no pronto atendimento.
- Encaminhar o paciente para o pronto atendimento.

Observação

- o Higienizar as mãos conforme política de higienização das mãos antes e após o auxílio na transferência do paciente para a maca.

Embarque de paciente estável em cadeira de rodas ou em maca que retorna do atendimento

- Auxiliar o paciente que retorna em cadeira de roda ou em maca no momento do embarque para o transporte que o levará ao seu domicílio.
- Guardar a cadeira de rodas ou maca no local apropriado.
- Solicitar à empresa prestadora de serviço de higiene a limpeza terminal da maca ou da cadeira de rodas.

Observação

- Higienizar as mãos, conforme política de higienização das mãos, antes e após o auxílio na transferência dos pacientes para a maca ou cadeira de rodas.

RESULTADOS ESPERADOS

- Recepcionar e acolher adequadamente os pacientes/familiares.
- Encaminhar os pacientes com segurança.

PONTOS CRÍTICOS

- Não identificar em tempo hábil uma situação clínica emergencial.
- Equívoco de encaminhamento ao setor de destino.
- Indisponibilidade de cadeira de rodas ou de maca.
- Intercorrência com o paciente na entrada ou saída do veículo e/ou durante o transporte.

BIBLIOGRAFIA CONSULTADA

Andrade EA, Donelli TMS. Acolhimento e humanização: proposta de mudança na recepção aos usuários do setor de emergência/urgência do hospital municipal de Novo Hamburgo (HMNH). Boletim da Saúde do Rio Grande do Sul. Porto Alegre: Escola de Saúde Pública. 2004;18(2):17-24.

82

Transporte de Paciente Interno Não Crítico

Ana Paula Moracci
João Francisco Possari

CONCEITO

O paciente oncológico, quando internado, pode ter a indicação de diferentes procedimentos diagnósticos e/ou terapêuticos a serem realizados segundo o seu quadro clínico, necessitando de transferência de setor por diferentes motivos.

Assim, é necessário que a equipe de enfermagem da central de transporte de pacientes (CTP) seja capacitada para o transporte seguro deste tipo de paciente.

OBJETIVO

- Garantir a segurança dos pacientes durante o processo de transferência entre as unidades.

COMPETÊNCIA PROFISSIONAL

- Equipe de enfermagem.

MATERIAIS

- Computador.
- Telefone.

- Rádio comunicador.
- Impresso de encaminhamento de pacientes.

DESCRIÇÃO DO PROCEDIMENTO

- Ao receber o acionamento de transporte de pacientes, a enfermagem confirma os seguintes dados relativos ao paciente:
  - Horário de chamado.
  - Nome completo do solicitante.
  - Identificação correta do paciente, utilizando os identificadores (nome e data de nascimento), conforme a política institucional.
  - Local de origem.
  - Local de destino.
  - Procedimento que será realizado.
  - Dispositivos médicos que o paciente está mantendo.
  - Estado clínico atual do paciente.
  - Tipo de isolamento, se houver.
  - Materiais e equipamentos necessários.
- Verificados esses itens, a enfermagem deve:
  - Solicitar o elevador de uso exclusivo de pacientes para transporte por meio de instrumento de comunicação selecionado (telefone ou rádio comunicador).
  - Dirigir-se ao profissional da enfermagem solicitante do transporte e realizar a conferência dos dados do paciente.
  - Higienizar as mãos, conforme política de higienização das mãos, antes de entrar no quarto.
  - Dirigir-se ao quarto do paciente juntamente com o profissional da enfermagem solicitante.
  - Apresentar-se ao paciente.
  - Confirmar a identificação correta do paciente, utilizando os identificadores (nome e data de nascimento), conforme política institucional.
- O paciente deverá ser/estar acomodado na maca ou na cadeira de rodas:
  - Orientar o paciente quanto ao transporte a ser realizado.

- Confirmar com a equipe de enfermagem os sinais vitais do paciente.
- Verificar se o paciente está confortável e prosseguir com o encaminhamento, mantendo sempre a privacidade do paciente.
- Acionar o elevador de uso exclusivo de transporte de pacientes por meio de instrumento de comunicação selecionado.
- Encaminhar o paciente para o setor de destino.
- Comunicar a equipe de enfermagem do setor de destino que o paciente está no local.
- Higienizar as mãos, conforme política de higienização das mãos.
- Realizar anotação de enfermagem no prontuário em caso de intercorrências durante o transporte do paciente.

Pacientes em oxigenoterapia

- Checar o nível de oxigênio no cilindro antes de iniciar o transporte, seguindo a tabela de utilização de cilindros de transporte.
- Confirmar com a equipe de enfermagem do setor e na prescrição médica a quantidade prescrita de oxigênio (ml/h) que o paciente receberá durante o transporte.
- A saturação de oxigênio deverá ser verificada antes do transporte do paciente.
- Transportar o cilindro de oxigênio, com suporte adequado, com cuidado, para evitar acidentes.
- Ao chegar ao destino, informar para a equipe de enfermagem que o paciente está em oxigenoterapia, alocando-o na rede de oxigênio com a finalidade de preservar o volume do cilindro para o retorno seguro do paciente.

Observações

- **Transporte em cadeira de rodas:** Transportar o cilindro de oxigênio em suporte onde apresente o encaixe correto, a fim de reduzir riscos durante o transporte de pacientes em oxigenoterapia.
- **Transporte em maca:** Posicionar o cilindro de oxigênio com segurança na maca.

Material	Fluxo	FiO_2	Umidificação
Cânula nasal	0,5 a 4 L/min	24 a 36%	Não
Máscara facial	4 a 15 L/min	40 a 80%	Sim
Máscara de TQT	5 a 15 L/min	40 a 80%	Sim
Máscara de TQT: Continua com Ar comprimido (AC)	5 a 15 L/min	21%	Sim
Ar comprimido	5 a 15 L/min + fluxo O_2	Depende do fluxo O_2	Sim
Máscara Venturi	40 a 78 L/min (Depende da válvula)	24 a 50%	Não
Máscara reservatório	7 a 10 L/min	FiO_2 mais elevada	Não
Mista (AC + O_2)	AC = 5 a 15 L O_2 = 5 a 4 L	40 a 80%	Sim

Fonte: Elaborado pelos autores.

Pacientes com acesso venoso periférico, hipodermóclise ou cateter central

Paciente em soroterapia

- Conferir qual medicação o paciente está recebendo.
- Checar a fixação do acesso venoso, da hipodermóclise ou do cateter venoso central.
- Confirmar com a equipe de enfermagem da unidade se o paciente continuará recebendo a medicação durante o transporte e qual procedimento deverá ser realizado após o término desta medicação.

Pacientes com cateter nasogástrico (CNG)

- Checar a fixação do CNG, caso a fixação não esteja totalmente aderida à pele do paciente, solicitar à enfermagem da unidade o ajuste e/ou troca da fixação antes do encaminhamento.
- Verificar o volume drenado no frasco coletor, caso apresente um volume que ultrapasse (100 ml) solicitar à equipe de enfermagem esvaziar o frasco coletor.
- Após a transferência do paciente para maca ou cadeira de rodas, certificar-se de que **não há** dobras ou pontos de tração do sistema de drenagem que possa comprometer o CNG.

Pacientes com cateter nasoenteral/gastrostomia/jejunostomia

- Checar a fixação do cateter nasoenteral, caso a fixação não esteja totalmente aderida à pele do paciente, solicitar à equipe de enfermagem da unidade o ajuste e/ou troca da fixação.

- No caso em que o paciente estiver recebendo dieta por cateter nasoenteral/ gastrostomia/jejunostomia:
  - Confirmar com a equipe de enfermagem da unidade se o paciente continuará recebendo a dieta durante o transporte.
- Após a transferência do paciente para maca ou cadeira de rodas certificar-se de que **não há** dobras ou pontos de tração do sistema que possam contribuir para o deslocamento do cateter.

Pacientes com cateter peridural

- O transporte de pacientes portadores de cateter peridural deverá ocorrer prioritariamente em maca, evitando possíveis intercorrências durante o transporte.
- Certificar-se que o cateter está bem fixado.
- No caso em que o paciente estiver recebendo medicação via cateter peridural:
  - Confirmar com a enfermeira da unidade se o paciente continuará recebendo a medicação durante o transporte.
- Realizar a transferência do paciente para maca com a supervisão do profissional da enfermagem da unidade.
- Após a transferência do paciente para maca, certificar-se de que não há dobras ou pontos que possam contribuir para o deslocamento do cateter.

Pacientes com dreno de tórax – selo d'água

- Verificar com a equipe de enfermagem da unidade, se os itens abaixo foram checados para poder iniciar o transporte com o paciente:
  - Sistema de drenagem (dreno, extensor e frasco coletor).
  - Fixação do dreno (local correto e meso de fixação correto).
  - Frasco coletor com volume alto acionar a equipe de enfermagem do setor.
  - Selo d'água.
- Encaminhar o paciente sempre em maca.
- Manter o sistema abaixo do nível do tórax do paciente e verificar o posicionamento do sistema. Não deitar o paciente em cima do tubo de drenagem de modo a não obstruí-lo.
- Assegurar que o sistema de drenagem não forme angulação, torção ou pinçamento.

- Pinçar somente com as mãos, nunca com a pinça, a extensão do dreno quando elevar o frasco acima do nível da cintura, para evitar o refluxo de líquido do frasco coletor para o espaço pleural.

Observações

- o Cuidado com movimentos bruscos para não tracionar o tubo de drenagem. Esta ação pode provocar deslocamento do dreno. Avisar imediatamente a equipe de enfermagem do setor em caso de tração e/ou deslocamento do dreno.
- o Quando desconhecer o sistema de drenagem, solicitar orientação da equipe de enfermagem solicitante.

Pacientes com tração cutânea de membros inferiores ou superiores

- Verificar o tipo de tração.
- Manter o membro sempre alinhado em rotação neutra.
- Evitar a movimentação dos pesos durante o transporte, pois uma movimentação pode desalinhar o foco da fratura. O peso pode ser retirado somente por ordem médica.

Observação

- o **Posicionar o paciente na maca conforme orientação:** Um técnico de enfermagem mantém o membro tracionado (evitando a rotação) e o paciente é transferido para a maca em bloco, utilizando a prancha de transferência da unidade.

Pacientes com traqueostomia

- Realizar a transferência do paciente para maca ou cadeira de rodas com a supervisão da equipe de enfermagem da unidade.
- Antes da transferência do paciente, observar sinais desconforto respiratório e ou a presença secreção traqueal. Se necessário, comunicar a equipe de enfermagem da unidade para a realização de aspiração traqueal.
- Após a transferência do paciente, observar sinais desconforto respiratório. Se necessário comunicar a equipe de enfermagem.
- Manter o decúbito elevado na maca no transporte.

Pacientes com colostomia, ileostomia, nefrostomia, bricker ou cistostomia

- Verificar fixação da bolsa de colostomia. Caso a fixação não esteja totalmente aderida à pele do paciente, solicitar a equipe de enfermagem da unidade o ajuste.

- Observar o volume da bolsa coletora. Caso apresente um volume alto solicitar a equipe de enfermagem para esvaziar a bolsa.
- Verificar o posicionamento do paciente na cadeira de rodas ou maca, se a bolsa de colostomia está posicionada adequadamente.

Observação

  - Se o paciente for portador de bolsa coletora de débito proveniente de drenos, seguir os mesmos cuidados.

Pacientes com cateter vesical de demora (CVD)

- Checar a fixação do cateter vesical de demora, caso a fixação não esteja totalmente aderida à pele do paciente. Solicitar a equipe de enfermagem da unidade o ajuste e/ou troca da fixação.
- Verificar o volume drenado no frasco coletor. Caso a bolsa coletora esteja cheia solicitar equipe de enfermagem o esvaziamento da mesma.
- Após a transferência do paciente para maca ou cadeira de rodas, certificar de que **não há** dobras ou pontos de tração que possa contribuir para o deslocamento do cateter vesical.

Observação

  - Caso o paciente esteja recebendo irrigação contínua, **nunca** fechar o equipo ou pinçar a extensão da sonda. Somente transportar o paciente em maca.

Pacientes em isolamento

- Nas situações em que o paciente estiver em isolamento, seguir as normas do procedimento da comissão de Controle de Infecção Hospitalar, ou conforme Política Precauções e Isolamento da instituição.

Pacientes recebendo hemocomponentes/quimioterápicos

- Deve ser transportado somente com a presença da enfermeira responsável pelo paciente do setor.

RESULTADO ESPERADO

- Realizar um transporte com segurança, confiabilidade, comodidade e rapidez.

PONTOS CRÍTICOS

- Risco de queda da cadeira de roda ou da maca, durante o transporte do paciente.
- Ausência do profissional de origem no momento do transporte.
- Encaminhamento do paciente para o setor de destino incorreto.
- Encaminhamento incorreto do paciente para o setor de destino.
- Instabilidade hemodinâmica.
- Quebra do elevador durante o transporte do paciente.
- Demora no atendimento do elevador.
- Saída acidental de dispositivo médico.

BIBLIOGRAFIA CONSULTADA

Assistência de enfermagem ao Paciente/Paciente crítico. São Paulo: Centro de Formação e Aperfeiçoamento em Ciências da Saúde, Instituto do Coração, F. Zerbini, 2010.

83

Atuação da Enfermagem na Contenção Mecânica

Aline Silmara Vieira Borges
Cristina Aparecida Laurino Bergamo
Luciana Aparecida Vieira Louro
Catarine Mota Constancio
João Francisco Possari

CONCEITO

A contenção mecânica é uma medida terapêutica, que se refere ao uso de dispositivos manuais ou mecânicos para restringir a movimentação do paciente. Deve ser usada de forma adequada e específica para obter o efeito desejado, de maneira segura e eficaz, evitando danos aos pacientes e aos profissionais envolvidos na técnica.

No paciente oncológico podem apresentar, períodos de confusão mental e agitação psicomotora como o *delirium*. Esses são sintomas que podem aparecer em determinadas fases do tratamento oncológico, seja induzido por medicamentos, incluindo os anestésicos utilizados nas cirurgias e/ou procedimentos ou até mesmo pelo avanço da doença. Em tais situações, por vezes se faz necessária a contenção mecânica para proteção do paciente e, consequente, dos dispositivos que ele seja portador, assim como a segurança dos profissionais no momento da assistência.

OBJETIVO

- Restringir os movimentos do paciente em agitação psicomotora, limitando sua movimentação, quando esse oferecer perigo para si e/ou para terceiros.

COMPETÊNCIA PROFISSIONAL

- Equipe de enfermagem.

MATERIAL

- Dispositivos de restrição (restritor).

DESCRIÇÃO DO PROCEDIMENTO

- Diante do paciente em agitação psicomotora que ofereça risco de lesão física para si ou para outros, a equipe de enfermagem deve:
  - Solicitar prescrição e evolução médica com a justificativa clínica para a contenção, exceto em situação de emergência.
  - Explicar ao acompanhante a necessidade do procedimento. Exceto em situação de emergência ou quando não houver ninguém no momento. Contudo, deve ser solicitada a presença de um familiar para comunicar e explicar a necessidade da contenção mecânica.
  - Preparar o material.
  - Higienizar as mãos, conforme política de higienização das mãos.
  - Explicar o procedimento que será realizado ao paciente e/ou acompanhante (se este estiver presente).
- Restrição física (quando o paciente estiver fora do leito):
  - Reunir, preferencialmente, cinco pessoas da equipe (mínimo quatro pessoas) e colocá-las em posições estratégicas para fazer a contenção.
  - O líder do grupo deve estar à frente do paciente e abordá-lo na tentativa de acalmá-lo, ao mesmo tempo informando-lhe sobre a necessidade contenção para sua proteção.
  - No momento mais adequado, o líder do grupo deve dar o sinal aos demais membros da equipe para imobilizar o paciente, auxiliando-os também, segurando seu tórax por trás e protegendo sua cabeça (Figura 83.1).
  - Os demais integrantes do grupo devem se encarregar de imobilizar as pernas e os braços do paciente, e cada um deve imobilizar um membro (Figuras 83.2 e 83.3).
- Após o paciente ter sido imobilizado e contido fisicamente, a equipe deve posicioná-lo no leito/maca e aplicar corretamente a técnica de contenção mecânica e química (esta última segundo prescrição médica).
- Anotar em prontuário o procedimento realizado, incluindo o familiar que foi orientado sobre o procedimento e que deu o seu consentimento.

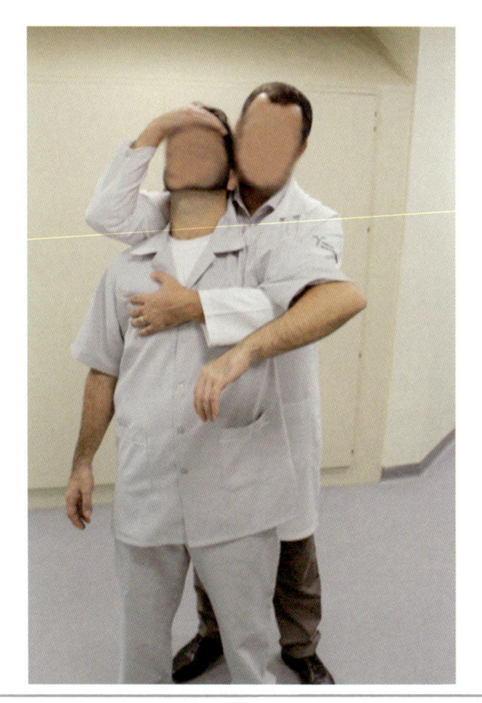

Figura 83.1 Primeira etapa da mobilização.

Fonte: Arquivo ICESP.

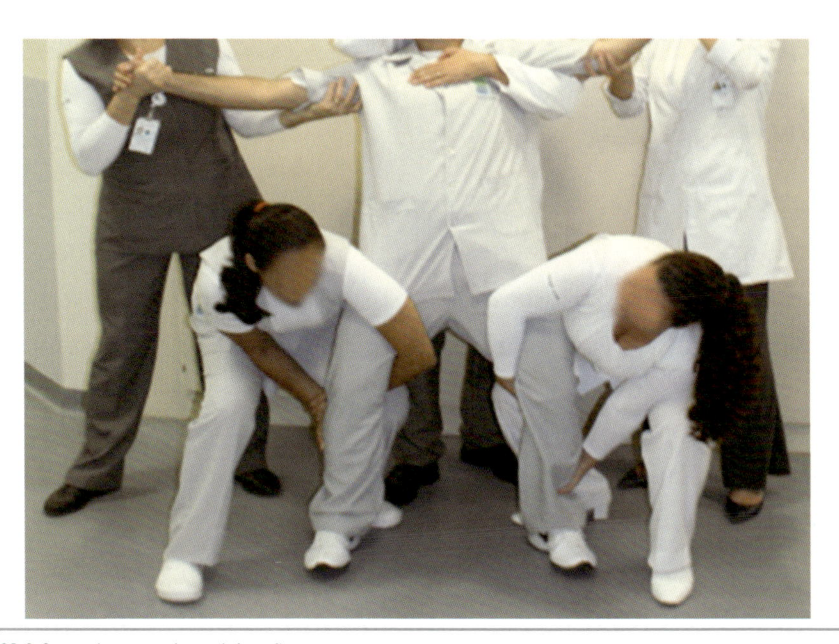

Figura 83.2 Segunda etapa da mobilização.

Fonte: Arquivo ICESP.

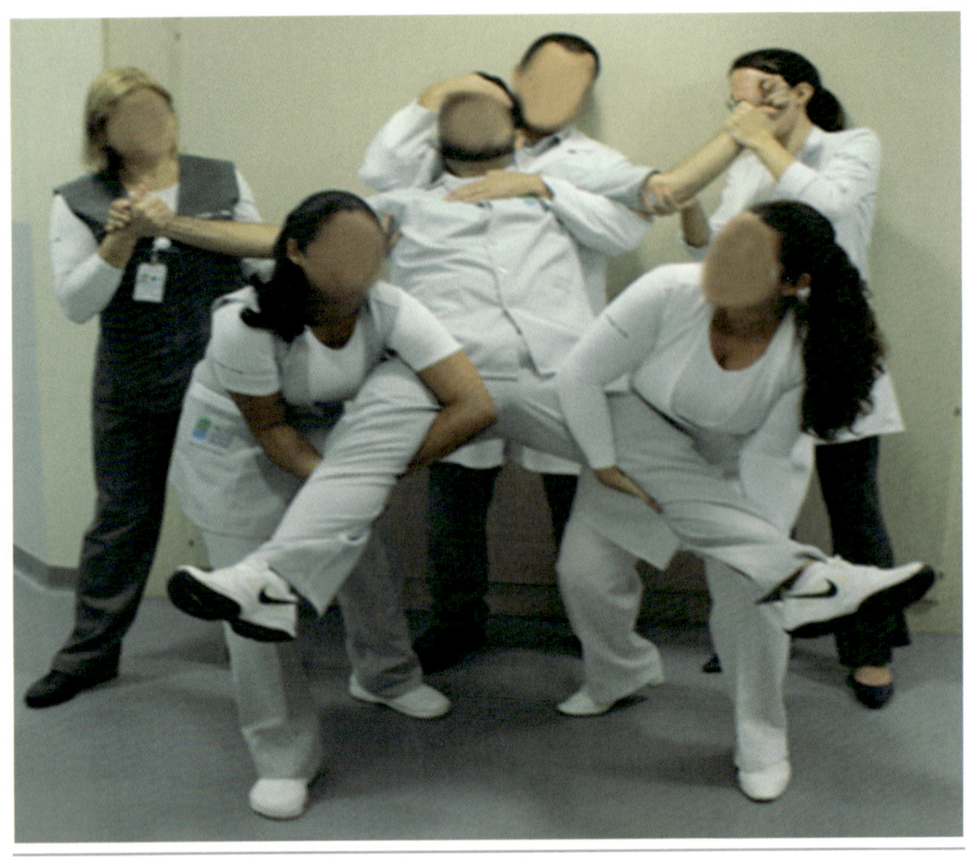

Figura 83.3 Terceira etapa da mobilização.

Fonte: Arquivo ICESP.

- Restrição de punho ou tornozelo (quando paciente estiver no leito):
  - Certificar-se de que há prescrição médica para a realização do procedimento.
  - Envolver o punho ou o tornozelo com restritor e prender com o velcro.
  - Amarrar as partes soltas do restritor na cama/maca de forma a permitir certa movimentação parcial.
  - Assegurar a distância entre a restrição e a pele em média dois dedos.
  - Higienizar as mãos, conforme política de higienização das mãos.
  - Anotar em prontuário o procedimento realizado.
  - Assegurar a visualização da pulseira de identificação.

Contenção na maca

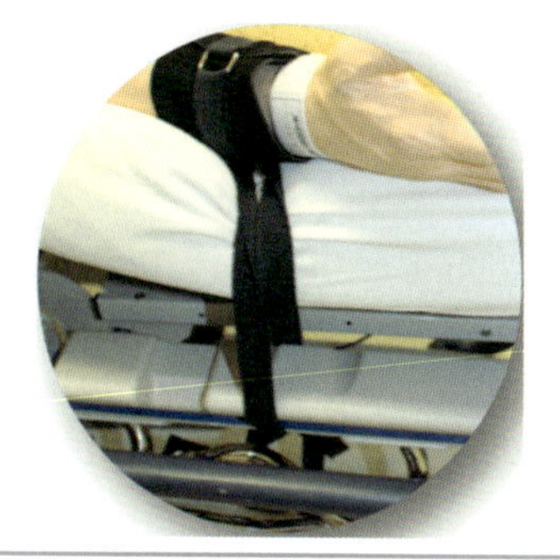

Figura 83.4 Local para colocar o restritor na maca.

Fonte: Arquivo ICESP.

Contenção na cama (exemplo 1)

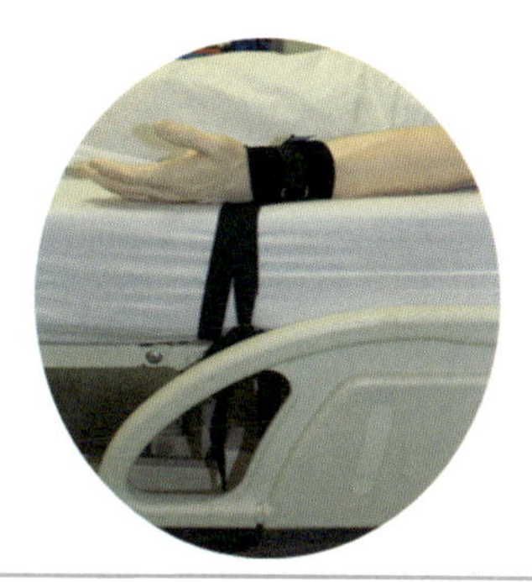

Figura 83.5 Local para colocar o restritor na cama.

Fonte: Arquivo ICESP.

Contenção na cama (exemplo 2)

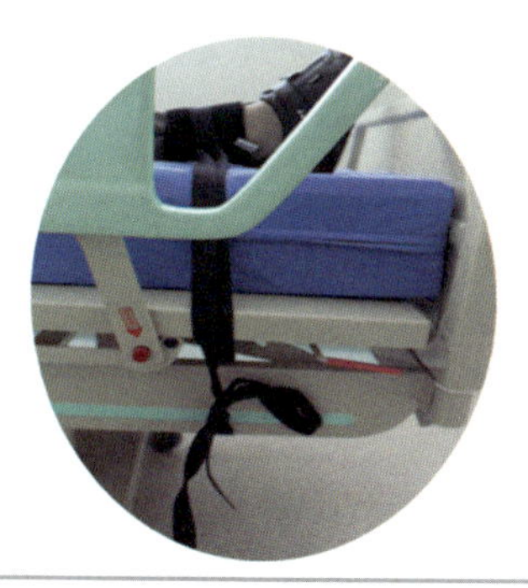

Figura 83.6 Local para colocar o restritor na cama.

Fonte: Arquivo ICESP.

Pontos de atenção assistencial

- **Atenção 1:** Avaliar nível de consciência, padrão respiratório, condições da pele e circulação nos locais e membros contidos do paciente de uma em uma hora. Deve ser observado também em relação a sua segurança e conforto e realizado o registro em prontuário.
- **Atenção 2:** O enfermeiro deverá realizar avaliação a cada 6 horas, aplicando as escalas de avaliação CAM/ICU *(Confusional assessment method in intensive care unit) e* RASS *(Richmond Agitation Sedation Scale)* até chegar ao resultado de RASS = 0 ou RASS < 0. Ambas escalas auxiliam na avaliação clínica mais aprofundada.
- **Atenção 3:** O enfermeiro deve verificar se a contenção química está prescrita, a fim de que a contenção mecânica seja retirada o mais brevemente possível.

Observação

- o Para os pacientes privados de liberdade, manter algemas conforme orientação e realizar as avaliações necessárias de seis em seis horas.
- o Após a realização das contenções (mecânica ou química), é importante que a equipe de enfermagem atue também na manutenção das contenções para evitar possíveis complicações.

Cuidados de enfermagem na contenção mecânica

- Realizar monitoramento para prevenir a ocorrência de eventos adversos ou para identificá-los precocemente.
- Realizar monitoramento do nível de consciência, de dados vitais e de condição da pele e circulação nos locais e membros contidos do paciente; verificar com regularidade nunca superior a 1 (uma) hora.

Observação

- o Maior rigor no monitoramento deve ser observado em pacientes sob sedação, sonolentos ou com algum problema clínico e em idosos, crianças e adolescentes.
- o Registrar em prontuário o motivo da contenção, sua duração e a ocorrência de eventos adversos.

Cuidados de enfermagem na contenção química

- Proteger vias aéreas.
- Prevenir LPP.

- Manter paciente euvolêmico.
- Promover suporte nutricional.
- Estimular mobilização e prevenir tromboembolismo venoso.
- Estimular o envolvimento familiar, indicando presença de acompanhante 24 horas.
- Estimular o autocuidado.

RESULTADOS ESPERADOS

- Minimizar o tempo de contenção.
- Realizar a contenção mecânica com segurança.

PONTOS CRÍTICOS

- Agravamento da confusão, sentimento de abandono, medo e raiva.
- Diminuição do metabolismo.
- Aumento do risco de úlceras por pressão.
- Aumento do risco de broncoaspiração.
- Traumas, fraturas, quedas na tentativa do paciente de se libertar da restrição.
- Danos como abrasões e equimoses e déficits circulatórios.

BIBLIOGRAFIA CONSULTADA

Conselho Federal de Enfermagem. Parecer Técnico Cofen. Contenção Mecânica. Parecer de Relatora n. 032/2009.

Conselho Federal de Enfermagem. Resolução Cofen n. 427/2012. Normatiza os procedimentos da enfermagem no emprego de contenção mecânica de pacientes. Brasília; 2012.

Conselho Regional de Enfermagem de São Paulo. Parecer Coren-SP CT 059/2013. Monitoramento de paciente com contenção tipo luva. São Paulo; 2013.

Honório F, Paiva A, Marques P. A restrição física da mobilidade: estudo sobre os aspetos ligados à sua utilização com fins terapêuticos. Rev. Enf. Ref. [Internet]. 2012 Mar [citado 2017 Jan 15]; serIII(6):7-16. Disponível em: http://www.scielo.mec.pt/scielo.php?script=sci_arttext&pid=S0874-02832012000100001&lng=pt.

Santos AE, Siqueira IL, Silva CS. Procedimentos especializados. São Paulo: Atheneu; 2009.

84

Atuação da Enfermagem na Prevenção de Quedas

Elaine Aparecida da Silva
Marryete Benzo Alves
Vera Lucia de Lima Santana
Susy Aparecida Andrade Baleiro Pimentel
Marcos Ramos Cardoso
Patrícia Andréa Crippa Marques
Marlon Goes de França
Silvia de Lima Vieira

CONCEITO

Queda é o deslocamento não intencional do corpo para um nível inferior a posição inicial, com incapacidade de correção em tempo hábil, provocado por circunstâncias multifatoriais que comprometem a estabilidade.

Em hospitais, a queda é apontada como responsável por dois em cada cinco eventos indesejáveis relacionados à segurança do paciente. E a sua frequência varia em função de características dos pacientes e da instituição, com índices que vão de 1,4 a 13 quedas para cada mil pacientes por dia.

As lesões decorrentes de quedas ocorrem entre 15 e 50% dos eventos, resultando em grande variedade de danos. Esses, por sua vez, podem gerar: quedas recorrentes, aumento da comorbidade e comprometimento da recuperação, aumento do tempo de hospitalização e dos custos assistenciais, ansiedade da equipe assistencial, perda da confiança na instituição e processos legais.

A Organização Mundial da Saúde, atenta ao tema das falhas e incidentes na assistência à saúde, classificou a questão como um problema de saúde pública e lançou uma campanha denominada "Aliança Mundial pela Segurança do Paciente" e vem promovendo a disseminação de conhecimentos sobre o assunto. Para *Commonwealt horas Fund*, WHO *World Alliance for Patient Safety* e WHO *Collaborating Centre for Patient Safety* queda é um dos cinco principais problemas de segurança do paciente e o custo associado ao tratamento das consequências de quedas é elevado.

Em uma campanha mundial, a *Joint Commission International* incluiu em sua avaliação, a partir de 2008, padrões denominados "Metas Internacionais de Segurança do Paciente". São seis metas que devem ser adotadas nas instituições de saúde dentre elas a sexta meta é **reduzir risco de lesões ao paciente decorrentes de quedas**.

OBJETIVOS

- Promover a segurança do paciente.
- Identificar a população de risco, por meio de avaliação de risco estratificada.
- Prevenir e reduzir a ocorrência de queda aos pacientes hospitalizados e ambulatoriais.
- Prevenir e reduzir a ocorrência de lesões aos pacientes decorrentes de queda.
- Monitorar a densidade de danos decorrentes da queda.

COMPETÊNCIA PROFISSIONAL

- Equipe de enfermagem.

DESCRIÇÃO DO PROTOCOLO

Avaliação de risco de queda

- O enfermeiro deve identificar o *escore* que melhor se aplica ao paciente. O *escore* (Figura 84.1) é baseado na capacidade e habilidade **atual** do paciente. É importante verificar o estilo de marcha, déficit sensorial, medicação, história médica e memória.

Sexo	***Escore***
Homem	1
Mulher	2

Idade	***Escore***
20-59	0
60-70	1
71-80	2
81+	1

Estilo de marcha	***Escore***
Firme	0
Hesitante	1
Instável	3
Dificuldade de transferência	3

Mobilidade	***Escore***
Totalmente independente	0
Usa órtese ou apoio	2
Requer órtese e supervisão	3
Imóvel	1

História de queda	***Escore***
Sem queda	0
Uma queda	1
Duas ou mais quedas	2

Medicações	***Escore***
Hipnóticos	1
Tranquilizantes	1
Hipotensores	1
Analgésicos	1

Memória	***Escore***
Em qual ano estamos?	1
Qual a sua data de nascimento?	1
Qual o seu endereço?	
Onde você está?	2
Em qual cidade está?	2
	2

Déficit Sensorial	***Escore***
Visão	2
Audição	1
Equilíbrio	2

História Médica	***Escore***
Diabetes	1
Confusão	1
Ataques epilépticos	1
Artrite	1
Déficit neurológico	1

Escore	**Risco**
3-8	Baixo risco
9-12	Médio risco
13+	Alto risco

Figura 84.1 Escala de Avaliação de Risco de Queda.

Fonte: Adaptação da escala de EARQ – Escala de avaliação de risco de queda para o contexto oncológico.

- Se o resultado da Escala de Avaliação de Risco de Queda for **baixo** ou **médio** risco, o enfermeiro deverá avaliar o quadro clínico oncológico do paciente e verificar se o mesmo se encontra em algum dos critérios a seguir (que não estão na escala):
  - Marcha e mobilidade alterados.
  - Uso de órtese ou prótese.
  - Deficiência física ou mental.
  - Histórico de queda em domicilio ou internação.
  - Confusão/*delirium*.
  - Jejum prolongado (> 4 horas).
  - Hb < 5,0 g/L.
  - Preparo de cólon.
  - Pós-procedimento com sedação.
  - Pós-operatório Imediato (POI).
  - Paciente admitido da UTI na Unidade de Internação.
- Caso o paciente apresente um ou mais dos critérios sinalizados acima será classificado como Alto Risco para Queda.

Intervenção de enfermagem

Baixo risco

- Realizar a prescrição de enfermagem com medidas preventivas básicas.
- Manter grades de proteção da cama/maca elevada.
- Manter cama/maca/poltrona/mesa cirúrgica com rodas travadas.
- Manter área de deambulação livre de móveis.
- Manter piso seco e sinalizado.
- Travar cadeira de rodas quando estacionadas.
- Manter campainha ao alcance do paciente e orientá-lo como utilizar.
- Orientar pacientes, familiares ou acompanhantes de quanto ao risco identificado frequentemente, intensificando nos casos de confusão.
- Orientar a solicitar ajuda da enfermagem para sair do leito/poltrona, especialmente quando necessitar ir ao banheiro.
- Deixar pertences pessoais ao alcance do paciente.
- Registrar em prontuário todas as intervenções realizadas.
- Sinalizar no plano assistencial o risco identificado.
- Considerar complementação de intervenção da equipe multiprofissional.

Moderado risco

- Manter intervenções do baixo risco e acrescentar:
- Manter uma luz noturna apropriada (luminária e luz noturna).
- Avaliar condições do calçado, preferencialmente orientar o uso de calçado com solado de borracha presos aos pés. Nunca utilizar propé.

Alto risco

- Manter intervenções do baixo e moderado risco e acrescentar:
  - **Identificar paciente com pulseira laranja:** Alto risco para quedas e explicar ao mesmo o significado da pulseira.
  - **Identificar o leito (luminária) com prisma:** Alto risco para quedas e explicar ao paciente o significado da identificação.
  - Entregar e orientar o Manual de Prevenção de Quedas (ou outro material de orientações na forma escrita) para o paciente, familiares ou acompanhantes (exceto endoscopia, centro cirúrgico e medicina nuclear).

  - Entregar o Termo de Ciência e Recebimento da Manual de Prevenção de Quedas, este deverá ser assinado e anexado no prontuário (exceto Endoscopia, Centro Cirúrgico e Medicina Nuclear).
  - Solicitar ao serviço social a presença de acompanhante.
- Quando necessário transporte externo ou interno, comunicar sobre o alto risco de queda.
- Indicado o uso de cama com controle de altura (priorizar agitados e confusos).
- Encaminhar o paciente ao banheiro em cadeira higiênica em PVC (policloreto de polivinila) branca e robusta.
- Acompanhar e permanecer com o paciente no banheiro na necessidade do uso.
- Manter a poltrona quando em uso próximo ao leito do paciente com campainha ao alcance.
- Comunicar a equipe em caso de paciente desacompanhado em poltrona.

Importante

- Em caso de paciente com dificuldade de adesão às orientações de prevenção de queda, recomenda-se acionar equipe de psicologia para intervenção junto ao paciente.
- Para os pacientes classificados como alto risco para quedas, porém, que não tenham déficit de estilo de marcha e mobilidade pontuados, o enfermeiro, juntamente com a fisioterapia, após avaliação e discussão, pode autorizar a deambulação com acompanhante, sempre registrando as informações em prontuário do paciente por parte dos dois profissionais.

BIBLIOGRAFIA CONSULTADA

Ash KL, Macleod P, Clark A. A case control study of fall in the hospital setting. J. Gerontol Nur. 1998;24(12):7-15.

Cooper JW, Burfield AH. Medication interventions for all prevention in the older adult. Pharmacy Today 2009;15(5):34-48.

Evans D, Hodgkinson B, Lambert L, Wod J. Falls risk factor in the hospital setting: a systematic review. Int. J. Nur. Pract 2001;7:38-45.

National Database of Nursing Quality Indicators. o completo é: Montalvo, I. The National Database of Nursing Quality IndicatorsTM (NDNQI®). OJIN: The Online Journal of Issues in Nursing. September 30, 2007. Vol. 12 No. 3, Manuscript 2 [acesso em 23 jan. 2018]. Disponível em: http://ojin.nursingworld.org/MainMenuCategories/ANAMarketplace/ANAPeriodicals/OJIN/TableofContents/Volume122007/No3Sept07/NursingQualityIndicators.html

Tinetti ME, Speechley M, Ginter SF. Risk factors for falls among elderly persons living in the community. N. Eng. J. Med. 1988;319(26):1701-7.

Who. Patient safety. 2018 [acesso em 5 jul. 2018]. Disponível em: http://www.who.int/patientsafety/en/

85

Coleta de Amostra para Testes Pré-transfusionais e Amostra de Segurança

Sirleide Rodrigues de Sousa Lira
Sonia Pereira dos Santos Torres
Jane Soares de Aquino
Rosemeire Grosso

CONCEITO

Amostras para testes pré-transfusionais (conforme legislação vigente) são: amostra de sangue total colhida para os seguintes fins:

- I – Inspeção visual do soro ou plasma para detecção de hemólise
- II – Tipagem ABO e RhD
- III – Prova de compatibilidade
- IV – Pesquisa de anticorpos antieritrocitários irregulares

Amostra de segurança (protocolo institucional) e amostra de sangue total colhida para

- I – Tipagem ABO e RhD direta

OBJETIVO

- Garantir a segurança na identificação do receptor para transfusão de hemocomponentes.

COMPETÊNCIA PROFISSIONAL

- Equipe de enfermagem.

MATERIAIS

- Dispositivo múltiplo para coleta de sangue a vácuo.
- *Swab* de álcool.
- Torniquete (garrote).
- 1 tubos para coleta de sangue a vácuo com gel separador.
- 1 tubo p/coleta de sangue a vácuo com anticoagulante EDTA.
- 1 conector valvulado.
- Luvas de procedimento.
- Óculos de proteção.
- Bandagem antisséptica.
- Caixa de perfurocortante.

DESCRIÇÃO DO PROCEDIMENTO

- Antes da coleta de amostra para testes pré-transfusionais o profissional (enfermeiro/técnico de enfermagem da unidade local) deverá:
  - Entrar em contato com agência transfusional para verificar se o paciente possui amostra válida.
  - Checar identificação do paciente conforme política da instituição.
  - Checar se o termo de consentimento está assinado pelo paciente ou responsável em prontuário.
  - Entrar em contato com enfermagem da hemoterapia, para retirar a requisição transfusional, resultado de hemograma completo e cinco etiquetas informatizadas com dados do paciente.
- Coleta de amostra para testes pré-transfusionais: (enfermeiro/técnico de enfermagem da hemoterapia) deverá:
  - Checar se o paciente possui termo de consentimento assinado pelo paciente ou acompanhante em prontuário.
  - Checar prescrição do tipo de hemocomponente de acordo com requisição.
  - Imprimir o resultado de hemograma completo.
  - Enviar cinco etiquetas informatizadas impressas.
- Momento da coleta:
  - Apresentar-se ao paciente e ao seu acompanhante, explicando o procedimento a ser realizado.

- o Realizar dupla checagem entre nome completo e data de nascimento na pulseira de identificação solicitando ao paciente que verbalize seu nome completo e data de nascimento. Em caso de pacientes incapacitados para estabelecer a comunicação coletar os dados do acompanhante ou outro profissional de enfermagem.
- o Identificar com etiqueta informatizada o impresso de dupla checagem, juntamente com outro profissional de enfermagem.
- o Identificar os tubos de coleta de sangue com etiqueta informatizada com os dados do paciente antes da coleta e na presença do paciente.
- o Registrar na própria etiqueta informatizada do tubo o nome do profissional responsável pela coleta, data e horário da coleta.
- o O profissional responsável pela coleta deverá ser o profissional 1 da agência transfusional, e o profissional 2 é o enfermeiro responsável pelo paciente, e ambos devem realizar dupla checagem das identificações dos tubos.
- o Realizar a higienização das mãos conforme a política de higienização das mãos
- o Colocar óculos de proteção.
- o Calçar luvas de procedimento.
- o Selecionar o local para punção venosa.
- o Proteger a pele do membro escolhido para a punção com papel toalha.
- o Coloca o torniquete acerca de 7 a 10 cm acima do local a ser puncionado.
- o Realizar antissepsia com *swab* de álcool 70% no local a ser puncionado em movimento único em sentido contrário dos pelos, até que a pele fique limpa, não palpar não soprar o local após antissepsia da pele.
- o Realizar a punção no sentido do fluxo venoso com o bisel da agulha voltado para cima, acoplando o tubo ativador de coagulo e tubo de EDTA ao canhão.
- o Após punção e introdução do cateter e na ausência de retorno venoso, não retroceder e reintroduzir o mesmo cateter.
- o Retirar o torniquete com uma das mãos, assim que verificado fluxo de sangue no primeiro tubo a ser coletado.
- o Homogeneizar os tubos lentamente, realizando inversão total dos tubos de 8 a 10 inversões.
- o Manter o acesso sinalizando e identificando via exclusiva para transfusão.
- o Descalçar as luvas de procedimento e desprezá-las no lixo infectante.
- o Realizar a higienização das mãos conforme política de higienização das mãos.
- o Realizar registro de enfermagem no prontuário do paciente.

Atenção 1

- A coleta de amostra sanguínea por cateter venoso central (CVC) será realizado pelo enfermeiro responsável pelo paciente.

Atenção 2

- A dupla checagem deverá ser realizada por dois profissionais da enfermagem, constando carimbo e assinatura de ambos profissionais.
- Caso as amostras sejam coletadas pela equipe local, acionar a enfermagem hemoterapia, para retirar, conferir e encaminhar à agência transfusional, juntamente com todos os impressos mencionados acima.
- No caso de paciente menor de 18 anos, ou em situações que o paciente não esteja consciente e orientado, o termo de consentimento deve ser assinado pelo seu responsável.

Atenção 3

- Os tubos deverão constar na própria etiqueta informatizada, data, hora e nome do responsável pela coleta. Juntamente com os seguintes impressos: requisição de transfusão, impresso dupla checagem, resultado de hemograma completo e cinco etiqueta informatizada com os dados do paciente.

Nota

- Amostra de segurança:
  - Caso o paciente não tenha tipagem sanguínea ABO/R horas conhecida no sistema informatizado do banco de sangue, será solicitado pela analista ou médico da agência transfusional outra coleta em tubo de EDTA identificado com data, hora e nome do responsável pela coleta, que deverá ser coletada por outro profissional de enfermagem para que seja confirmada a tipagem sanguínea ABO/Rh.
  - A amostra deverá ser encaminhada a agência transfusional.
- Coleta de amostra de segurança no centro cirúrgico:
  - A amostra de sangue do paciente cirúrgico será coletada na recuperação pós-anestésica (RPA) pelo anestesiologista ou enfermeiro em um tubo de EDTA, identificado com a data, hora e nome do responsável pela coleta. Deverá ser enviada uma etiqueta informatizada com os dados do paciente e encaminhar a amostra para a recepção do centro cirúrgico.

- o Acionar a equipe de enfermagem da hemoterapia para retirada da amostra coleta na recepção do centro cirúrgico.

RESULTADO ESPERADO

- Garantir a segurança em todas as etapas do processo de coleta das amostras para os testes pré-transfusionais.

PONTOS CRÍTICOS

- Falha na dupla checagem.
- Falha na identificação do paciente.
- Amostra coagulada.
- Amostra insuficiente.
- Ausência do termo de consentimento livre esclarecido.
- Ausência da prescrição médica.

BIBLIOGRAFIA CONSULTADA

Legislação da Vigilância Sanitária/Hemoterapia.

Brasil. Ministério da Saúde Portaria n. 158 de 4 fev. 2016. Disponível em: <http://www.ibes.med.br/nova-portaria-redefine-o-regulamento-tecnico-de-procedimentos-hemoterapicos/>.

86

Assistência de Enfermagem na Transfusão de Hemocomponentes

Sirleide Rodrigues de Sousa Lira
Sonia Pereira dos Santos Torres
Jane Soares de Aquino
Rosemeire Grosso

CONCEITO

A transfusão consiste na transferência de sangue total ou hemocomponente de um indivíduo (doador) a outro (receptor).

OBJETIVO

- Garantir a segurança nas etapas de dispensação e infusão.

COMPETÊNCIA PROFISSIONAL

- Equipe de enfermagem capacitada.

MATERIAIS

- 2 a 3 *swab*s de álcool a 70% para assepsia.
- 1 seringa 10 ml.
- 1 agulha 40 × 12.
- 1 solução fisiológica 0,9% 10 ml.
- 1 par de luvas de procedimento.
- 1 equipo para infusão de hemocomponente (filtro para remoção de leucócito) ou equipo simples de transfusão, conforme critérios médicos.

DESCRIÇÃO DO PROCEDIMENTO

Fase 1: Atuação da enfermagem no pré-transfusional

Responsáveis: Equipe de enfermagem unidade local

1. Verificar na requisição e prescrição médica de transfusão solicitada pelo médico o tipo de hemocomponente prescrito.
2. Ler junto com o paciente o termo de consentimento livre e esclarecido (TCLE) e aplicar, solicitando assinatura do paciente ou de seu responsável.
3. Checar junto à agência transfusional se o paciente possui amostra válida.
4. Se o paciente não possuir amostra válida solicitar à equipe de enfermagem a coleta das amostras biológicas para testes pré-tranfusionais.
5. Identificar impresso de acompanhamento transfusional (Anexo 1) para registro dos sinais vitais antes, durante e após a transfusão ou sinal de reação transfusional.
6. Checar se há pré-medicação prescrita e administrá-la 30 minutos antes do início da transfusão.

Fase 2: Realização do procedimento transfusional

Responsáveis: Equipe de enfermagem hemoterapia

1. Realizar contato com o Enfermeiro da unidade local informando que o hemocomponente está liberado para infusão.
2. Solicitar que o Enfermeiro da unidade local realize a aferição dos sinais vitais, registrando em impresso de acompanhamento transfusional.
3. Certificar-se de que no termo de consentimento consta assinatura: do paciente e/ou seu responsável, enfermeiro ou médico.
4. Checar se a pré-medicação prescrita foi administrada.
5. Dirigir-se a beira leito e realizar a identificação positiva do paciente, solicitar a ele ou seu responsável que verbalize seu nome completo e data de nascimento. Realizar dupla checagem (com outro membro da equipe de enfermagem), conferindo os dados na pulseira de identificação e bolsa de hemocomponente.

6. Checar dados do rótulo do hemocomponente, identificação do receptor/paciente, tipo sanguíneo, validade, volume e realizar a inspeção visual da bolsa de hemocomponente.
7. Realizar a higienização das mãos conforme a política de higienização das mãos.
8. Calçar luvas de procedimento.
9. Checar, antes de iniciar a transfusão, a permeabilidade do acesso periférico, fazendo *flush* com 10 ml de SF 0,9%. Fazer o controle do gotejamento de acordo com volume da bolsa e tempo de infusão.
10. Realizar a transfusão em acesso venoso (via exclusiva), permanecendo à beira leito os 10 primeiros minutos.
11. Observar atentamente a qualquer sinal de reação no paciente e registrar na etiqueta do cartão do receptor.
12. Anotar na etiqueta do cartão do receptor que se encontra fixado à bolsa a data e horário do início da transfusão.
13. Solicitar, após os 10 minutos, ao enfermeiro, assinatura em impresso especifico da hemoterapia (Anexo 2) para que o mesmo monitore e afira os sinais vitais durante e após a transfusão. Registrar em impresso de acompanhamento transfusional.
14. Higienizar as mãos conforme a política de higienização das mãos
15. Descalçar luvas de procedimento.
16. Checar na prescrição médica o horário do início da transfusão e volume.
17. Realizar registro de enfermagem no prontuário do paciente especificando tipo de hemocomponente, fator ABO/RH, o número da bolsa e volume infundido.

Atenção !

- O tempo de infusão pode variar de acordo com o quadro clínico do paciente, não podendo exceder 4 horas.
- O paciente deve ser monitorado nos primeiros 10 minutos.

- Caso haja extravasamento de sangue, comunicar imediatamente médico responsável pelo paciente e equipe médica da agência transfusional.
- Registrar o gotejamento.

Fase 3: Término do procedimento transfusional

Responsáveis: Equipe de enfermagem da unidade local do paciente

1. O paciente deve ser avaliado durante a infusão do hemocomponente, tendo seus sinais vitais aferidos a cada hora, esses controles devem ser registrados no impresso de acompanhamento transfusional.
2. Higienizar as mãos, conforme a política de higienização das mãos, calçar luvas de procedimento, ao término da transfusão.
3. Realizar *flush* com 10 ml de SF 0,9% no acesso venoso.
4. Registrar o horário do término do hemocomponente na etiqueta do cartão do receptor.
5. Retirar a terceira parte da etiqueta do cartão do receptor e anexar ao impresso de acompanhamento transfusional, mantendo toda documentação no prontuário do paciente.
6. Descalçar as luvas de procedimento.
7. Higienizar as mãos conforme política da Instituição.
8. Realizar registro de enfermagem em prontuário do paciente.

Nota

- Caso o paciente apresente alterações de sinais vitais como febre, taquicardia dispneia ou hipertensão ou hipotermia, iniciar a transfusão somente com autorização do médico responsável pelo paciente.

Cateter venoso central

Enfermeiro responsável pelo paciente

1. Realizar a *dupla checagem* da bolsa de hemocomponente junto com o técnico de enfermagem da Hemoterapia e instalar o hemocomponente.
2. Higienizar as mãos conforme política de higienização das mãos.
3. Calçar luvas de procedimento ou EPI.
4. Selecionar via do cateter que deverá ser exclusiva.

5. Fazer o controle do gotejamento de acordo com o volume da bolsa e tempo de infusão prescrito.
6. Conectar o equipo de transfusão a bolsa do hemocomponente retirando o ar de toda extensão e iniciar a transfusão.
7. Permanecer na beira do leito nos 10 primeiros minutos.
8. Realizar os registros de enfermagem no prontuário do paciente.
9. Higienizar as mãos conforme a política de higienização das mãos.
10. Calçar as luvas de procedimento.
11. Realizar *flush* da via do cateter com 20 ml de SF 0,9%.
12. Descalçar as luvas de procedimento.
13. Higienizar as mãos conforme a política de higienização das mãos.
14. Registrar o horário do término do hemocomponente na etiqueta do cartão do receptor.
15. Registrar em prontuário do paciente a assistência realizada.

Tempo de infusão endovenosa *versus* gotejamento

Volume (ml)	1 hora	2 horas	3 horas	4 horas
100	33 gotas/hora	17 gotas/hora	11 gotas/hora	8 gotas/hora
200	67 gotas/hora	33 gotas/hora	22 gotas/hora	17 gotas/hora
300	100 gotas/hora	50 gotas/h	33 gotas/hora	25 gotas/hora

Fonte: Elaborada pelos autores.

Tipos de hemocomponentes e controle dos tempos de infusão

Hemocomponente	Tempo médio de infusão: receptor sem ICC	Tempo médio de infusão: receptor com ICCE/ ou insuficiência renal e/ou hipervolemia
Concentrado de hemácias	1 a 2 horas	3 a 4 horas
Plasma fresco congelado	Equipo aberto	1 hora
Crioprecipitado	Equipo aberto	Equipo aberto
Concentrado de plaquetas	Equipo aberto	1 hora (dose total)
Plaqueta aférese	Equipo aberto	1 hora
Concentrado de granulócitos	2 horas	2 horas

Fonte: Elaborada pelos autores.

Atenção 2

- Transfusões em caráter de emergência:
  - Toda transfusão somente poderá ser infundida com termo de responsabilidade assinado pelo médico.
  - Se não houver amostra válida coletar antes ou imediatamente após a infusão.

Atenção 3

- Reações transfusionais:
  - Nos casos de alterações antes, durante e até 24 horas, após a infusão ou extravasamento, comunicar o médico responsável pelo paciente e entrar em contato com a Agência Transfusional.
  - Caso o paciente apresente reação transfusional, o enfermeiro deverá preencher o impresso de notificação.

Alguns dos principais sinais de reações transfusionais		
Calafrios	Urticária	Pápulas
Pruridos	Rubor facial	Dispneia
Tosse	Cefaleia	Mal-estar geral
Hipo ou hipertensão	Hematúria	Choque
Dor lombar ou torácica	Anemia tardia sem causa aparente	Palpitação
Febre	Tremor	

Reações mais graves: Hemólise imunológica ou mecânica, bacteremia por contaminação do hemocomponente.
Primeiro sinal: Aumento de temperatura
Fonte: Elaborada pelos autores.

Atenção 4

- Descarte da bolsa somente em lixo infectante.
- Bolsa com conteúdo de sangue maior que 50 ml deverá ser devolvida na Agência Transfusional para que a mesma possa analisar o descarte.

Nota

- **Nunca** adicionar medicações ou soluções parenterais ao hemocomponente.
- O equipo deve ser específico para infusão do hemocomponente prescrito.

- Em casos de hemocomponentes com características especiais, tais como, irradiação, filtração, lavagem e ou fenotipagem a requisição de transfusão deve ser conferida com o produto recebido, em caso de dúvida entrar em contato Agência Transfusional antes da infusão do hemocomponente.
- Recomenda-se que o hemocomponente deva ser reintegrado na Agência Transfusional caso a transfusão não ocorra em até 30 minutos após a sua retirada.

Atenção 5

- Composição da etiqueta de transfusão:

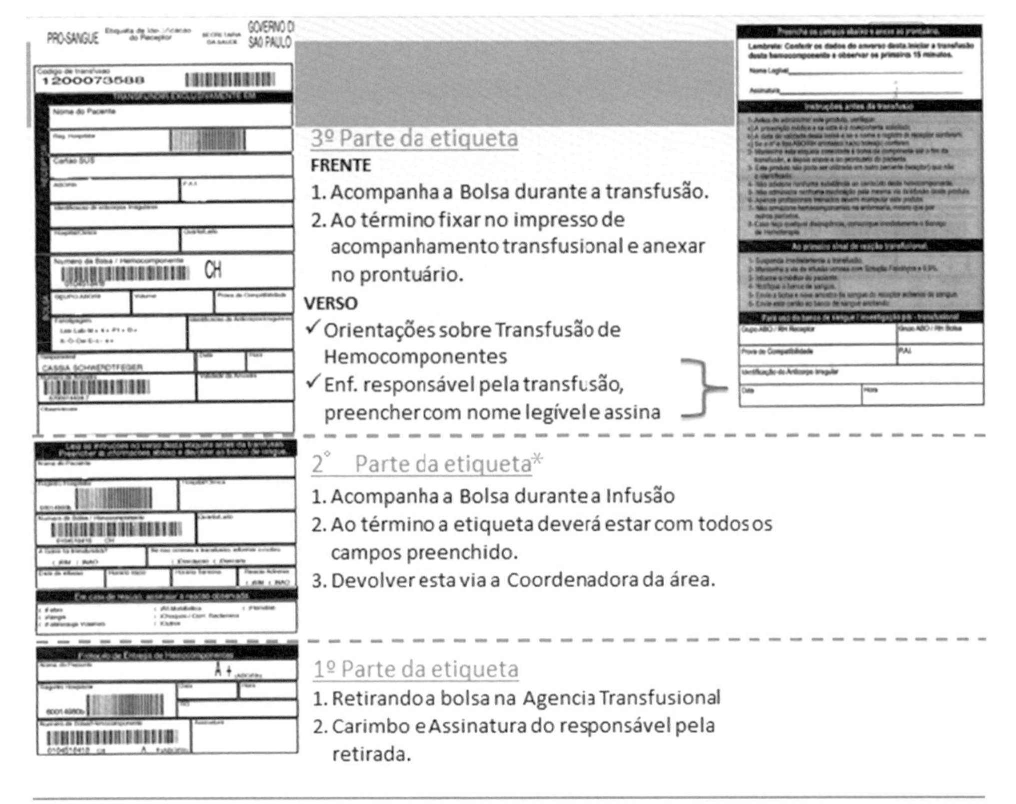

Fonte: Fundação Pró-Sangue.

* OBS.: A parte 2 é utilizada para cadastramento na plataforma digital do Centro de Vigilância Sanitária, denominada CVS-4.

RESULTADOS ESPERADOS

- Garantir a dupla checagem em todas as etapas do processo transfusional.

- Garantir a transfusão de hemocomponente prescrito com segurança ao paciente.
- Assegurar a assistência na transfusão do hemocomponente ao paciente.
- Controlar e monitorar todas as etapas do processo transfusional.

PONTOS CRÍTICOS

- Requisição de transfusão incompleta e com rasura.
- Ausência na dupla checagem por dois profissionais.
- Falha na identificação do paciente.
- Subnotificação nas reações transfusionais.
- Ausência do termo de consentimento assinado.
- Ausência da prescrição médica.
- Perda da bolsa por exceder o tempo de infusão ou devolução à agência transfusional.

ANEXOS

I: Impresso acompanhamento transfusional

INSTITUTO DO CÂNCER DO ESTADO DE SÃO PAULO OCTAVIO FRIAS DE OLIVEIRA

FUNDAÇÃO FACULDADE DE MEDICINA

P36961V01

ACOMPANHAMENTO TRANSFUSIONAL

( ) Concentrado de hemácias
( ) Concentrado de plaquetas randômicas _____unidades
( ) Plaquetaférese
( ) Plasma fresco congelado
( ) *Pool* de crioprecipitado _____unidades
( ) Concentrado de granulócitos

ETIQUETA

Data_____/_____/_______

Dupla checagem

PRONTUÁRIO
( ) Termo de consentimento assinado.
( ) Prescrição da transfusão de acordo com o preparado.
( ) Nome/nº do prontuário são os mesmos do rótulo anexado à bolsa.
( ) Verifique se o tipo ABO/Rh na(s) bolsas(s) conferem com os dados do receptor.

À BEIRA LEITO: ( ) Identificação receptor (verbal dito pelo paciente/acompanhante **são os mesmos** da pulseira de identificação do paciente).
( ) Nome/nº do prontuário da pulseira de identificação **são os mesmos** do rótulo da bolsa.

Nome/Coren Profissional 1 ____________________ Nome/Coren Profissional 2 ____________________

Acompanhamento transfusional

	Hora	PA	P	T° C	FR	Gotejam Gts/min	Intercorrências	Conduta	Nome/Coren
Início							( ) não ( ) sim		
	Houve Intercorrências nos 10 min. iniciais?						( ) não ( ) sim		
Durante							( ) não ( ) sim		
Durante							( ) não ( ) sim		
Término							( ) não ( ) sim		

Intercorrências

Ao menor sinal de reação transfusional
1. Suspenda imediatamente a transfusão.
2. Mantenha a linha de infusão venosa com SF 0.9%.
3. Entre em contato com o médic responsável pelo paciente.
4. Entre em contato com o Serviço de Hemoterapia.

Paciente ( ) Febre (+1°C) ( ) Tremor/calafrio ( ) Tosse/rouquidão ( ) Vômito ( ) Agitação
( ) Urticária ( ) Pápula/eritema ( ) Dispneia ( ) Náusea
( ) Dor local: __________ ( ) Edema local: __________
( ) Outros: ______________________________

( ) Interrupção temporária: das _____h_____ min. ( ) Interrupção definitiva: às _____h_____ min.
às _____h_____ min.

OBSERVAÇÕES: ______________________________

ATENÇÃO

O prazo **máximo** para transfusão é de 4 horas.
NÃO é permitido infusão de qualquer fármaco em paralelo às transfusões.
NÃO adcione nenhuma substância ao conteúdo deste hemocomponente.
Qualquer discrepância ou dúvida entre em contato com o Serviço de Hemoterapia - Tel.: 3893.2949.
Ao término da transfusão, anexe a etiqueta de identificação da bolsa neste documento.

Fonte: Elaborada pelos autores.

2: Impresso monitoramento do processo transfusional

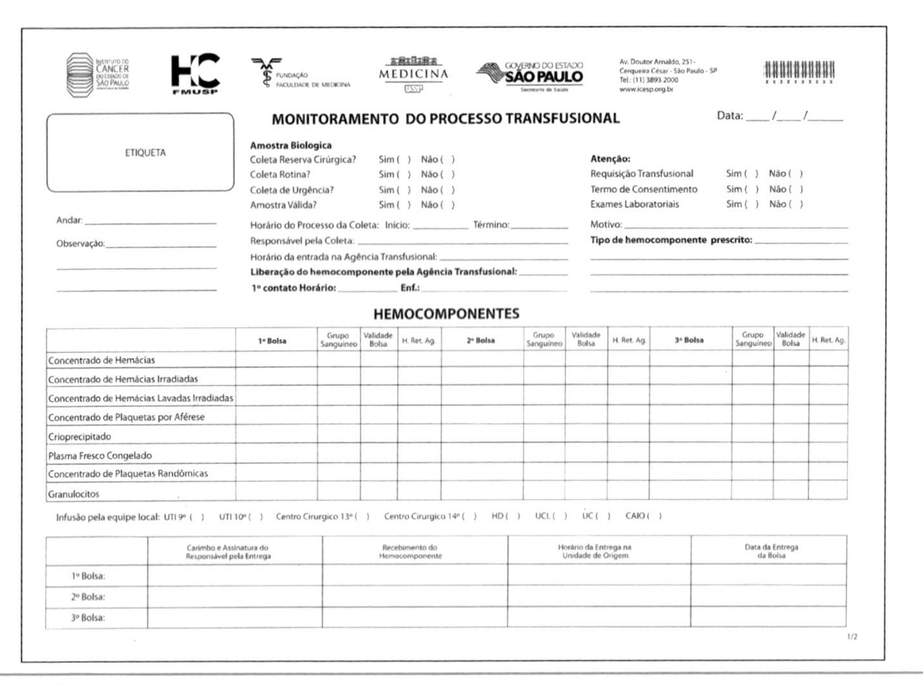

Instituto do Câncer do Estado de São Paulo | HC FMUSP | Fundação Faculdade de Medicina | Medicina USP | Governo do Estado São Paulo – Secretaria da Saúde

Av. Doutor Arnaldo, 251 - Cerqueira César - São Paulo - SP
Tel.: (11) 3893.2000
www.icesp.org.br

MONITORAMENTO DO PROCESSO TRANSFUSIONAL

Data: ___/___/_____

ETIQUETA

Andar: ______________
Observação: ______________

Amostra Biologica
Coleta Reserva Cirúrgica? Sim ( ) Não ( )
Coleta Rotina? Sim ( ) Não ( )
Coleta de Urgência? Sim ( ) Não ( )
Amostra Válida? Sim ( ) Não ( )
Horário do Processo da Coleta: Início: ________ Término: ________
Responsável pela Coleta: ______________
Horário da entrada na Agência Transfusional: ______________
Liberação do hemocomponente pela Agência Transfusional: ________
1º contato Horário: ________ **Enf.:** ________

Atenção:
Requisição Transfusional Sim ( ) Não ( )
Termo de Consentimento Sim ( ) Não ( )
Exames Laboratoriais Sim ( ) Não ( )
Motivo: ______________
Tipo de hemocomponente prescrito: ______________

HEMOCOMPONENTES

	1º Bolsa	Grupo Sanguíneo	Validade Bolsa	H. Ret. Ag.	2º Bolsa	Grupo Sanguíneo	Validade Bolsa	H. Ret. Ag.	3º Bolsa	Grupo Sanguíneo	Validade Bolsa	H. Ret. Ag.
Concentrado de Hemácias												
Concentrado de Hemácias Irradiadas												
Concentrado de Hemácias Lavadas Irradiadas												
Concentrado de Plaquetas por Aférese												
Crioprecipitado												
Plasma Fresco Congelado												
Concentrado de Plaquetas Randômicas												
Granulocitos												

Infusão pela equipe local: UTI 9º ( ) UTI 10º ( ) Centro Cirurgico 13º ( ) Centro Cirurgico 14º ( ) HD ( ) UCL ( ) UC ( ) CAIO ( )

	Carimbo e Assinatura do Responsável pela Entrega	Recebimento do Hemocomponente	Horário da Entrega na Unidade de Origem	Data da Entrega da Bolsa
1º Bolsa:				
2º Bolsa:				
3º Bolsa:				

1/2

Fonte: Elaborada pelos autores.

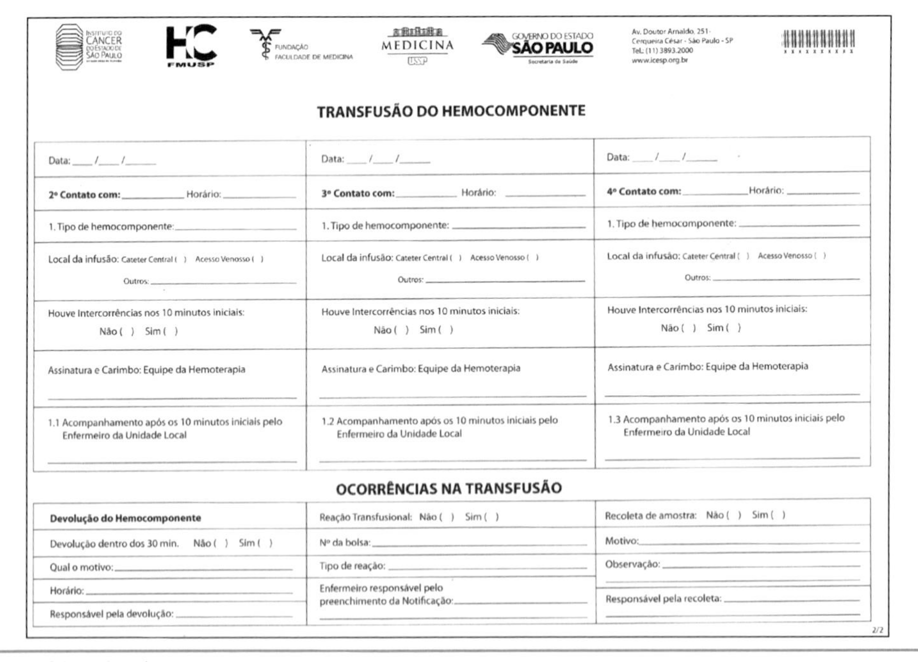

Instituto do Câncer do Estado de São Paulo | HC FMUSP | Fundação Faculdade de Medicina | Medicina USP | Governo do Estado São Paulo – Secretaria da Saúde

Av. Doutor Arnaldo, 251 - Cerqueira César - São Paulo - SP
Tel.: (11) 3893.2000
www.icesp.org.br

TRANSFUSÃO DO HEMOCOMPONENTE

Data: ___/___/_____	Data: ___/___/_____	Data: ___/___/_____
2º Contato com: ________ Horário: ________	**3º Contato com:** ________ Horário: ________	**4º Contato com:** ________ Horário: ________
1. Tipo de hemocomponente: ________	1. Tipo de hemocomponente: ________	1. Tipo de hemocomponente: ________
Local da infusão: Cateter Central ( ) Acesso Venosso ( ) Outros: ________	Local da infusão: Cateter Central ( ) Acesso Venosso ( ) Outros: ________	Local da infusão: Cateter Central ( ) Acesso Venosso ( ) Outros: ________
Houve Intercorrências nos 10 minutos iniciais: Não ( ) Sim ( )	Houve Intercorrências nos 10 minutos iniciais: Não ( ) Sim ( )	Houve Intercorrências nos 10 minutos iniciais: Não ( ) Sim ( )
Assinatura e Carimbo: Equipe da Hemoterapia ________	Assinatura e Carimbo: Equipe da Hemoterapia ________	Assinatura e Carimbo: Equipe da Hemoterapia ________
1.1 Acompanhamento após os 10 minutos iniciais pelo Enfermeiro da Unidade Local ________	1.2 Acompanhamento após os 10 minutos iniciais pelo Enfermeiro da Unidade Local ________	1.3 Acompanhamento após os 10 minutos iniciais pelo Enfermeiro da Unidade Local ________

OCORRÊNCIAS NA TRANSFUSÃO

Devolução do Hemocomponente	Reação Transfusional: Não ( ) Sim ( )	Recoleta de amostra: Não ( ) Sim ( )
Devolução dentro dos 30 min. Não ( ) Sim ( )	Nº da bolsa: ________	Motivo: ________
Qual o motivo: ________	Tipo de reação: ________	Observação: ________
Horário: ________	Enfermeiro responsável pelo preenchimento da Notificação: ________	Responsável pela recoleta: ________
Responsável pela devolução: ________		

2/2

Fonte: Elaborada pelos autores.

BIBLIOGRAFIA CONSULTADA

Brasil. Ministério da Saúde. Secretaria de Atenção à Saúde. Departamento de Atenção Especializada. Guia para o uso de hemocomponentes/Ministério da Saúde, Secretaria de Atenção à Saúde, Departamento de Atenção Especializada. Brasília: Ministério da Saúde, 2008. 140 p.: il. – (Série A. Normas e Manuais Técnicos).

Manuais e Legislações da Vigilância Sanitária.

Recomendações da Sociedade Brasileira de Patologia Clínica. Medicina laboratorial para coleta de sangue venoso. 2. ed. Barueri, SP: Minha Editora; 2010.

Índice Remissivo

A

B

C

D

E

F

G

H

N

P

S

T

U

V